慢性咳嗽诊治

常见问题

主　审　钟南山

主　编　赖克方

副主编　邱忠民　孙德俊　罗　炜

人民卫生出版社

·北　京·

图书在版编目（CIP）数据

慢性咳嗽诊治常见问题 / 赖克方主编. — 北京：人民卫生出版社，2023.9
ISBN 978-7-117-35282-6

Ⅰ. ①慢… Ⅱ. ①赖… Ⅲ. ①慢性病 – 咳嗽 – 诊疗 Ⅳ. ①R562.2

中国国家版本馆 CIP 数据核字（2023）第 178211 号

慢性咳嗽诊治常见问题
Manxing Kesou Zhenzhi Changjian Wenti

主　　编：赖克方
出版发行：人民卫生出版社（中继线 010-59780011）
地　　址：北京市朝阳区潘家园南里 19 号
邮　　编：100021
E - mail：pmph @ pmph.com
购书热线：010-59787592　010-59787584　010-65264830
印　　刷：三河市尚艺印装有限公司
经　　销：新华书店
开　　本：710 × 1000　1/16　　印张：17.5　　插页：4
字　　数：276 千字
版　　次：2023 年 9 月第 1 版
印　　次：2023 年 11 月第 1 次印刷
标准书号：ISBN 978-7-117-35282-6
定　　价：65.00 元
打击盗版举报电话：010-59787491　E-mail：WQ @ pmph.com
质量问题联系电话：010-59787234　E-mail：zhiliang @ pmph.com
数字融合服务电话：4001118166　E-mail：zengzhi @ pmph.com

编　者（按姓氏笔画排序）

马建岭　北京中医药大学东方医院
王　刚　四川大学华西医院
史利卿　北京中医药大学东方医院
包婺平　上海市第一人民医院
刘恩梅　重庆医科大学附属儿童医院
许浦生　广州医科大学附属第二医院
孙德俊　内蒙古自治区人民医院
苏新明　中国医科大学附属第一医院
李　雯　浙江大学医学院附属第二医院
李斌恺　广州市第一人民医院
杨存珍　广州医科大学附属第一医院
时国朝　上海交通大学医学院附属瑞金医院
邱　源　广州医科大学附属第一医院
　　　　广州呼吸健康研究院
邱忠民　同济大学附属同济医院
余　莉　同济大学附属同济医院
张　巧　重庆松山医院
张　旻　上海市第一人民医院
张　捷　吉林大学白求恩第二医院
张纾难　中日友好医院
张建勇　遵义医科大学附属医院
陈　哲　昆山市第一人民医院
陈如冲　广州医科大学附属第一医院
　　　　广州呼吸健康研究院
陈桥丽　广州医科大学附属第一医院
　　　　广州呼吸健康研究院
易　芳　广州医科大学附属第一医院
　　　　广州呼吸健康研究院
罗　炜　广州医科大学附属第一医院
　　　　广州呼吸健康研究院
金美玲　复旦大学附属中山医院
周宇麒　中山大学附属第三医院
赵建平　华中科技大学同济医学院附属同济医院
赵海金　南方医院
郝创利　苏州大学附属儿童医院
姜淑娟　山东省立医院
姚红梅　贵州省人民医院
徐镶怀　同济大学附属同济医院
高　怡　广州医科大学附属第一医院
　　　　广州呼吸健康研究院
唐玉芳　佛山市第四人民医院
唐纯丽　广州医科大学附属第一医院
　　　　广州呼吸健康研究院
黄华琼　浙江大学医学院附属第二医院
黄克武　首都医科大学附属北京朝阳医院
黄婉怡　广州医科大学附属第一医院
程兆忠　青岛大学附属医院
谢　华　中国人民解放军北部战区总医院
谢佳星　广州医科大学附属第一医院
　　　　广州呼吸健康研究院
谢燕清　广州医科大学附属第一医院
　　　　广州呼吸健康研究院
赖克方　广州医科大学附属第一医院
　　　　广州呼吸健康研究院
戴元荣　温州医科大学附属第二医院

主编简介

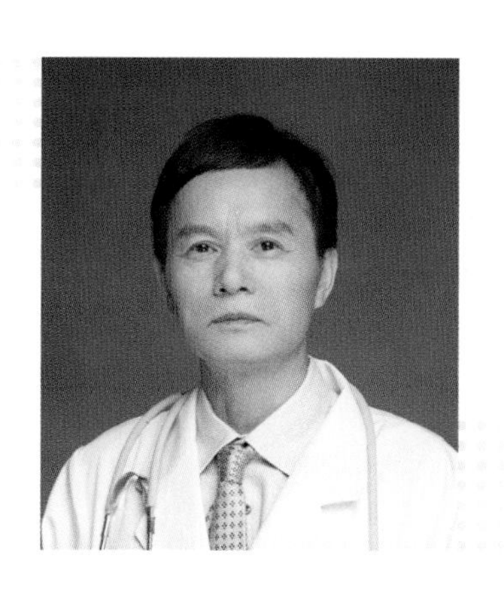

赖克方，广州医科大学附属第一医院呼吸内科教授，博士研究生导师。

广州呼吸健康研究院 - 呼吸疾病国家重点实验室临床实验部主任、慢性咳嗽学组组长，中华医学会呼吸病学分会哮喘学组副组长，中国医师协会呼吸医师分会哮喘与变态反应工作委员会副主任，中国医疗保健国际交流促进会胃食管反流病学分会副主任委员，中国研究型医院学会环境医学分会副会长，中国咳嗽联盟主席，中国咳嗽指南的起草者，美国胸科医师学会（ACCP）、欧洲呼吸学会（ERS）咳嗽指南专家组成员，ERS 咳嗽联盟国际顾问。

先后负责国家重大科技计划、国家自然科学基金课题等 20 余项，在 *Nat Rev Dis Primers*、*Lancet Respir Med*、*Am J Respir Crit Care Med*、*ERJ*、*Allergy*、*Chest*、*Thorax*、*JACI* 等呼吸及相关领域顶级期刊上发表 SCI 论文 100 余篇，获国际及中国专利软件著作权人授权 27 项。

获国家科学技术进步奖创新团队奖、军队科学技术进步奖、中华医学科技奖等各级奖项 7 项。

序　言

为了全面提升和规范国内的慢性咳嗽诊治水平，从2017年开始，中国咳嗽联盟在国内开展了“中国咳嗽诊治指南推广万里行”全国巡讲活动，5年间在全国128个城市举办了131场，辐射6818家单位，参与医师高达3.5万人次，显著提高了国内慢性咳嗽的诊治水平。由于我国地域广阔，医疗机构众多，各地医疗水平与条件相差较大，全国仍有不少医师，尤其是社区和基层医院的医师对慢性咳嗽的病因、实验室检查、治疗药物选择等内容不清楚或理解不透彻，诊断及治疗用药不规范，临床上仍然存在着许多咳嗽误诊误治的现象。

为了能让全国更多的医疗工作者熟悉指南以及理解指南来解决诊疗时的具体问题，咳嗽指南巡讲活动的主席赖克方教授收集和精炼了历年巡讲活动中与会医师提出的在临床实践中碰到的与咳嗽诊治相关的具有代表性的400多条问题，邀请了40多位国内呼吸及相关领域的权威专家进行解答。问题内容涵盖急性咳嗽、亚急性咳嗽、慢性咳嗽的常见病因以及其他病因、特殊类型咳嗽、实验室检查和治疗药物及方法等内容；新冠病毒感染后咳嗽的诊治等医师关注的问题也有专门章节进行详细解答。

据我所知，这是国内第一部关于咳嗽临床问题的书籍，所列问题切合临床实际，解答简明扼要，是一本很好的关于咳嗽诊断与治疗方面的参考书，可作为中国咳嗽指南很好的补充材料。相信本书的出版，对于呼吸科医师正确理解咳嗽指南、增强指南的可操作性及提升咳嗽相关疑难问题的解决能力等方面将会发挥重要作用。

钟南山

2023年9月

前　言

我国于2005年颁布了首部咳嗽诊治指南（即《咳嗽的诊断与治疗指南（草案）》），在此基础上先后三次对中国咳嗽诊治指南进行了修订（本书简称为2009版/2015版/2021版咳嗽指南），旨在提高临床医师对咳嗽，特别是慢性咳嗽问题的认识与关注，减少慢性咳嗽的误诊误治率。指南制订以后，我们通过全国性与地区性学术会议、中国咳嗽论坛与学习班进行了广泛的推广与宣传，应该说国内慢性咳嗽诊治水平较前有了显著的提高。然而，我国幅员辽阔，各个地区经济条件与医疗条件相差较大，在广大社区医院、基层地区与西部地区，咳嗽的误诊误治情况仍然十分普遍，是指南推广的一个薄弱环节。为此，中国咳嗽联盟依托呼吸疾病国家重点实验室、国家呼吸医学中心，在2017年启动了“中国咳嗽诊治指南推广万里行”全国巡讲活动，通过指南巡讲让更多社区与基层医师得到培训，同时培训了更多的地市级的专家与讲者，通过他们进一步让指南推广普及到基层医师。

“八千里路云和月”，中国咳嗽联盟至今已完成了四届全国巡讲，在全国128个城市举办131场巡讲，辐射6 818家单位，线下培训医师15 232人次，线上培训医师2万人次。通过全国巡讲，也让大医院的专家们更深入地了解到临床实践中慢性咳嗽诊治中碰到的问题与困难。每一场巡讲，广大参会医师都提出了很多有关咳嗽诊治问题，与专家们进行热烈的讨论。这些问题题材十分广阔，涉及发病机制、诊断、治疗与预后等，有的是对指南理解不透彻不全面所致，有的是指南没有涉及的临床问题，有的是还没有现成答案需要将来研究的问题，因此，在巡讲活动中，除了巡讲指南本身的内容以外，讨论环节也是一个重要的亮点，对这些问题的了解，有助于临床医师更加准确、深入、全面地了解中国咳嗽诊治指南，提高慢性咳嗽的诊治能力。因此，我们将近几年在指南巡讲活动中广大临床医师提出的代表性问题进行汇总，并邀请全国呼吸与咳嗽诊治领域的权威专家进行解答，汇编成本书。

本书内容涵盖急性咳嗽、亚急性咳嗽、慢性咳嗽的常见病因及其他病因、特殊类型咳嗽、实验室检查和治疗药物及方法等内容，以慢性咳嗽为主，共计7章、27节、458条问题。其中还单设一个章节介绍新型冠状病毒感染后咳嗽的诊治和需要注意的问题。本书编者来自呼吸内科、胸外科、耳鼻咽喉头颈外科、儿科、中医科、中药学、神经解剖学等相关学科专家，我们对全体编者的辛勤劳动深表感谢！感谢钟南山院士、王辰院士、陈荣昌教授、瞿介明教授及参与全国巡讲的专家的大力支持！

因我们的水平和知识有限，有些问题并没有标准的答案和循证医学的证据，书中难免有疏漏不足之处，恳切希望国内专家、同行和读者批评指正。

赖克方

2023年9月

目 录

第一章 急性咳嗽

第二章　亚急性咳嗽

第一节 感染后咳嗽

第二节 新冠病毒感染后咳嗽

第四节 亚急性咳嗽的经验性诊治

第三章　慢性咳嗽常见病因

第一节　咳嗽变异性哮喘

第四节 胃食管反流性咳嗽

第五节 变应性咳嗽与激素敏感性咳嗽

第六节 慢性咳嗽的经验性诊治

第四章　慢性咳嗽其他病因

第一节　药物相关性咳嗽

第二节　心理性咳嗽（躯体性咳嗽综合征）

第五节 其他慢性咳嗽病因

第五章　特殊人群咳嗽

第一节 妊娠及哺乳期女性咳嗽

第三节 老年人咳嗽

第六章　实验室检查

第一节　肺功能检测

第二节 诱导痰细胞分类检查

第五节 支气管镜检查

第六节 咳嗽检测及评估

第七章 治疗药物及方法

第一节 现代医药

第二节 传统医药

第一章

急性咳嗽

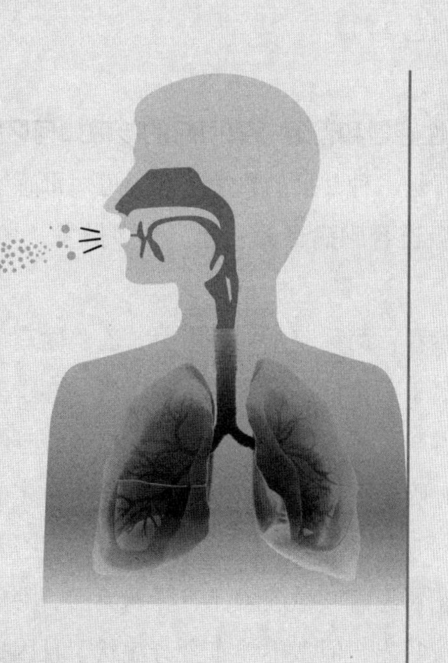

1. 急性咳嗽能否直接作为咳嗽的临床诊断?

急性咳嗽不能直接作为咳嗽的临床诊断。

咳嗽一般按病程分为急性咳嗽(< 3 周)、亚急性咳嗽(3 ~ 8 周)和慢性咳嗽(> 8 周)。

急性咳嗽的病因较多，常见病因为普通感冒和急性气管支气管炎，其次为支气管哮喘(简称哮喘)、慢性支气管炎和支气管扩张等原有疾病的加重，主要与上呼吸道感染有关；或者急性咳嗽为环境因素或职业因素暴露所致，但也有可能是急性心肌梗死、左心功能不全、肺炎、肺栓塞等严重疾病的征象。另外，服用血管紧张素转换酶抑制剂(angiotensin converting enzyme inhibitors，ACEI)、β 受体阻滞剂、阿司匹林、辛伐他汀、奥美拉唑等药物时，也可引起药物相关性咳嗽。以上通常有因可循，临床上遇到不明原因的急性咳嗽通常先对症处理，若未缓解，应积极查找病因，若咳嗽持续时间超过 3 周或 8 周，则分别按亚急性咳嗽或慢性咳嗽诊治流程处理(参见第二章第四节问题 10 及第三章第六节问题 24)。

2. 流行性感冒和普通感冒引起的咳嗽如何区别?

普通感冒是一种常见的急性上呼吸道病毒感染性疾病，多由鼻病毒、副流感病毒、呼吸道合胞病毒等引起。大多散发，冬、春季节多发，季节交替时多发。

流行性感冒，简称流感，是由甲、乙、丙三型流感病毒引起的一种急性呼吸道疾病，属于丙类传染病。在中国以冬、春季多见。

普通感冒与流感都可以引起咳嗽，但其咳嗽的特点略有不同。①普通感冒多表现为上呼吸道卡他症状，当鼻咽部产生过多的分泌物倒流入咽部，或咽部的炎症引起呼吸道黏膜充血、水肿时，可产生局部刺激，从而引起反射性咳嗽，故普通感冒患者咳嗽前多伴有鼻塞流涕、咽痛咽痒等症状，并可有少量白色或脓性痰液咳出，但多不伴有全身症状，且因疾病呈自限性，绝大多数患者的咳嗽症状在 5 ~ 7 天内可自行缓解。②流感在发病时除有上呼吸道卡他症状外，多伴有全身症状，如高热、肌肉酸痛、乏力等，且因流感有较强传染性，故近期与患者有过密切接触的人员也可有咳嗽、发热等临床表现。

3. 冠心病患者出现咳嗽症状的机制是什么？

冠心病是冠状动脉粥样硬化性心脏病的简称，指由于冠状动脉粥样硬化使管腔狭窄、痉挛或闭塞导致心肌缺血、缺氧或坏死而导致的心脏病。1979 年世界卫生组织（World Health Organization，WHO）将其分为无症状心肌缺血（隐匿性冠心病）、心绞痛、心肌梗死、缺血性心力衰竭（缺血性心脏病）和猝死五型。冠心病患者出现咳嗽的原因较复杂，需考虑冠心病本身导致的咳嗽、冠心病治疗药物相关性咳嗽及冠心病合并症导致的咳嗽。

（1）冠心病本身导致的咳嗽：①冠心病中心力衰竭者，尤其左心衰竭者，由于左房压力升高，可导致肺淤血、肺间质水肿，表现为干咳，常在活动后、夜间平卧位时加重，可伴有气喘，急性心功能不全者甚至可出现急性肺水肿，伴咳粉红色泡沫样痰；②部分心律失常者频发期前收缩时心悸表现不明显，而出现与期前收缩同步的干咳；③心肌梗死后数天至数周可出现心肌梗死后综合征（Dressler 综合征），以心包炎、胸膜炎、肺炎等非特异性炎症为特征，可有咳嗽、胸痛、呼吸困难等症状。

（2）冠心病治疗药物相关性咳嗽：血管紧张素转换酶抑制剂广泛用于冠心病患者，血管紧张素转换酶抑制剂相关性咳嗽发生率为 5% ~ 35%，目前认为原因可能为血管紧张素转换酶抑制剂抑制缓激肽降解，体内缓激肽增多直接刺激肺内咳嗽感受器的传入神经 C 纤维、间接刺激磷脂酶 A_2，从而增加前列腺素、血栓素 A_2 的合成，血管紧张素转换酶抑制剂还可提高气道反应性。另有个例报道称其他药物如辛伐他汀、美托洛尔也可致咳嗽。

（3）冠心病合并症导致的咳嗽：即咳嗽是由冠心病患者所存在的合并症引起的，如呼吸系统感染等，可结合其他临床症状与实验室检查鉴别。

冠心病患者的咳嗽，尤其是持续咳嗽会引起腹压增大，影响心脏血液回流，增加心肌耗氧量，可能加重心肌梗死甚至引起晕厥，因此止咳措施仍是必要的。

总之，冠心病患者的咳嗽原因多种多样，需综合临床资料，全面分析，既要积极进行病因治疗，又不可忽视镇咳治疗。

4. 为何少数心肌梗死患者仅表现出咳嗽症状？

急性心肌梗死患者由于冠状动脉狭窄阻塞、痉挛、疼痛、紧张及毒素等刺激，心肌收缩力下降、心输出量下降，造成肺循环障碍，肺部淤血，肺静脉及肺毛细血管压力增高，促使支气管黏膜水肿，呼吸道通气受阻，从而出现咳嗽。患者临床表现常以刺激性干咳为主，部分会咳粉红色泡沫痰，有些患者会伴有呼吸困难甚至严重的低氧血症、呼吸衰竭等。

急性心肌梗死中最常见的表现是胸痛，但也有少数患者无疼痛，如伴有糖尿病的患者、老年人、伴有脑血管病的患者等，这些患者对疼痛不敏感，咳嗽可以成为其主要甚至唯一表现，这时易误诊为慢性支气管炎、慢性阻塞性肺疾病等呼吸系统疾病。因此，上述患者出现咳嗽时，需注意有无急性心肌梗死，如果已知患者患有慢性阻塞性肺疾病等老年人常见的呼吸系统疾病，仍需仔细进行体格检查和辅助检查，如果发现检查结果与原来呼吸系统疾病不符，或提示急性心肌梗死，应该做心电图、心肌酶学检查等。

5. 急性咳嗽患者可以选择哪些实验室检查？血常规应作为常规检查吗？

按照病程，咳嗽持续时间小于 3 周者称为急性咳嗽。其常见病因主要为普通感冒和急性气管支气管炎，哮喘、慢性支气管炎和支气管扩张等原有疾病的加重也可导致急性咳嗽。急性咳嗽也有可能是一些严重疾病的征象，如急性心肌梗死、左心功能不全、肺炎、气胸、肺栓塞及异物吸入等。可以选择的检查包括血常规、心肌酶谱、心电图、胸部 X 线片、胸部 CT、鼻窦 CT、D- 二聚体、诱导痰细胞分类检查、肺功能检查、呼出气一氧化氮检测、变应原皮试和血清 IgE 检查、食管动态反流监测、支气管镜检查等。

引起急性咳嗽的最常见病因为普通感冒和急性气管支气管炎，主要是病毒感染所致，诊断主要依靠病史与体格检查，根据患者症状，可选择血常规或胸部 X 线片进行病因筛查。当在常规对症处理之后症状仍未好转，或者合并一些特殊情况时，如咯血、胸痛、呼吸困难、高热等，则需要进一步的辅助检查来进行诊断和鉴别诊断。因此，应根据患者急性咳嗽特点、病程发展和常规对症处理后的病情变化情况具体分析，合理选择血常规及上述其他检查。

6. 急性咳嗽患者需要进行抗病毒治疗吗？

急性咳嗽通常不需要常规抗病毒治疗。

急性咳嗽多为病毒感染所致，常伴流涕、打喷嚏、鼻塞和鼻后滴漏感、咽喉刺激感或不适，但全身症状少见，病程为自限性。目前尚无专门针对普通感冒的特异性抗病毒药物，且过度使用抗病毒治疗有增加相关副作用的风险。因此，普通感冒的治疗主要以使用减充血剂、抗过敏药、止咳祛痰药等对症支持治疗为主，一般无需抗病毒治疗。但是对于临床恶化或发展至下呼吸道感染（病毒性肺炎）的患者可予抗病毒治疗，对于疑似或确诊流感的患者推荐尽早进行抗病毒治疗。

另外，哮喘、慢性支气管炎和支气管扩张等原有疾病的加重，或者环境因素或职业因素暴露导致的急性咳嗽，主要应以治疗原发疾病为主。当急性咳嗽合并某些危险征象时，如咯血、胸痛、呼吸困难、高热等，则需警惕发生急性心肌梗死、左心功能不全、肺炎、气胸、肺栓塞及异物吸入等严重疾病的可能，需积极完善相应检查寻找病因并开展对因治疗。

7. 普通感冒患者是否需要使用抗菌药物?

普通感冒是一种轻度、自限性的上呼吸道感染性疾病，常见的病原体有病毒（90% 以上）、细菌（不足 10%）及支原体、衣原体等。病毒性感冒病原体以鼻病毒最常见，其次为冠状病毒、呼吸道合胞病毒、副流感病毒、腺病毒和肠道病毒等。而细菌性感冒主要由肺炎链球菌、金黄色葡萄球菌、流感嗜血杆菌等引起。

普通感冒是一种自限性疾病，无论用药与否，一般 5 ~ 7 天痊愈，当难以耐受感冒症状时，可以适当使用抗感冒药，如解热镇痛药、抗过敏药、减轻鼻黏膜充血药，原则上不需要使用抗菌药物，有研究表明，普通感冒患者使用抗菌药物不能减轻症状，也不能缩短病程。

但是，当普通感冒患者有征象表明是由细菌引起的或合并细菌感染时，则需酌情使用抗菌药物。这些征象包括：

（1）发热、寒战：病毒性感冒也会引起发热，但度数较低，当合并细菌感染时，发热可达 38.5℃以上，并伴怕冷、寒战、精神萎靡。

（2）流黄涕、咳脓痰：病毒性感冒常流清涕，痰少，即使咳痰，也多为白色黏液痰；当合并细菌感染时，常会流黄绿色鼻涕，咳黄绿色脓痰。

（3）咽喉疼痛、扁桃体红肿，咽部黏膜有白点：病毒性感冒一般出现打喷嚏、流鼻涕、轻微咳嗽，如果出现咽喉部疼痛、扁桃体红肿，且有小白点，则可能存在细菌感染。另外，出现突发高热、头痛、咽喉部疼痛，没有咳嗽、鼻塞等症状，查体可见扁桃体肿胀渗出、颈部淋巴结肿大，则需警惕链球菌性咽炎。

（4）感冒症状持续10天以上：病毒性感冒无论用药与否，一般病程5～7天；当症状持续10天以上，则需考虑继发细菌感染，如鼻窦炎、气管支气管炎、肺部感染。

（5）面部、眼部周围疼痛：如出现面部、眼部周围疼痛时，提示继发鼻窦炎。

（6）耳部疼痛：耳咽管与咽部相连，感冒时，也可因水肿而发炎。若耳痛轻微且随感冒症状的痊愈而消失，则不一定是耳炎，但持续耳痛伴发热则需警惕中耳炎。

（7）化验结果异常：病毒性感冒血常规示白细胞总数偏低或正常，早期中性粒细胞百分数可稍高，C反应蛋白（C-reactive protein, CRP）正常；当合并细菌感染时，白细胞总数和中性粒细胞百分数、CRP均增高。也可以提取患者鼻腔、口腔、咽部分泌物进行细菌培养。

总之，普通感冒原则上不使用抗生素，当明确有细菌感染时，可以针对性地选择敏感抗菌药物，使用时需注意抗菌药物的剂量和疗程。

8. 复方感冒药品种很多，如何选择？

感冒主要由病毒引起。对于大多数病毒来说，目前没有有效的抗病毒药物，因此，治疗感冒以对症为主。

由于感冒的症状多种多样，如发热、鼻塞、咳嗽等，而且症状的严重程度因人而异，因此，选择复方感冒药时需根据患者的感冒症状特点合理选择，这样才能发挥更好的疗效。

为了针对性地选择感冒药，必须了解复方感冒药的组成成分及其作用。如对乙酰氨基酚（扑热息痛）主要针对的是感冒中的发热、头痛；马来酸氯苯那敏（扑尔敏）可减轻鼻子发痒、流鼻涕、打喷嚏等过敏症状；伪麻黄碱可收缩鼻黏膜血管，减轻鼻塞、流涕等症状；右美沙芬为中枢镇咳药；愈创甘油醚为祛痰药，可通过稀释黏痰使痰液易于咳出。

需要注意的是，复方感冒药的各种成分均有一定副作用，需要谨慎选用，特别是老年人、儿童、孕妇及有脏器功能不全的患者等，需在医师指导下使用。另外，不同复方感冒药有些成分相同或属于同一类药物，因此不能合用。还要强调一下，感冒是一种自限性疾病，对于症状比较轻的患者，可以多喝水、多休息，不用药，往往可以自行痊愈。如果症状较重或出现并发症，则需在医师指导下及时用药。

9. 急性咳嗽患者的外周血嗜酸性粒细胞水平增高需要治疗吗？

急性咳嗽多为病毒感染所致，理论上是导致白细胞中的淋巴细胞比率升高，而不是嗜酸性粒细胞升高。当急性咳嗽患者出现外周血嗜酸性粒细胞增高时，需考虑以下几种情况：

（1）外周血嗜酸性粒细胞增高可能为独立的疾病表现，提示可能合并嗜酸性粒细胞增多症。其中多种疾病可导致嗜酸性粒细胞增多症，包括寄生虫病、血液病、多种恶性肿瘤等，需要进一步检查，探查病因，在治疗咳嗽的同时考虑合并症的治疗。

（2）外周血嗜酸性粒细胞增高和咳嗽症状可能为同一种疾病引起，主要见于过敏性疾病，如哮喘、过敏性肺炎、变应性支气管肺曲霉病、非哮喘性嗜酸性粒细胞性支气管炎和上气道咳嗽综合征（曾称鼻后滴漏综合征）等。此类患者治疗原发病可有效缓解咳嗽症状。

（3）多种药物反应可导致外周血嗜酸性粒细胞增高，常见药物有非甾体抗炎药、头孢菌素、半合成青霉素、苯妥英钠、环孢素等。需要仔细询问患者的服药史，以鉴别诊断病因。

（4）部分患者，尤其是过敏体质患者在有呼吸道病毒感染时，也可以出现嗜酸性粒细胞增高。

因此，急性咳嗽患者伴外周血嗜酸性粒细胞增高时，需要考虑是否存在能够引起嗜酸性粒细胞增高的基础疾病，是否正在使用相关药物等，并进行相应处理。如果没有上述情况，可以在抗感冒治疗后短时间内复查外周血嗜酸性粒细胞，如仍增高，则需进一步检查。

10. 存在气道高反应性的急性咳嗽患者，使用镇咳药无效时，能否加用吸入激素治疗？

对于急性咳嗽伴有气道高反应性者，如咳嗽与气道高反应无关一般不需要使用吸入激素，但是要注意鉴别诊断，如确认为原有疾病哮喘急性发作或加重，对这一类患者可以使用吸入激素治疗（与哮喘治疗原则相同）。

11. 急性咳嗽患者夜间咳嗽明显，该如何处理？

一般情况下，睡眠能够抑制咳嗽，但是某些因素或机制可能导致夜间咳嗽。夜间环境干燥，空气不流通或睡眠时张嘴呼吸，易刺激呼吸道黏膜出现咳嗽；夜间迷走神经兴奋性增高，平滑肌痉挛诱发咳嗽；平躺时支气管受到周围肺组织压迫而产生咳嗽；此外，胃食管反流、气道黏液分泌也会诱发夜间咳嗽加重。

夜间咳嗽的病因可主要分为呼吸系统相关、非呼吸系统相关两大类。呼吸系统相关的病因包括咳嗽变异性哮喘、上气道咳嗽综合征、慢性阻塞性肺疾病、间质性肺疾病、囊性肺纤维化、肺结节病、肺癌、肺结核等，还包括由环境因素、药物等导致的肺损伤；非呼吸系统相关的病因包括胃食管反流病、左心衰竭等。其他非常罕见的病因包括心律失常、主动脉瘤、维生素 B_{12} 缺乏等。

上述病因导致的夜间咳嗽急性发作或加重，要仔细询问既往病史、合并症情况，需要评估咳嗽的强度、严重程度、频率。询问症状及查体，必要时还需完善胸部 X 线片、痰检查、肺功能检查（支气管激发试验、支气管舒张试验）等。明确病因后行对因治疗。如既往有咳嗽变异性哮喘的患者出现夜间咳嗽，首先考虑咳嗽变异性哮喘复发。大多数患者给予吸入性糖皮质激素 +β_2 受体激动剂治疗有效，治疗时间在 8 周以上。而普通感冒、急性气管支气管炎等引起的夜间咳嗽，可以使用镇咳药物对症治疗：由第一代抗组胺药物、减充血剂联合镇咳药物组成的复方制剂。

12. 急性咳嗽患者是否可以经验性使用吸入激素治疗？

普通感冒、急性气管支气管炎是急性咳嗽最常见的病因。慢性咳嗽急性加重也可表现为急性咳嗽，环境因素或职业因素暴露也可以引起急性咳嗽。

在普通感冒中，吸入激素 / 喷鼻激素对症状缓解无效。一些研究显示，在不同年龄段，雾化吸入激素（布地奈德）可以有效缓解急性支气管炎的症状。系统综述未发现足够证据推荐常规经验性使用吸入性糖皮质激素和长效 β_2 受体激动剂联合治疗急性细菌或病毒性上呼吸道感染所致急性咳嗽。

少数情况下，如果通过病史询问，发现急性咳嗽为原发疾病（如哮喘、慢性阻塞性肺疾病等）所致，可根据病情给予吸入激素治疗。

因此，大多数急性咳嗽无需经验性吸入激素治疗，但在少数情况下如哮喘急性发作时可酌情使用。

13. 急性支气管炎需要抗感染治疗吗？

急性支气管炎是由感染、物理、化学刺激或过敏因素引起的气管支气管黏膜的急性炎症，常发生于寒冷季节或气温突然变冷时；起病较急，初为干咳或少量黏液痰，随后痰量增多，咳嗽加剧，偶伴痰中带血，可有发热。急性支气管炎与病毒感染最为相关，治疗策略在于最大程度地减轻症状。对于许多轻微咳嗽患者，日常活动及睡眠不受影响时，可选择观察。嘱患者适当休息、注意保温、多饮水，避免吸入粉尘和刺激性气体。

多项随机安慰剂对照临床研究显示，抗菌药物对急性支气管炎的病程、咳嗽症状缓解无显著作用，因此我国《咳嗽的诊断与治疗指南（2021）》（以下简称 2021 版咳嗽指南）不推荐对急性单纯性支气管炎进行常规抗菌药物治疗。由于气候环境或人种的关系，急性支气管炎合并感染的可能性更大，因此 2021 版咳嗽指南保留了对于咳黄脓痰的急性支气管炎患者可考虑应用抗菌药物的专家意见。抗菌药物可能对某些患者（例如老年存在共病的患者）有益，但应权衡该益处与潜在的不良反应及耐药性。过去一年曾住院治疗、口服皮质类固醇、糖尿病或充血性心力衰竭，存在上述一项且年龄≥ 80 岁的患者，或者存在两项且年龄≥ 65 岁的患者，可酌情使用抗菌药物。一般可选用氟喹诺酮类、青霉素类、头孢菌素或大环内酯类。

14. 临床上常用布地奈德和沙丁胺醇等雾化吸入治疗急性咳嗽患者，如何判断哪些急性咳嗽患者适合进行雾化治疗？

雾化吸入疗法是用雾化装置将药物分散成微小的雾滴或微粒，使其悬浮于

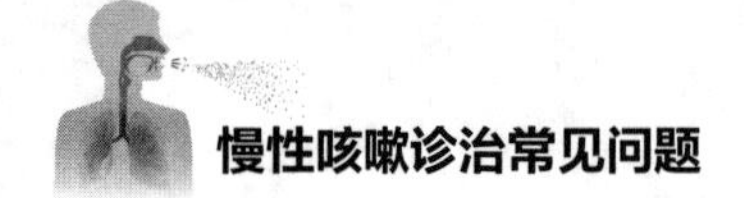

气体中，并进入呼吸道及肺内，达到洁净气道、湿化气道、局部治疗及全身治疗的目的。由于肺部特有的生理解剖特点如表面积巨大（约 100m^2）、毛细血管网丰富、肺泡上皮细胞膜较薄等，雾化吸入具有用药量小、药物可直达病灶、起效迅速、能有效避免肝肠首过效应、全身副作用小、使用方便及患者依从性强等优点。

系统综述未发现足够证据推荐常规使用吸入性糖皮质激素治疗急性咳嗽。建议根据患者病史、查体及辅助检查确定急性咳嗽病因，进行相应处理。

15. 复方甲氧那明胶囊能否用于急性咳嗽的治疗？

复方甲氧那明胶囊为复方制剂，其组分包括盐酸甲氧那明、那可丁、氨茶碱、马来酸氯苯那敏。盐酸甲氧那明是β受体激动剂，可松弛平滑肌、抑制支气管痉挛。那可丁为强有力的外周性镇咳药，抑制肺牵张反射引起的咳嗽；氨茶碱可以有效抑制气道黏膜水肿，缓解哮喘发作时的咳嗽，使痰易于咳出；马来酸氯苯那敏具有抗组胺作用，可抑制炎症介质的释放，并有一定的抗胆碱能神经功能的作用。成分分析显示，复方甲氧那明胶囊可以作为急性咳嗽的对症处理药物，但痰多的患者不建议使用。

16. 苏黄止咳胶囊能否用于急性咳嗽的治疗？

苏黄止咳胶囊主要由麻黄、紫苏叶、地龙、蜜枇杷叶、炒紫苏子、蝉蜕、前胡、炒牛蒡子、五味子等组成，具有疏风宣肺、止咳利咽的功效。方中以麻黄、紫苏叶为肺经专用药，功能为开宣肺气、止咳平喘，故为君药；前胡宣肺气、祛痰止咳，配蝉蜕增强疏散风邪之功；五味子敛肺止咳，以防宣散太过而伤肺；牛蒡子疏散风热、宣肺利咽；佐以地龙清肺平喘，兼通经活络，共奏宣肺祛风、止咳化痰的功效。

根据中医理论，苏黄止咳胶囊主要用于慢性风咳患者，不适用于急性咳嗽患者。

17. 慢性咳嗽患者出现咳嗽急性加重，该如何处理？

慢性咳嗽急性加重可表现为急性咳嗽或亚急性咳嗽。慢性咳嗽的病因虽然多种多样，但大多数集中于几种疾病，主要包括上气道咳嗽综合征（upper airway cough syndrome, UACS）、咳嗽变异性哮喘（cough variant asthma, CVA）、嗜酸性粒细胞性支气管炎（eosinophilic bronchitis, EB）和胃食管反流性咳嗽（gastroesophageal reflux cough, GERC）。

当慢性咳嗽患者出现咳嗽急性加重时，重点是需要明确病因。通过询问病史和查体，判断咳嗽加重是源于慢性咳嗽加重还是其他原因的急性咳嗽。

如为慢性咳嗽的急性加重，首先需要确认慢性咳嗽是否已完成病因诊断。如慢性咳嗽病因不明者，在经验性用药的同时，应结合所在医院的检验设备和条件，积极查找慢性咳嗽原因，或转诊至上级医院。其次，已有病因诊断的患者，应确认是否有再次接触诱发因素、治疗中断、治疗依从性差等因素。比如，鼻炎和鼻窦炎的治疗是否有中断，是否接触花粉、尘螨等诱发因素；咳嗽变异性哮喘患者是否有停药、吸入性糖皮质激素使用不正确的情况；胃食管反流性咳嗽患者是否有暴饮暴食、大量饮酒等因素。

如为原发疾病以外的其他病因所致急性咳嗽，则针对病因采取相应治疗措施。

18. 急性咳嗽患者的诊治流程是什么？

急性咳嗽主要与上呼吸道感染有关，也有可能是少数严重疾病的征象，如急性心肌梗死、左心功能不全、肺炎、气胸、肺栓塞及异物吸入。但这些严重或者危重症患者除咳嗽外，多有其他伴随症状或者征象，如呼吸困难等，一般不难鉴别。

在急性咳嗽的鉴别过程中，需要关注所谓的“红旗征”，即下述症状和情况：①咯血；②年龄大于 45 岁的吸烟者新发咳嗽、咳嗽变化或同时存在声音嘶哑；③ 55 ~ 80 岁的成年人有 30 包 / 年的吸烟史，目前吸烟或在过去 15 年内戒烟；④显著的呼吸困难，特别是在休息时或夜间；⑤声音嘶哑；⑥全身症状，如发热或体重下降或周围水肿伴体重增加；⑦进食或饮水时吞咽困难；⑧呕吐；⑨复发性肺炎；⑩异常的呼吸系统检查结果和 / 或异常的胸部 X 线片结果与咳嗽持续时间相吻合。如有上述症状或情况，应高度警惕，行进一步诊治，避免误诊漏诊。

排除重症疾病后，急性咳嗽的病因主要考虑感染因素、原有疾病的加重（如慢性支气管炎、哮喘、支气管扩张、心功能不全等）、环境及职业暴露等。呼吸道感染作为急性咳嗽的首位病因，诊断时需要重点与肺炎鉴别。胸部X线片可作为重要鉴别手段。普通感冒通常以对症治疗为主，不推荐常规使用抗菌药物，必要时给予解热镇痛药、止咳化痰药等。如患有哮喘、慢性阻塞性肺疾病等，通常咳嗽病因较为明确，此时应积极地治疗原发疾病，控制原发疾病的再次急性发作。针对环境或职业暴露所致咳嗽，应注意个人防护，予抗炎、化痰等对症支持治疗。

19. 急性咳嗽患者什么情况下需要转诊到上级医院?

一般而言，单纯以咳嗽为唯一症状而涉及危重症者较少，但亦要警惕部分疾病由于症状不典型，咳嗽亦有可能为其早期或不典型表现。因此，在对咳嗽患者进行诊治时，要注意是否同时存在其他一些症状提示危重症之可能，尽早进行鉴别、处置及转诊。主要包括以下几种危重症：

（1）气胸：诱发气胸的因素有剧烈运动、咳嗽、提重物或举重、肺大疱病史等。常表现为刺激性干咳伴突然气促、胸痛、胸闷。查体可见呼吸动度减弱，触觉语颤减弱或消失，叩诊鼓音，听诊呼吸音减弱或消失。气胸严重时纵隔向健侧移位。胸部X线可提供重要参考依据。

（2）气管支气管异物：多见于儿童、老年人，急性期患者异物误吸后出现急性剧烈呛咳，伴面红耳赤、憋气、呼吸困难或呼吸不畅、吸气性喘鸣、声嘶、流泪、呕吐等症状。

（3）肺炎：患者除了咳嗽外，常伴有发热、胸痛、心悸甚至呼吸困难等，但也要注意有的患者仅表现为咳嗽症状。可通过血常规、胸部X线片进行鉴别。

（4）肺栓塞：长期卧床、静脉曲张、心房颤动、创伤、肿瘤、妊娠和避孕药等是主要的危险因素。临床表现多样，部分可表现为剧烈咳嗽，伴或不伴胸痛、呼吸困难、气促。血浆D-二聚体敏感性高但特异性低，心电图、胸部X线片及超声心动图对鉴别具有一定作用。

（5）肺水肿：临床表现为阵发性咳嗽伴大量白色或粉红色泡沫痰，极度呼吸困难或端坐呼吸、发绀、大汗淋漓，查体双肺布满对称性湿啰音。胸部 X 线片可表现为腺泡状致密阴影，呈不规则相互融合的模糊阴影，弥漫分布或局限于一侧或一叶，或从肺门两侧向外扩展逐渐变淡呈典型的蝴蝶状阴影。

（6）急性心肌梗死：冠状动脉粥样硬化病史是重要危险因素，过劳、激动、暴饮暴食、寒冷刺激、便秘、吸烟饮酒是主要诱发因素。典型患者有胸骨后或心前区压榨性疼痛，但部分患者可仅表现为咳嗽、气促、心慌。心电图中新出现的 Q 波及 ST 段抬高和 ST-T 动态演变可提示诊断。

（戴元荣　黄华琼）

第二章

亚急性咳嗽

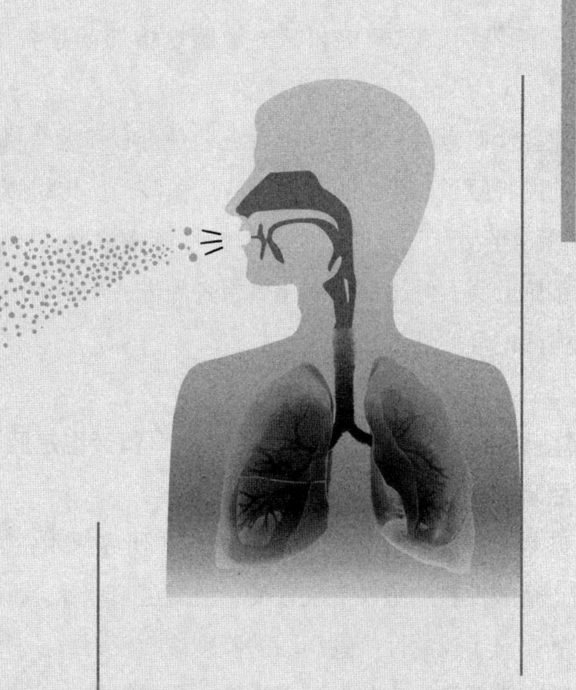

第一节　感染后咳嗽

1. 感染后咳嗽的定义是什么？如何诊断？

呼吸道感染的急性期症状消失后，咳嗽仍然迁延不愈，持续 3 ~ 8 周，胸部 X 线检查无明显异常者被定义为感染后咳嗽（postinfectious cough，PIC）。由于其中以病毒感冒引起者最为常见，因此在部分指南或文献中又称为“感冒后咳嗽”。感染后咳嗽诊断为排他性的诊断，需要结合症状、体征、影像学检查等多方面评估。患者前期有呼吸道感染病史，但随着感染征象的消失，咳嗽症状依旧持续，通常为干咳或咳少许白黏痰。此类患者胸部影像学无明显异常，其他实验室检查并非诊断所必需，但是有助于排除其他疾病的可能。研究发现，既往有感染后咳嗽病史和咳嗽敏感性增加的患者更容易发生感染后咳嗽。

在诊治亚急性咳嗽时，要明确患者近期是否有呼吸道感染，以明确咳嗽是否继发于先前的呼吸道感染，可先短期应用镇咳药、抗组胺药联合减充血剂进行经验性治疗。当治疗无效时，应参考慢性咳嗽诊断流程，行支气管激发试验、诱导痰细胞分类及呼出气一氧化氮检查等进一步明确诊断。如无条件则进行针对其他病因的经验性治疗。

2. 咳嗽变异性哮喘、嗜酸性粒细胞性支气管炎也是亚急性咳嗽的病因，如何与感染后咳嗽相鉴别？

感染后咳嗽是亚急性咳嗽的最主要病因，研究提示占其 1/2 至 2/3。咳嗽变异性哮喘、嗜酸性粒细胞性支气管炎、上气道咳嗽综合征也是亚急性咳嗽的常见病因。病史对于亚急性咳嗽病因的鉴别诊断较为重要。对于感染后咳嗽，患者前期有呼吸道感染病史，但随着感染征象的消失，咳嗽症状依旧持续。因此，如咳嗽继发于明确的呼吸道感染，先评估感染后咳嗽的可能性。但需注意，由于感染病史往往为回顾性的，往往需要甄别症状是上呼吸道感染还是其他疾病（如变应性鼻炎）所引起。

咳嗽变异性哮喘（CVA）是一类非典型哮喘，以咳嗽为唯一或主要临床表现。通常呈刺激性干咳，与变应原暴露、接触冷空气或刺激性气味有关。通常咳嗽比较剧烈，呈阵发性，夜间及凌晨咳嗽为其重要特征。但值得注意的是，夜间或清晨咳嗽这个时相特征诊断 CVA 的特异性较高，但敏感性一般。一半以上的 CVA 患者属于过敏性哮喘，因此往往同时合并变应性鼻炎（又称过敏性鼻炎）、变应性结膜炎等其他系统的过敏性疾病。部分患者可在幼年即起病，反复发作。血清变应原检测、变应原皮肤点刺试验阳性，痰或血嗜酸性粒细胞增多，呼出气一氧化氮增高有助于过敏性哮喘的诊断。如有条件，进行支气管激发试验或峰值流量变异率监测有助于 CVA 诊断。尽管感染后咳嗽患者可能有部分存在一过性气道高反应性，但气道高反应性往往程度很轻，2 型炎症生物标志物增高亦不如 CVA 常见或明显。

以下特征有助于嗜酸性粒细胞性支气管炎与感染后咳嗽的鉴别：①嗜酸性粒细胞性支气管炎患者诱导痰嗜酸性粒细胞比例增高，肺泡灌洗液中也可看到嗜酸性粒细胞比例增高；②约 1/3 嗜酸性粒细胞性支气管炎患者合并变应性鼻炎，合并鼻炎和持续性嗜酸性粒细胞炎症是其复发的危险因素；③部分嗜酸性粒细胞性支气管炎患者有职业暴露（面粉、异氰酸和氯氨等）或真菌接触等相关因素。

3. 感染后咳嗽患者支气管激发试验阳性，外周血嗜酸性粒细胞增多，该如何解释？

一方面，病原体感染后可损伤呼吸道上皮细胞，引起上皮下感觉神经元末梢暴露，导致气道反应性增强；另一方面，病毒（如鼻病毒、呼吸道合胞病毒等）、支原体可诱导一系列趋化因子和细胞因子的表达增加，可引起局部 2 型（T2）气道炎症，导致嗜酸性粒细胞趋化、聚集，或者导致气道高反应性（airway hyperresponsiveness，AHR）。呼吸道合胞病毒还被证明通过促进脂质的分散和利用，导致氧化损伤的扩大和促炎细胞因子水平的升高，导致气道高反应性的进展。病毒感染后引起的气道高反应性通常是一过性的，但亦有部分可持续至 6 ~ 8 周。

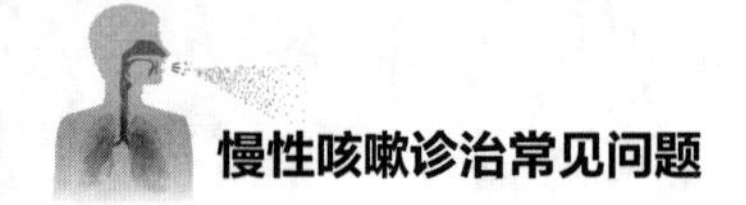

外周血嗜酸性粒细胞增多可见于变态反应性疾病、寄生虫感染、血液病、肿瘤、风湿结缔组织病等，某些病原体感染（如病毒感染、真菌感染、结核、猩红热）等亦可引起血嗜酸性粒细胞增高。

此外，临床还可见部分无症状的气道高反应性和血嗜酸性粒细胞增高的个体（部分可合并变应性鼻炎等特应征），此类个体与感染后咳嗽重叠后，也会有类似的情况。同时，部分患有咳嗽变异性哮喘或嗜酸性粒细胞性支气管炎而表现为慢性咳嗽的患者处于亚急性阶段，亦可出现支气管激发试验阳性或外周血嗜酸性粒细胞增多。因此，感染后咳嗽患者如出现气道高反应性甚至外周血嗜酸性粒细胞增高，需要注意与哮喘相鉴别，需要综合病史、体征、家族史、过敏史及实验室相关指标来判断。

4. 感染后咳嗽患者出现一过性的气道高反应性，如何与咳嗽变异性哮喘进行鉴别？

感染后咳嗽引起的气道高反应性一般程度较轻、持续时间较短，多为一过性。既往研究表明，病毒感染所致气道高反应性一般持续不超过 8 周，且具有一定的自限性（有明确上呼吸道感染病史者，近期如 4 周内不建议行支气管激发试验，以免假阳性结果的出现而影响临床判断）。而气道高反应性是哮喘的重要特征，即使经过规范抗哮喘治疗，其仍持续存在较长时间（数月乃至数年，甚至长期存在）。

一般来说，相比于感染后咳嗽，咳嗽变异性哮喘（CVA）的病程较长，部分患者可在幼年起病，尔后反复发作。CVA 通常表现为阵发性、刺激性干咳，程度较剧烈，与变应原暴露、接触冷空气或刺激性气味有关。夜间及凌晨咳嗽为 CVA 的重要特征。CVA 患者往往可同时合并变应性鼻炎、变应性结膜炎等其他过敏性疾病。血清变应原检测、变应原皮肤点刺试验阳性，痰或血嗜酸性粒细胞、呼出气一氧化氮水平增高有助于 CVA 的诊断。同时，CVA 患者吸入激素治疗后咳嗽可显著缓解，感染后咳嗽患者吸入激素治疗无效。

5. 感染后咳嗽患者一过性的气道高反应性可以持续多长时间？

感染后咳嗽是亚急性咳嗽最常见的病因，其中以病毒感染引起的咳嗽最为常见。其他常见的病原体还包括非典型病原体（如肺炎支原体、肺炎衣原体等）和细菌（如流感嗜血杆菌等）。早在1978年，Patel K教授团队研究发现，甲型流感病毒感染可引起短暂的气道高反应性，这可能与感染初期气道上皮受损相关，在7周内可得到恢复。肺炎支原体感染也可引起气道高反应性，其与感染所致气道炎症相关。随后，有研究观察发现，感染后咳嗽患者可存在一过性气道高反应性，经过治疗后，气道高反应性持续至4周左右。因此，对于感染后咳嗽患者，经验性治疗效果欠佳、无法排除咳嗽变异性哮喘时，可考虑进一步行支气管激发试验及其他相关检查。

我国2014版《肺功能检查指南（第三部分）——组织胺和乙酰甲胆碱支气管激发试验》中指出，对近期如4周内存在明确呼吸道感染的患者需慎行支气管激发试验，以免出现假阳性结果而影响临床判断。在2006年美国胸科医师学会（American College of Chest Physicians，ACCP）发布的《循证临床实践指南：咳嗽的诊断与治疗指南》（以下简称2006版ACCP咳嗽指南）中也提及气道反应性增高可能与感染后咳嗽相关。由此可见，感染后咳嗽的气道高反应性在临床实践中需予以留意，但其存在一般不超过8周。

6. 感染后咳嗽和上气道咳嗽综合征早期都有鼻部症状，如何鉴别？

感染后咳嗽和上气道咳嗽综合征（UACS）早期虽均有鼻部症状，但由于感染后咳嗽一般发生于呼吸道感染的急性期症状消失后，因此鼻咽部症状和体征的持续时间相对较短，且多能自愈或予对症治疗后可缓解。前期如有发热、咽痛、黄脓痰和外周血白细胞数增加都有助于感染后咳嗽的诊断。而UACS是慢性咳嗽最常见的病因之一，病程相对较长，可涉及鼻、鼻窦、咽、喉等多种基础疾病，治疗相对需要持续较长时间。

与感染后咳嗽患者早期的鼻部症状相比，以变应性鼻炎、鼻窦炎为基础疾病的UACS患者，其鼻部症状可具有一定的季节性变化规律，也可与变应原的暴露相关，实验室及影像学检查亦有助于诊断UACS。对于以变应性鼻炎为基础的UACS患者，血清变应原检查、变应原皮肤点刺试验阳性、血嗜酸性粒细胞升高有助于诊断。对于以慢性鼻窦炎为基础的患者，影像学检查可存在鼻窦黏膜增厚、鼻窦内见液平面等改变。在临床实践中，一般可结合病史、病

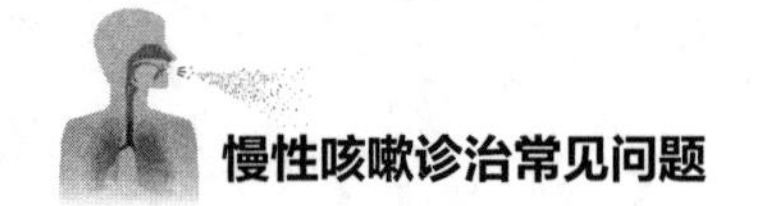

程、临床症状与体征先予经验性治疗以辅助鉴别诊断。对于UACS患者，针对基础疾病病因治疗后咳嗽可缓解。

7. 感染后咳嗽和迁延性感染性咳嗽如何进行鉴别诊断？治疗有何不同？

（1）鉴别诊断：感染后咳嗽是一种自限性疾病，通常随时间推移可逐渐缓解。相比于感染后咳嗽，迁延性感染性咳嗽前期同样也有呼吸道感染的病史。对于感染后咳嗽而言，感染因素已经不存在；但对于迁延性感染性咳嗽患者而言，感染因素依旧存在，常见的病原体包括肺炎支原体、肺炎衣原体、细菌（致病菌常为流感嗜血杆菌和肺炎链球菌）。因此，迁延性感染性咳嗽可伴咳黄/绿脓痰，血液检查可见感染指标（如白细胞、C反应蛋白等）增高。如果考虑迁延性感染性咳嗽，病原学检测（包括微生物培养、分子生物学技术等）有助于明确诊断，但临床实践中往往难以获得，血清学抗体检测应用可能更为广泛。

（2）治疗：①感染后咳嗽一般以对症治疗为主，不必使用抗菌药物治疗。对部分咳嗽症状明显的患者建议短期应用镇咳药、抗组胺药联合减充血剂等，吸入性糖皮质激素和孟鲁司特治疗的循证医学证据有限。②迁延性感染性咳嗽则需要应用相应抗生素，但往往是经验性抗感染治疗。肺炎支原体和肺炎衣原体引起的迁延性感染性咳嗽，建议使用大环内酯类或喹诺酮类抗菌药物治疗。若为革兰氏阳性球菌感染引起，可使用阿莫西林或者头孢菌素类药物。

8. 感染后咳嗽病程超过8周，是否能诊断为迁延性感染性咳嗽？

不能。当呼吸道感染的急性期症状消失后，咳嗽仍然迁延不愈，持续3～8周，胸部X线检查无明显异常者称为感染后咳嗽。咳嗽呈现自限性，随时间推移而自愈，但仍有少部分患者咳嗽可持续迁延8周以上。除非病原学、血清学检查等提示其仍存在感染的依据（如非典型病原体、细菌感染），且抗感染治疗有效，方可考虑为迁延性感染性咳嗽。

此外，感染后咳嗽迁延8周以上，还应注意有无其他病因存在的可能，建议进一步检查明确诊断。因为有时候单纯依靠感冒或上呼吸道感染的病史和咳嗽症状诊断感染后咳嗽可能会造成嗜酸性粒细胞性支气管炎、咳嗽变异性哮喘和胃食管反流性咳嗽的漏诊。因此，对于感染后咳嗽和迁延性感染性咳嗽治疗无效者，应考虑是否存在其他病因并参考慢性咳嗽诊断流程进行诊治。

9. 患者感冒后咳嗽持续超过 3 周，呼吸科医师诊断感染后咳嗽，耳鼻咽喉科医师诊断急性咽喉炎，这种情况如何考虑？

感染后咳嗽与急性咽炎在某些症状与体征方面存在相似之处。

急性咽炎多因呼吸道病毒与链球菌感染所致，但非感染因素亦不能忽略。多数患者咽痛症状明显，吞咽时候加剧，亦可伴有颈部肿胀或疼痛（区域淋巴结肿大导致）。部分急性咽炎患者还伴有发热、咳嗽、头痛、乏力等症状。如果出现口腔溃疡和口腔疱疹，或者咽扁桃体、咽后壁肿胀、渗出等体征，则提示急性咽喉炎可能性大。多数急性咽炎患者在一周左右可以逐渐康复，部分出现并发症的患者可能改善时间会延长。

临床上，不同科室之间由于专业差异，关注的重点可能不一样，而且上述两种诊断多缺乏诊断的金标准。另外，部分患者可能就是上呼吸道感染的不同阶段的表现，感染后咳嗽患者咳嗽剧烈时也会形成继发性的咽喉炎表现。

10. 上呼吸道感染患者急性期症状消失后，咳嗽症状持续 4 周仍迁延不愈，以干咳为主，仅晨起咳 1～2 口黄脓痰。该诊断为感染后咳嗽还是迁延性感染性咳嗽？后续如何治疗？

感染后咳嗽目前被认为多与呼吸道病毒感染有关，病程可持续 3～8 周，常为自限性，多能自行缓解，但仍有部分患者咳嗽顽固，甚至发展为慢性咳嗽。当一些细菌性急性上呼吸道感染患者由于抵抗力低下、细菌耐药或抗感染疗效欠佳等原因而导致细菌不能被及时有效清除时，病程可迁延发展为迁延性感染性咳嗽。此外，部分迁延性感染性咳嗽可由肺炎支原体和肺炎衣原体引起。如本例患者，呼吸道感染后咳嗽症状迁延不愈，还伴咳黄脓痰等感染征象，诊断方面可以倾向于迁延性感染性咳嗽。如果条件允许，还可通过完善感染指标检测、病原学检测（包括微生物培养、分子生物学技术等）、血清学抗体检测等协助诊断。

后续治疗：①对于感染后咳嗽，无须抗感染治疗，可短期应用镇咳药、抗

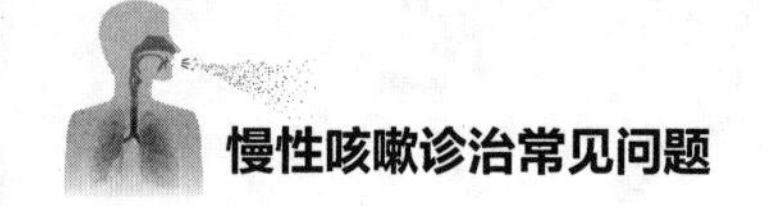

组胺药联合减充血剂对症治疗。②如考虑迁延性感染性咳嗽，建议应用相应抗生素治疗，临床上通常是经验性抗感染治疗；肺炎支原体和肺炎衣原体引起的迁延性感染性咳嗽，建议使用大环内酯类或喹诺酮类抗菌药治疗；若为革兰氏阳性球菌感染引起，可使用阿莫西林或者头孢菌素类药物。

11. 患者咳嗽6周，且咳较多白色稀痰，胸部X线片及血常规检查无异常，该诊断为感染后咳嗽还是迁延性感染性咳嗽?

感染后咳嗽起病前有明确急性上呼吸道感染病史，多由病毒感染引起，病程多迁延不愈，表现为刺激性干咳或咳少量白色黏液，通常持续3～8周，胸部X线检查及血常规可无异常。迁延性感染性咳嗽由肺炎支原体或肺炎衣原体引起，亦可由细菌引起，致病菌常为流感嗜血杆菌和肺炎链球菌，多见于婴幼儿及年老体弱者，反复或持续出现发热、咳嗽、咳脓痰等下呼吸道感染症状。

本例患者起病之前无明确呼吸道感染病史，胸部X线检查及血常规无异常，仅咳嗽病程6周伴咳较多白色稀痰，现有证据不支持感染后咳嗽和迁延性感染性咳嗽的诊断，需要考虑其他亚急性咳嗽病因。

12. 若缺乏双份血清学检测结果，如何对感染后咳嗽及迁延性感染性咳嗽进行鉴别诊断?

感染后咳嗽多由病毒感染所致，患者初期均有鼻塞、打喷嚏、流涕等上呼吸道感染症状，治疗后咳嗽、咽痒、干咳少痰或无痰等症状迁延不愈；迁延性感染性咳嗽其感染病原体多为细菌、支原体、衣原体等，前期患者往往出现发热、咳嗽、咳脓痰等下呼吸道感染症状，经治疗后，肺部炎症吸收，但咳嗽反复、咳痰较多等症仍不能尽愈。

故缺乏双份血清学检测结果时，首先可从患者的症状如痰液的性状、颜色上加以区分，其次可通过胸部X线片表现和血常规等结果加以区别，其次感染后咳嗽多无需抗生素治疗，其具有自限性，迁延性感染性咳嗽往往需要使用抗菌药物后咳嗽方可缓解。

13. 临床上，普通感冒患者对第二代抗组胺药治疗效果好，且副作用少，为何 2021 版咳嗽指南只推荐第一代抗组胺药?

第一代抗组胺药，如马来酸氯苯那敏和苯海拉明等具有穿过血脑屏障、渗入中枢神经细胞与组胺受体结合的能力，还具有一定程度的抗胆碱能神经功能作用，有助于减少分泌物、减轻咳嗽症状，因此推荐其为普通感冒的首选药物。第二代抗组胺药尽管具有非嗜睡、非镇静的优点，但无抗胆碱能神经功能的作用。临床研究显示，第二代抗组胺药对普通感冒咳嗽无治疗作用。因此，2021 版咳嗽指南只推荐第一代抗组胺药。

14. 2021 版咳嗽指南不建议使用吸入激素治疗感染后咳嗽，但部分感染后咳嗽患者使用吸入激素治疗有效，如何解释?

国外随机对照临床研究证实吸入激素对感染后咳嗽没有益处，因此不推荐使用。部分感染后咳嗽使用吸入激素治疗有效，首先可能是其他慢性咳嗽如咳嗽变异性哮喘、嗜酸性粒细胞性支气管炎、变应性咳嗽等被误诊为感染后咳嗽，因为这些疾病最初常因感冒诱发；其次不排除感染后咳嗽的自限性因素，并不是吸入激素的效果；最后亦不排除个别感染后咳嗽使用吸入激素治疗有效。

15. 2021 版咳嗽指南不建议使用白三烯受体拮抗剂治疗感染后咳嗽，但临床上部分感染后咳嗽患者使用孟鲁司特治疗有效，如何解释?

有随机双盲对照试验证实白三烯受体拮抗剂治疗感染后咳嗽无效，因此 2021 版咳嗽指南不建议使用白三烯受体拮抗剂治疗。感染后咳嗽患者使用孟鲁司特治疗有效，一个原因是其他慢性咳嗽如咳嗽变异性哮喘、嗜酸性粒细胞性支气管炎、变应性咳嗽等被误诊为感染后咳嗽，因为这些疾病最初常因感冒诱发；另一个原因是不排除感染后咳嗽的自限性因素，并不是白三烯受体拮抗剂治疗的效果。

16. 2021 版咳嗽指南建议感染后咳嗽不必使用抗菌药物治疗，但临床上部分感染后咳嗽患者使用抗菌药物治疗后咳嗽症状改善明显，如何理解?

感染后咳嗽不需要使用抗菌药物治疗，抗菌治疗对感染后咳嗽也无效。部分感染后咳嗽患者使用抗菌药物治疗症状明显改善，要考虑是否合并其他感染性因素，而非单纯的感染后咳嗽，或者是其他伴随药物的疗效；同时感染后咳嗽通常具有自限性，亦可能造成抗菌药物治疗有效的误解。

17. 感染后咳嗽患者经治疗后咳嗽缓解，8周内会出现咳嗽复发吗?

咳嗽根据病程主要分为急性咳嗽、亚急性咳嗽、慢性咳嗽。感染后咳嗽表现为咳嗽持续3～8周的亚急性咳嗽，病程多自限，部分患者咳嗽顽固会发展为慢性咳嗽，则需要寻找其他病因。既往有感染后咳嗽病史及咳嗽敏感性增加的患者更容易发生感染后咳嗽，故会复发。

18. 感染后咳嗽有自愈性，何种状态需要治疗?

感染后咳嗽起病前有明确急性上呼吸道感染病史，多由病毒感染引起，病程多迁延不愈，表现为刺激性干咳或咳少量白色黏液，通常持续3～8周，胸部X线检查及血常规可无异常。当频繁咳嗽对患者的工作、生活和社会活动产生剧烈影响时，建议短期应用镇咳药、抗组胺药联合减充血剂治疗；若咳嗽症状轻微，不影响患者生活质量可不治疗。

（陈如冲　姚红梅）

第二节　新冠病毒感染后咳嗽

1. 新冠病毒感染后咳嗽的发生率如何？

咳嗽是新型冠状病毒（简称新冠病毒）感染最常见的症状之一，急性咳嗽发生率为 44% ~ 72.5%，咳嗽持续时间平均约 2 周，新冠病毒感染 2 ~ 3 个月后仍有咳嗽的患者占 20% ~ 30%。新冠病毒奥密克戎变异株感染后急性咳嗽的发生率在轻症患者中为 57.5% ~ 85%，在住院患者中约为 44.5% ~ 61%。2023 年一项全国性调查显示奥密克戎变异株感染咳嗽在人群总体发生率高达 92% 以上。

2. 新冠病毒感染后咳嗽的发生机制是什么？

新冠病毒感染后咳嗽的发生机制与普通病毒感染后咳嗽的发生机制有类似之处。一方面，新冠病毒感染引起气道及肺组织炎症细胞浸润并释放炎症介质，气道黏膜充血水肿，黏膜上皮损伤脱落，从而刺激咳嗽感受器诱发咳嗽。同时，新冠病毒感染可导致气道黏液分泌增加，形成较多痰液，这也是新冠病毒感染后急性咳嗽的一个重要机制。另一方面，参与新冠病毒感染与识别的上皮细胞及炎症细胞可以释放多种细胞因子、炎症介质和神经肽等物质，导致肺部与气道炎症，增强咳嗽敏感性。与其他病毒感染类似，新冠病毒感染还可能导致咳嗽反射通路上的外周神经和中枢神经的咳嗽敏感性增加。

3. 新冠病毒感染后咳嗽与普通感冒咳嗽一样吗？

新冠病毒感染后咳嗽与普通感冒后咳嗽的发生机制相似。当发生新冠病毒感染后，气道黏膜损伤，咳嗽相关传入神经受到刺激而诱发咳嗽；此外，感染后气道黏液分泌物增加，形成较多痰液，亦能导致新冠病毒感染后咳嗽的发生。新冠病毒感染后急性期，以干咳为主，少部分患者咳大量白黏痰，或痰液黏稠不易咳出。

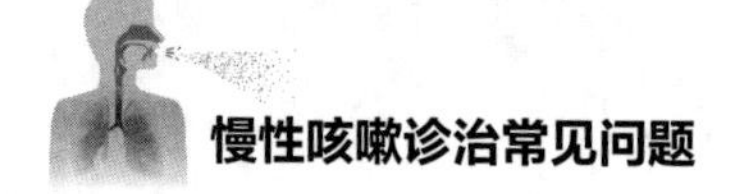

相比普通感冒，新冠病毒感染后咳嗽症状相对更重，大部分咳嗽较轻者可自愈。急性期症状消失后，咳嗽超过 3 周，可按感染后咳嗽治疗。若咳嗽迁延不愈、剧烈或伴有胸闷、气促、胸痛等，需注意是否为肺炎、肺栓塞、心功能不全等严重疾病的征象。

4. 感染新冠病毒后哪种咳嗽需要及时就诊？

新冠病毒感染后咳嗽的缓解时间因人而异。局限的上呼吸道感染轻症咳嗽患者一般可在 1 周内缓解，部分患者咳嗽症状在感染后 2 ~ 3 周内可自行缓解。

如果咳嗽持续未得到缓解，或者咳嗽伴随下面这些情况时，就要引起重视：①咳大量黄脓痰；②痰中带血或咯血；③夜间睡眠时咳嗽加重；④伴有呼吸困难、呼吸费力；⑤气短、胸痛症状明显；⑥血氧饱和度下降。

遇到以上这 6 种情况，尤其是老年人、有基础病的人群和过度肥胖者，千万不能硬扛，需要考虑到医院做胸部 CT，排查是否存在肺炎、肺栓塞、心肌炎等严重疾病。另外咳嗽迁延不愈，时间超过 2 个月，也要到有条件的医院进行慢性咳嗽病因相关检查，根据病因进行相应的治疗。

5. 新冠病毒奥密克戎变异株感染后咳嗽什么情况下需要进行 CT 检查或专科就诊？

一般来说，新冠病毒奥密克戎变异株感染属于自限性疾病，大部分患者咳嗽症状在感染后 2 ~ 3 周内可自行缓解或仅需非处方药物对症治疗即可缓解，但也有个别患者会发展为肺炎或心肌炎等严重疾病，此时需要及时就诊。如出现以下情况需要到医院急诊或专科就诊：

（1）急性期咳嗽合并气促、胸闷、呼吸困难或剧烈胸痛等。

（2）指尖血氧饱和度下降（ < 93%）。

（3）急性期心悸，脉率或心率在非发热时大于 120 次 /min 或节律不齐。

（4）恢复期持续咳嗽咳痰严重影响生活质量者。

（5）持续或反复痰中带血 / 咯血。

（6）怀疑新冠病毒感染诱发间质性肺炎的患者。

6. 如何对新冠病毒感染后咳嗽进行分类？

新冠病毒感染后咳嗽分类方法参考我国 2021 版咳嗽指南的标准，成人咳嗽通常按咳嗽病程分为 3 类：急性咳嗽（＜3 周）、亚急性咳嗽（3～8 周）和慢性咳嗽（＞8 周）；而按照咳嗽性质（以每天痰量＞10ml 作为湿咳的标准）又可分为干咳与湿咳。

7. 新冠病毒感染后急性咳嗽的诊断标准有哪些？

①新冠病毒急性感染阶段出现咳嗽，多为干咳或有少许白黏痰，部分患者咳大量白黏痰，合并细菌感染时可表现为咳大量脓痰，可伴咽喉疼痛、鼻塞、头痛、味觉或嗅觉障碍等症状，病程在 2～3 周内；②有新冠病毒感染流行病学史；③胸部影像学一般正常，但部分患者可出现肺炎影像学改变；④发病早期血常规白细胞总数正常或降低，淋巴细胞计数正常或减少；⑤确诊需要新冠病毒核酸检测阳性或者抗原检测阳性。如有新冠病毒感染流行病学史及典型症状，无条件进行新冠病毒核酸检测或者抗原检测，临床诊断亦可考虑。

8. 如何对新冠病毒感染后急性咳嗽进行鉴别诊断？

（1）其他上呼吸道病毒感染或病毒性肺炎：新冠病毒感染流行季节往往也是各种其他上呼吸道病毒感染或病毒性肺炎的高发时节，如流感病毒、呼吸道合胞病毒感染等，常常也有急性咳嗽症状。除流行病史外，鼻咽拭子、下呼吸道分泌物甲流病毒、乙流病毒等抗原检测是鉴别诊断的主要方法。

（2）细菌性或其他病原体肺炎：在有或没有新冠病毒肺炎基础上合并细菌或其他病原体感染，如社区获得性肺炎的常见病原体可能性较大的包括肺炎链球菌、肺炎支原体 / 衣原体；有基础疾病或使用免疫抑制剂者，肺炎克雷伯杆菌和肠杆菌等也可为致病菌。可进行痰病原学检查，必要时可行支气管镜取肺泡灌洗液进行病原学检查以明确诊断。

9. 新冠病毒感染后急性咳嗽的治疗手段有哪些？

急性咳嗽以对症治疗为主，根据咳嗽性质选用镇咳药物或祛痰药物治疗。需要注意的是，有脑出血、脑血栓、血管瘤病史及高血压史、肺气肿或肺大

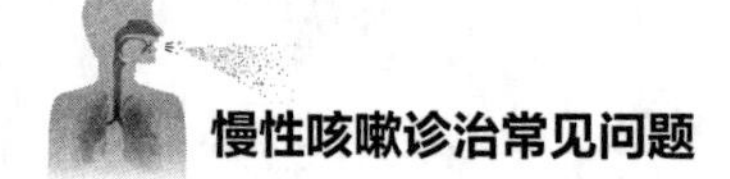

疱、咳嗽晕厥病史等患者应尽早加用镇咳药物，避免用力咳嗽造成并发症。抗菌药物对新冠病毒感染后咳嗽的治疗无效，仅少数合并细菌感染或非典型病原体感染者，需要抗菌药物治疗。合并过敏、哮喘与慢性阻塞性肺疾病等基础疾病者，可使用糖皮质激素或联合支气管舒张剂吸入治疗。对于部分年老患者及合并基础疾病等的高危患者，治疗新冠病毒感染后急性咳嗽时首先要判断或排除是否有新冠病毒肺部感染和心血管并发症等。

10. 新冠病毒感染后亚急性咳嗽的治疗手段有哪些？

亚急性咳嗽最常见的原因是感染后咳嗽，常为自限性，多能自行缓解，但也有部分患者咳嗽顽固，甚至发展为慢性咳嗽。对部分咳嗽症状明显的患者建议短期应用镇咳药、抗组胺药联合减充血剂等。

11. 新冠病毒感染后慢性咳嗽的治疗手段有哪些？

新冠病毒感染后出现慢性咳嗽，首先需要考虑是否与患者原有的基础疾病有关，如慢性阻塞性肺疾病、哮喘、慢性咳嗽、间质性肺疾病及其他非呼吸系统的基础疾病等。既往无相关疾病者可以遵循标准的慢性咳嗽病因诊治流程进行病因探查及鉴别诊断，并进行相应治疗。

12. 新冠病毒奥密克戎变异株感染后发生咳嗽是否需要使用镇咳药物？

多数患者表现为刺激性干咳或咳嗽伴少量黏液痰。若为轻度咳嗽，大部分患者可自行缓解。若咳嗽较为剧烈，甚至影响生活、睡眠，可适当使用镇咳药物，如右美沙芬、那可丁及其复方药物等。也有相当部分患者为有痰的咳嗽，咳出大量黏稠痰液或黄脓痰，这种情况下最好不用镇咳药物，以免痰液阻塞在肺内，造成咳嗽更难以治愈。可以用一些化痰药物，如乙酰半胱氨酸、盐酸氨溴索等，可单用或联用，或者生理盐水雾化治疗帮助排痰。

因此，我们在治疗新冠病毒感染后咳嗽时，一定要注意是干咳还是湿咳（即痰多的咳嗽），根据情况选用镇咳药物或祛痰药物。

13. 新冠病毒奥密克戎变异株感染后咳嗽是否需要抗生素治疗?

新冠病毒奥密克戎变异株感染是一种病毒性疾病，病毒性感染对抗生素治疗无效。但对于年老体弱或合并有肺部基础疾病的患者，病毒感染可进一步诱发细菌感染，若伴有咳黄痰或脓痰，或查外周血白细胞增高，提示可能合并细菌感染，可使用抗菌药物治疗。因此，新冠病毒奥密克戎变异株感染后咳嗽一般不需要使用抗菌药物治疗，切忌滥用抗生素。

14. 新冠病毒感染后咳嗽如何进行中医药治疗?

目前尚未见到有关针对新冠病毒感染后咳嗽中医认识的专项研究报道，根据该疾病病因与咳嗽临床特点，参照《新型冠状病毒感染诊疗方案（试行第十版）》等，结合中医专家临证诊治经验，目前认为其病因病机在于疫毒外侵，肺经受邪，邪毒伤正，正气亏损，导致肺失宣降，肺气上逆而作咳。该病急性期以上呼吸道感染为主要表现者常见风寒袭肺证及风热犯肺证，以下呼吸道感染为主要表现者常见痰热郁肺证，感染后期常见风邪伏肺证、肺燥阴伤证，可根据以上常见证候进行辨治。此外中医外治包括穴位贴敷、针刺、艾灸、拔罐、刮痧等在该病治疗方面也具有较好疗效，可单独或联合内治法辨证应用。

具体方药推荐如下：

（1）风寒袭肺证：常见咳嗽声重，咽痒，痰稀色白，鼻塞流清涕。方用三拗汤合止嗽散加减。中成药可选：通宣理肺丸（颗粒、口服液）、三拗片等。

（2）风热犯肺证：常见咳嗽频剧，喉燥咽痛，痰黏或稠黄，鼻流黄涕，口渴。方用桑菊饮加减。中成药可选：感冒止咳颗粒、（蜜炼）川贝枇杷膏等。

（3）痰热郁肺证：常见咳嗽，痰量多、色黄稠，或痰中带血，咽痛。方用清金化痰汤加减。中成药可选：清肺消炎丸、（复方）鲜竹沥口服液、羚羊清肺丸等。

（4）风邪伏肺证：常见咳嗽阵作，咽痒，干咳或少痰，常因冷热空气、异味、说笑诱发。方用止嗽散加减。中成药可选：橘红痰咳颗粒、止咳片、枇杷止咳颗粒（胶囊）等。

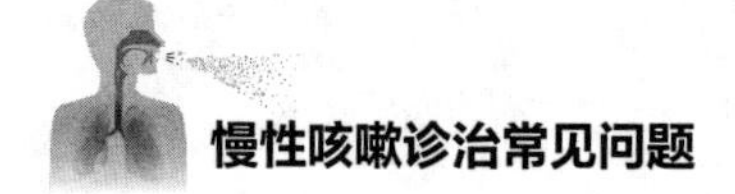

（5）肺燥阴伤证：常见干咳，痰少黏白，或声音嘶哑，口干咽燥。方用沙参麦冬汤加减。中成药可选：养阴清肺丸（颗粒、口服液）、百合固金丸（颗粒、片）等。

15. 新冠病毒感染咳痰带血怎么处理？

如果患者既往没有发生过咯血的情况，而新冠病毒奥密克戎变异株感染后发生痰中带血，血在痰的表面，提示气道黏膜损伤，这种情况自我观察即可。如果咯血量继续增加，呈鲜红色，血和痰混合均匀，提示咯血来自下呼吸道，而且有可能是在细支气管、肺泡，建议前往医院完善相关检查，如血常规、凝血功能、肺部 CT 血管造影等。

16. 新冠病毒感染后出现排痰困难，有什么方法可以协助排痰？

新冠病毒奥密克戎变异株感染后常出现咳嗽、痰难咳出的情况，除了上面提到的药物治疗外，可尝试以下几个方法帮助排痰：

（1）多喝水稀释痰液，有助于痰的排出。

（2）可以让家人协助拍背排痰，迅速有力的拍击可以振动气道，有利于痰液顺利排出。

（3）俯卧位通气，可改善血氧饱和度，可以让痰更容易排出，具体如下：①床上准备好两个枕头，一个放在胸部，一个垫着额头；②两只手自然放松；③注意鼻子不要压到枕头，这样鼻子和嘴巴可以非常顺利地呼吸。如果不舒服，及时起来；有的人因为体型的原因趴不下去，则不能采取这个方式；应餐后 2 小时进行，趴的时长，建议每次 30 分钟至 2 小时。

17. 新冠病毒感染相关的咳嗽，除了病毒感染引发的咳嗽外，还需要关注哪些问题？

（1）病毒性心肌炎或心功能不全：对于老年人或者有心血管疾病者，一旦咳嗽夜间明显，平卧位加重，需要考虑心功能不全的可能。患者除咳嗽症状外，常伴有呼吸困难的表现，两肺底可以闻及细湿啰音，结合基础疾病病史、胸部影像学、心电图、心肌酶谱、心脏超声和脑钠肽（BNP）等检查，诊断一般不困难。必要时可试验性抗心衰治疗，观察咳嗽缓解情况进行鉴别。

（2）原有基础疾病加重：新冠病毒感染后，支气管扩张症、支气管哮喘和慢性阻塞性肺疾病等可能急性加重，导致咳嗽迁延。患者常有明确的慢性气道疾病病史，除咳嗽外往往还有基础疾病的其他临床特点，结合胸部影像学和肺功能等检查不难鉴别。

（3）其他：如新冠病毒感染后高凝状态导致肺栓塞，可表现为咳嗽、胸痛、呼吸困难与低氧血症等，需要密切关注。

18. 新冠病毒感染后咳嗽迁延不愈是否提示肺炎?

不一定。若在康复期出现刺激性干咳，时间超过 3 周，多为感染后咳嗽，通常持续数周，可自行缓解或短期对症治疗后缓解，如咳嗽不缓解要注意有无可能合并间质性肺炎或其他导致咳嗽的原因。

19. 新冠病毒感染“阳康”后仍有咳嗽要紧吗，如何缓解?

咳嗽是机体的一种保护性防御反射，有利于清除呼吸道内的分泌物及有害因子，新冠病毒感染后咳嗽一般持续 2 ~ 3 周，个别患者持续时间更长。对于恢复期的咳嗽，需理性分析处理，切勿乱用抗菌药物与止咳药物，建议如下：

（1）轻度咳嗽者，可不予药物治疗，喝水，注意保暖。

（2）急期症状消失后仍有干咳者，可按感染后咳嗽治疗，服用美敏伪麻、复方甲氧那明、右美沙芬等止咳药。

（3）咳嗽痰多者，可服用乙酰半胱氨酸、盐酸氨溴索等祛痰药。

（4）若咳嗽持续 3 周以上，且症状较为严重，或伴有胸闷、气促等症状，影响到日常工作生活或睡眠，建议至专科医院就诊。

（5）对咳嗽迁延不愈者，按感染后咳嗽治疗无效，特别是有过敏性疾病病史与哮喘病史者，或有喘息症状者，应到专科进行相关检查或试用糖皮质激素抗炎吸入雾化或白三烯受体拮抗剂治疗。

第三节　迁延性感染性咳嗽

1. 成人迁延性感染性咳嗽的发病率如何？

迁延性感染性咳嗽在亚急性咳嗽患者中相对少见。在白种人群中，成年女性的迁延性感染性咳嗽发病率高于男性，但是在中国，男女发病率相当。另外，中老年患者发病率高于青年人，冬季发病率高于夏季。

2. 支原体、衣原体所致的成人迁延性感染性咳嗽的分布情况如何？

支原体、衣原体是介于细菌与病毒之间能独立存活的最小的原核微生物，其感染可发生于任何年龄段。血清流行病学调查显示，人类的肺炎支原体、衣原体感染是世界普遍性的，与人口密度有正向关系，迁延性感染性咳嗽随着年龄的增加而上升，没有性别差异。迁移性感染性咳嗽全年易感，由于气候原因，不同地区感染情况不一，寒冷、干燥环境适宜支原体、衣原体生长，冬季感染率相对较高，其次是夏季、秋季和春季。

3. 如何理解 2015 版咳嗽指南中迁延性感染性咳嗽的定义？

迁延性感染性咳嗽常由肺炎支原体和肺炎衣原体感染引起，也可由细菌引起，多见于婴幼儿及年老体弱者，极少部分患者因自身免疫力下降和治疗不规范等而导致感染因素持续存在。临床疑诊迁延性感染性咳嗽时，首先要明确咳嗽是否继发于先前的呼吸道感染，并行经验性治疗。迁延性感染性咳嗽常有咳黄痰、绿脓痰等感染征象，需抗感染治疗。大环内酯类或喹诺酮类抗菌药物，可用于治疗肺炎支原体和肺炎衣原体引起的迁延性感染性咳嗽。青霉素类如阿莫西林或头孢菌素类抗菌药物可用于由革兰氏阳性球菌引起的迁延性感染性咳嗽，疗程需 2 ~ 3 周。

4. 迁延性感染性咳嗽如何诊断?

（1）起病前有发热、咳嗽、咳痰等急性上呼吸道感染症状。

（2）急性期症状好转后，咳嗽仍迁延不愈，持续时间多达 3 ~ 8 周，有的病程超过 8 周，可伴有其他呼吸道感染症状，咳白色泡沫样痰或黄 / 绿脓痰。

（3）肺部听诊呼吸音粗，部分患者肺部可闻及干、湿啰音。

（4）实验室检查提示白细胞、C 反应蛋白等感染指标增高。

（5）胸部 X 线片或 CT 检查可有炎性表现。

（6）细菌培养或支原体 / 衣原体血清抗体检测阳性有助于临床早期诊断。

（7）排除引起咳嗽的其他病因。

5. 百日咳的咳嗽症状有哪些特点?

百日咳的典型表现为明显的阵发性、痉挛性咳嗽，在成串的、接连不断的痉挛性咳嗽后，伴一次深长吸气而发出一种特殊的高调鸡鸣样吸气性吼声，痉挛性咳嗽 - 深长吸气可反复多次，直至咳出大量黏痰，同时常伴呕吐。上述咳嗽症状常日轻夜重。

6. 成人百日咳的诊断标准是什么?

根据流行病学史、临床表现及实验室检查结果可对百日咳病例进行诊断。符合典型或不典型临床表现，或伴有流行病学史的病例可判断为疑似病例，疑似病例同时符合外周血白细胞计数及淋巴细胞明显增高可判断为临床诊断病例，临床诊断病例同时符合下列“（3）实验室检查”中②和③的任何一项则可进行确诊。

（1）流行病学史：四季均有发病，春夏季多发，该地区有百日咳流行，有与百日咳患者的密切接触史，无预防接种史。

（2）临床表现：①典型病例表现，阵发性、痉挛性咳嗽，持续咳嗽≥ 2 周者；②不典型病例表现，具有不典型较轻症状，卡他期、痉咳期、恢复期三期症状都缩短或无明显的阶段性，而只表现持续 2 周以上的长期咳嗽。

（3）实验室检查：①外周血白细胞计数及淋巴细胞明显增高；②从痰、鼻咽部分泌物分离到百日咳鲍特菌；③恢复期血清特异性抗体比急性期呈≥ 4

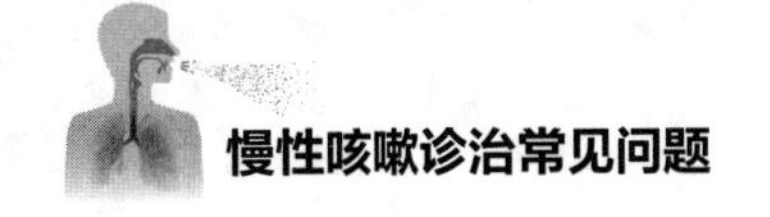

倍增长。

7. 支原体与衣原体感染引起的咳嗽如何区别?

（1）临床表现：支原体感染好发于儿童、青少年，多为发作性干咳，夜间为重，也可产生脓痰，持久的阵发性剧咳为其典型表现。除乏力、肌痛、头疼、咽痛等非特异临床表现外，可伴有鼻咽部及耳部疼痛、咽部及鼓膜充血、颈部淋巴结肿大。衣原体感染的临床表现通常和支原体感染相类似，但症状较轻，好发于年老体弱、营养不良等免疫功能低下者，部分患者可呈双阶段病程表现。

（2）实验室检查：血冷凝集素≥1：64，急性期和恢复期双份血清支原体IgM抗体滴度呈4倍及以上增长，表明近期有支原体感染；衣原体血清抗体效价≥4倍或单次抗体滴度IgM≥1：16或IgG≥1：512对衣原体感染有诊断意义。

（3）可行反转录聚合酶链反应（reverse transcription PCR，RT-PCR）对呼吸道标本进行扩增。

8. 如何简单地区分由非典型病原体感染导致的咳嗽和普通感冒引起的咳嗽?

普通感冒的临床表现除咳嗽外，还伴有其他上呼吸道相关症状，如流涕、打喷嚏、鼻塞和鼻后滴漏感、咽喉刺激感或不适，可伴发热，全身症状少见。普通感冒的咳嗽常与鼻后滴漏有关，胸部影像学检查为阴性。

非典型病原体主要包括支原体、衣原体、军团菌、腺病毒、严重急性呼吸综合征（severe acute respiratory syndrome，SARS）冠状病毒等。不同的非典型病原体感染的临床表现虽有所差异，但通常都会引起下呼吸道感染，全身症状较重，体格检查双肺呼吸音粗，有时可闻及湿或干啰音，胸部X线片及CT检查可见炎性改变。

若两者根据上述症状、体征及辅助检查仍难以区分，可行大环内酯类抗生素试验性治疗观察疗效，大环内酯类抗生素对普通感冒无明显治疗效果，但对于大部分非典型病原体感染导致的咳嗽，可以显著改善其症状，并缩短病程。

9. 支原体 / 衣原体致迁延性感染性咳嗽的诊断方法有哪些?

迁延性感染性咳嗽通常是由支原体 / 衣原体感染引起的，常用的诊断方法有：

（1）血清学抗体检测是诊断支原体 / 衣原体感染最有效的手段，有助于临床早期诊断。血冷凝集素≥1：64，急性期和恢复期双份血清支原体 IgM 抗体滴度呈 4 倍及以上增长，表明近期有支原体感染；衣原体血清抗体效价≥4 倍或单次抗体滴度 IgM≥1：16 或 IgG≥1：512 对衣原体感染有诊断意义。

（2）行 RT-PCR 对呼吸道标本进行扩增，明确病原体感染类型。

（3）肺炎支原体和肺炎衣原体引起的迁延性感染性咳嗽使用大环内酯类或喹诺酮类抗菌药物治疗有效，对 β- 内酰胺类抗生素治疗无效。

10. 如何判定迁延性感染性咳嗽患者的感染因素已去除?

一般情况下，体温恢复正常 2～3 天，且主要呼吸道症状明显改善，血常规等各项检查指标正常，即可判定迁延性感染性咳嗽患者的感染因素已去除。

11. 血清学抗体检查对于确认支原体 / 衣原体感染所致咳嗽是否有意义?

血清学抗体检测对于确认支原体 / 衣原体感染致咳嗽有重要意义，是诊断支原体 / 衣原体感染最有效的手段，有助于临床早期诊断，可作为常规辅助检查。血冷凝集素≥1：64，急性期和恢复期双份血清支原体 IgM 抗体滴度呈 4 倍及以上增长，表明近期有支原体感染。衣原体血清抗体效价≥4 倍或单次抗体滴度 IgM≥1：16 或 IgG≥1：512 对衣原体感染有诊断意义。

12. 支原体抗体检查的准确率如何? 什么时候进行检查较合适?

支原体抗体检查的准确率已达 90% 以上，IgG 与 IgM 同时测定可提高诊断率。由于支原体感染的潜伏期一般为 2～3 周，血清 IgM 抗体特异性通常在感染后 1 周开始上升，3～4 周达到高峰，所以当患者出现症状而就诊检查时 IgM 抗体已达到相当高的水平，出现症状 1 周左右达到高峰，此时 IgM 抗体阳性可作为急性期感染的诊断指标。如 IgM 抗体阴性，不能否定肺炎支原体感染，需检测 IgG 抗体。IgG 较 IgM 出现晚，需就诊后动态观察。如显著升

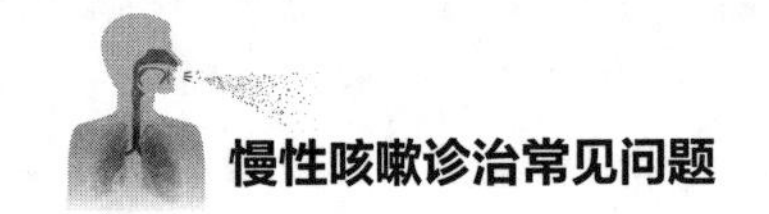

高提示为近期感染，显著降低则说明处于感染后期。IgG 与 IgM 同时测定可提高诊断率，达到指导用药的目的。

13. 支原体感染所致迁延性感染性咳嗽的患者 IgG 抗体高，阿奇霉素治疗后咳嗽有所缓解，是否需要复查血清抗体？多久后进行复查？

通常情况下，人体感染肺炎支原体后能产生 IgM、IgA、IgG 抗体。IgG 抗体较 IgM 和 IgA 抗体出现晚，一般于感染后 14 日左右出现，浓度峰值一般在感染后的第 5 周，维持时间可达数年。支原体感染的血清学诊断标准是间隔 2 ~ 4 周双份血清抗体亚型转化 / 血清抗体水平 4 倍及以上增加或降低。

当支原体感染致迁延性感染性咳嗽的患者 IgG 抗体高而阿奇霉素治疗后咳嗽有所缓解时，对于尚未确诊的支原体感染患者，可在 2 ~ 4 周后复查血清支原体 IgG 抗体水平，若抗体水平呈 4 倍及以上增加或降低可确诊肺炎支原体感染；对于已确诊的支原体感染，经阿奇霉素治疗后症状缓解，不必复查血清 IgG 抗体。需要指出的是，血清支原体 IgG 抗体水平无助于抗支原体感染的疗效判断。

14. 迁延性感染性咳嗽的抗感染治疗是否包括抗真菌、抗结核治疗？

迁延性感染性咳嗽，常由肺炎支原体和肺炎衣原体引起，亦可由细菌引起，致病菌常为流感嗜血杆菌和肺炎链球菌，多见于婴幼儿及年老体弱者。肺炎支原体和肺炎衣原体感染引起的迁延性感染性咳嗽使用大环内酯类或喹诺酮类抗菌药物治疗有效。由革兰氏阳性球菌引起的迁延性感染性咳嗽可使用阿莫西林或头孢菌素类药物。因此，迁延性感染性咳嗽的抗感染治疗一般不包括抗真菌、抗结核治疗。

15. 迁延性感染性咳嗽抗菌治疗的疗程是多久？

对于确诊为支原体、衣原体引起的迁延性感染性咳嗽患者，一线治疗选择的抗菌药物包括大环内酯类（如阿奇霉素）或喹诺酮类（如左氧氟沙星或莫西沙星），也可选用四环素类（如多西环素）。大多数患者的感染为轻度，疗程一般为 5 ~ 7 日。若病情更严重，可能需要 7 ~ 14 日，部分难治性病例的疗程可延长至 3 周左右。

由革兰氏阳性球菌引起的迁延性感染性咳嗽可使用阿莫西林或者头孢菌素类药物，疗程需 2 ~ 3 周。

对于所有病例，在停用抗生素之前，要确保患者无发热、临床情况稳定且病情在改善，但不宜将肺部阴影完全吸收作为停用抗菌药物的指征。

16. 迁延性感染性咳嗽患者的感染症状消失，胸部 X 线片未见异常，但咳嗽持续，后续如何处理？

第一，完善病史询问和相关检查，确定或排除导致顽固性咳嗽的其他疾病，如嗜酸性粒细胞性支气管炎、咳嗽变异性哮喘、胃食管反流性咳嗽等，这些检查包括胸部 CT、支气管镜、肺功能、支气管激发试验、昼夜呼气峰值流量变异率（peak expiratory flow rate, PEFR）、呼出气一氧化氮（fractional exhaled nitric oxide, FeNO）、痰细胞分类与病原学检查及鼻咽部检查等，如果已经做过以上检查，必要时复查。

第二，当呼吸道感染的急性期症状消失后，胸部 X 线片未见异常，咳嗽仍然持续 3 ~ 8 周，并经上述检查排除导致顽固性咳嗽的相关疾病后，可以考虑为感染后咳嗽，该病好发于既往有感染后咳嗽病史和咳嗽敏感性增加的患者，常为自限性，多能自行缓解，但也有部分患者咳嗽顽固，甚至发展为慢性咳嗽。病毒感染后咳嗽不必使用抗菌药物治疗，部分咳嗽症状明显的患者可短期应用镇咳药、抗组胺药联合减充血剂（如复方甲氧那明胶囊，每次 2 粒，每日 3 次，疗程 7 ~ 14 日）。中医认为感染后咳嗽系风邪犯肺、肺气失宣所致，治疗宜疏风宣肺、止咳利咽，中药常用组方成分有麻黄、紫苏叶、地龙等。

17. 迁延性感染性咳嗽使用大环内酯类和喹诺酮类药物治疗的有效性如何？

迁延性感染性咳嗽常由肺炎支原体和肺炎衣原体引起，两者引起的迁延性感染性咳嗽使用大环内酯类或喹诺酮类抗菌药物治疗有效。大环内酯类抗生素为首选药物。我国肺炎支原体和肺炎衣原体对大环内酯类药物的耐药率高，但仍对喹诺酮类药物敏感。几项临床试验对经培养确诊肺炎衣原体肺炎的亚组分析显示，使用阿奇霉素持续治疗 5 日后，鼻咽拭子肺炎衣原体的微生物学根除率约为 80%，使用克拉霉素、红霉素或莫西沙星治疗 10 日或左氧氟沙星治疗 7～10 日后，微生物学根除率为 70%～100%。

18. 2021 版咳嗽指南中迁延性感染性咳嗽的治疗需 2～3 周，疗程是否太长?

迁延性感染性咳嗽常由肺炎支原体和肺炎衣原体引起，亦可由细菌引起，致病菌常为流感嗜血杆菌和肺炎链球菌，多见于婴幼儿及年老体弱者。肺炎支原体和肺炎衣原体引起的迁延性感染性咳嗽使用大环内酯类或喹诺酮类抗菌药物治疗有效，抗感染治疗的疗程通常需要 10～14 日，部分难治性病例的疗程可延长至 3 周左右。按照 2021 版咳嗽指南要求，由革兰氏阳性球菌引起的迁延性感染性咳嗽可使用阿莫西林或者头孢菌素类药物，疗程需 2～3 周。部分患者经抗感染治疗后感染症状缓解，但咳嗽症状仍明显者，还需短期应用镇咳药、抗组胺药联合减充血剂。

19. 若考虑支原体、衣原体感染所致的亚急性咳嗽，抗感染治疗的最佳时间窗是什么时候? 如何选择抗菌药物?

（1）抗感染治疗的最佳时间窗：支原体、衣原体感染多为自限性疾病，但早期治疗有助于尽早控制和缓解症状，缩短病程。故支原体、衣原体感染所致的亚急性咳嗽患者应尽早抗感染治疗，疗程 2～3 周。

（2）抗菌药物的选择：大环内酯类药物、喹诺酮类药物、四环素类抗生素是治疗支原体、衣原体感染所致亚急性咳嗽的常用药物。大环内酯类抗生素为首选药物，包括第一代红霉素，第二代阿奇霉素、克拉霉素、罗红霉素，其中阿奇霉素及克拉霉素等新型大环内酯类药物具有半衰期长、用药次数少、胃肠道反应轻、生物利用度高及细胞内药物浓度高等特点，与红霉素相比，患者的依从性和耐受性更好，临床应用更有优势，已成为治疗首选。我国肺炎支原体和肺炎衣原体对大环内酯类药物的耐药率高，但仍对喹诺酮类药物、四环素类药物敏感。对大环内酯类药物不敏感者可选用喹诺酮类或四环素类药物。喹诺酮类药物对肺炎支原体和肺炎衣原体的体外抗菌活性良好，而且具有较好的肺组织穿透性和较高的吞噬细胞内浓度，是治疗成人支原体、衣原体感染所致亚急性咳嗽的理想药物，如左氧氟沙星、莫西沙星及吉米沙星等。喹诺酮类药物可能对骨骼发育产生不良影响，一般情况下应避免用于18岁以下的未成年人。成年人、青少年及8岁以上儿童患者也可选用四环素类药物（如多西环素、米诺环素等），该类药物也具有良好的疗效，但可引起牙齿黄染及牙釉质发育不良，临床应引起重视，不宜用于8岁以下患儿。

20. 支原体感染所致迁延性感染性咳嗽首选哪些大环内酯类药物?

阿奇霉素和克拉霉素等第二代新型大环内酯类药物，具有半衰期长、用药次数少、胃肠道反应轻、生物利用度高及细胞内药物浓度高等特点，与红霉素相比，患者的依从性和耐受性更好，临床应用更有优势，已成为治疗支原体感染的首选药物。此外，四环素类和喹诺酮类也有较好疗效。

21. 对于支原体、衣原体感染所致迁延性感染性咳嗽，除了喹诺酮类、大环内酯类药物，还有哪些药物?

喹诺酮类和大环内酯类药物对支原体、衣原体感染具有良好的抗菌活性，但喹诺酮类药物可能对骨生长发育造成不良影响，尽量避免用于18岁以下未成年人。另外，耐大环内酯类及耐喹诺酮类支原体或衣原体菌株的出现及流行导致支原体、衣原体感染的临床治疗面临新的困难。四环素类药物对支原体和衣原体感染保持了良好的体外抗菌活性，可用于支原体、衣原体感染所致迁延性感染性咳嗽，若无禁忌证，可选择多西环素每次100mg，每日2次，或米诺环素每次200mg，每日2次，疗程5～7日，病情迁延难治者可延长至2～3周。但四环素类药物可引起牙齿黄染及牙釉质发育不良，不宜用于8岁以下患儿。

22. 克拉霉素治疗百日咳的剂量及疗程如何?

美国疾病控制与预防中心（Centers for Disease Control and Prevention，CDC）对百日咳治疗和暴露后预防建议，咳嗽发作3周内就诊的百日咳患者通常需要抗菌药物治疗；咳嗽已持续3～6周，虽抗菌药物治疗可能无法减少其

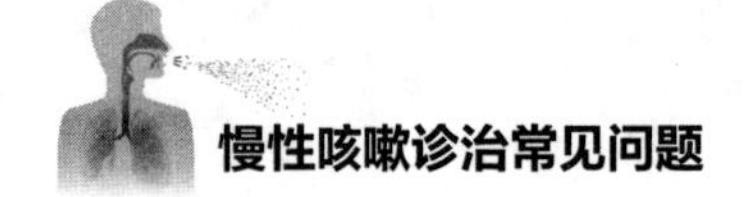

持续时间和降低严重程度，但可能减少其传播给他人的概率。大环内酯类抗生素可极有效地清除鼻咽部的百日咳鲍特菌（又称百日咳杆菌），首选克拉霉素，每次500mg口服，每日2次，疗程一般为7日。因大环内酯类抗生素导致胃肠道反应（恶心、呕吐、腹痛及腹泻等）、QT间期延长、心脏性猝死等风险，必要时在用药前进行相关风险的评估，用药中要进行相关密切观察。

23. 成人与儿童百日咳的治疗药物及疗程有何差异?

对于成人百日咳治疗的药物，主要有喹诺酮类、大环内酯类、四环素类及复方磺胺甲噁唑等药物。疗程因药物不同而有所差别，一般情况下，阿奇霉素每次500mg，每日1次，或每次250mg，每日2次，口服，疗程5日；克拉霉素每次500mg，每日2次，口服，疗程7日；红霉素2g/d，分4次口服，疗程7～14日；复方磺胺甲噁唑每次2片（每片含磺胺甲噁唑0.4g和甲氧苄啶0.08g），每日3次，口服，疗程14日；喹诺酮类药物疗程目前无统一标准。

因喹诺酮类药物可能导致骨干骺端的发育异常，影响患儿身高，故18岁以下未成年人需慎用喹诺酮类药物。因复方磺胺甲噁唑有发生高胆红素血症及严重时发生胆红素脑病（又称核黄疸）的潜在风险，故不应用于小于2月龄婴儿。儿童百日咳的治疗药物主要有大环内酯类药物。儿童百日咳的治疗药物及疗程因患儿年龄、体重及所用药物而异，一般情况下用药疗程为阿奇霉素5日、克拉霉素7日、红霉素7～14日。

（姜淑娟　张建勇）

第四节　亚急性咳嗽的经验性诊治

1. 亚急性咳嗽能否直接作为咳嗽的病因诊断?

咳嗽病因繁多，是呼吸系统疾病最常见的症状。呼吸、消化、神经和肌肉系统等病变均可产生咳嗽。同时，咳嗽也是清除呼吸道吸入的有害物、异物、黏性分泌物和抵抗感染的重要防御机制。2006 版 ACCP 咳嗽指南和 2021 版咳嗽指南均将持续时间为 3 ~ 8 周、胸部影像学大致正常的咳嗽定义为亚急性咳嗽。

咳嗽的产生和症状的反复，常是多种复杂因素综合作用的结果。急性咳嗽的病因相对简单，普通感冒、急性气管支气管炎是急性咳嗽最常见的病因。亚急性咳嗽最常见的病因是急性咳嗽最常见病因的延续——感染后咳嗽，其次为上气道咳嗽综合征、咳嗽变异性哮喘等。慢性咳嗽的常见原因为咳嗽变异性哮喘、上气道咳嗽综合征、嗜酸性粒细胞性支气管炎、胃食管反流性咳嗽和变应性咳嗽；其他少见病因还包括迁延性感染性支气管炎、慢性支气管炎、支气管扩张症、支气管结核和心理性咳嗽等。亚急性咳嗽的定义是咳嗽持续时间为 3 ~ 8 周这一咳嗽现象的总称，故不能直接作为咳嗽的病因诊断。

2. 对于亚急性咳嗽的患者应开展哪些检查来确定病因?

通过仔细询问病史和查体能缩小咳嗽的诊断范围，提供病因诊断线索，可得出初步诊断并进行经验性治疗，或根据现病史选择有关检查，明确病因。在处理亚急性咳嗽时，首先要明确咳嗽是否继发于先前的呼吸道感染，并进行经验性治疗，再考虑其他病因并参考慢性咳嗽诊断流程进行治疗。单纯依靠感冒、上呼吸道感染的病史和患者症状诊断感染后咳嗽可能会造成嗜酸性粒细胞性支气管炎、咳嗽变异性哮喘、胃食管反流性咳嗽的漏诊，这些病因往往会造成所谓的顽固性感染后咳嗽，建议有条件者应行肺功能检查（通气功能、支气管舒张试验和支气管激发试验）、诱导痰细胞分类检查和影像学检查等相关辅

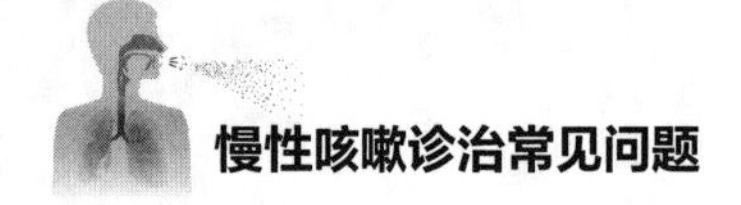

助检查进行筛查。

（1）询问病史：应注意咳嗽的持续时间、时相、性质、音色，以及诱发或加重因素、体位影响、伴随症状，询问患者近期有无上呼吸道感染征象，是否服用了止咳药。了解痰液的颜色、数量、气味及性状对诊断具有重要价值。

（2）体格检查：包括鼻、咽、气管、肺部等，如支气管的位置、颈静脉充盈、咽喉鼻腔情况，双肺呼吸音及有无哮鸣音或爆破音。

（3）相关辅助检查：①血常规和C反应蛋白检查。可以初步帮助判断有无迁延性感染性支气管炎的依据及有无咳嗽变异性哮喘亚急性起病的可能性。②肺功能检查。通气功能和支气管舒张试验可帮助诊断和鉴别气道阻塞性疾病，如哮喘、慢性阻塞性肺疾病和大气道肿瘤等。支气管激发试验是咳嗽变异性哮喘的关键诊断方法。③诱导痰细胞分类检查。常采用超声雾化吸入高渗盐水的方法对无痰或有痰不易咳出患者进行痰液的诱导，其最早用于支气管肺癌的脱落细胞学诊断。诱导痰细胞分类检查中嗜酸性粒细胞增高是诊断嗜酸性粒细胞性支气管炎的主要指标。④影像学检查。建议将胸部X线检查作为咳嗽诊断的常规检查，如发现明确病变，应根据病情特征选择相关检查。⑤咳嗽敏感性检查。通过雾化方式使受试者吸入一定量的刺激物气雾溶胶颗粒，刺激相应的咳嗽感受器而诱发咳嗽，并以吸入物浓度作为咳嗽敏感性的指标。

3. 亚急性咳嗽中需要注意药物如血管紧张素转换酶抑制剂引起的咳嗽吗?

血管紧张素转换酶抑制剂（ACEI）类药物的使用可以引起咳嗽，因此在确定亚急性咳嗽病因时应关注ACEI类药物引发的咳嗽。相关研究指出，在中国约40%使用ACEI的患者有咳嗽症状。ACEI所引发的咳嗽和其他亚急性咳嗽相关病因的咳嗽治疗不同，因此需要明确区分，及时予以对因治疗，从而减少就医次数，降低相关医疗费用。

ACEI引发的咳嗽，是由体内积聚过多的缓激肽作用于咳嗽反射传入神经，通过局部轴突反射使相应感觉神经C纤维末梢兴奋，释放致炎多肽、P物质及神经肽Y等使气道组织局部释放组胺，致使支气管黏膜充血，炎症细胞浸润，黏液分泌增加，气道反应性增高而产生咳嗽。ACEI引起的咳嗽有以下特点：①明确的 ACEI 类药物服用史；②咳嗽明确发生在服药之后；③咳嗽为阵发性，夜间为著；④临床查体无阳性体征，胸部 X 线片和肺功能检查正常；⑤停药 4 周内咳嗽症状逐渐减轻、消失；⑥再次给药咳嗽再次出现。如患者停用 ACEI 咳嗽症状没有逐渐消失则可以排除 ACEI 类药物相关咳嗽，需要进一步完善胸部 X 线片、肺功能等相关检查探查咳嗽病因。

4. 亚急性咳嗽患者要使用抗菌药物治疗吗？

感染后咳嗽（PIC）是亚急性咳嗽最常见病因，其次为慢性咳嗽的亚急性阶段，少部分为迁延性感染性咳嗽。PIC 常为自限性，多能自行缓解，但也有部分患者咳嗽顽固甚至发展为慢性咳嗽。因无证据证明该疾病有细菌感染，故病毒感染后引起的咳嗽不必使用抗菌药物治疗。迁延性感染性咳嗽常由肺炎支原体和肺炎衣原体引起，亦可由细菌引起，致病菌常为流感嗜血杆菌和肺炎链球菌。肺炎支原体和肺炎衣原体引起的迁延性感染性咳嗽使用大环内酯类或喹诺酮类抗菌药物治疗有效。由革兰氏阳性球菌引起的迁延性感染性咳嗽可使用青霉素类药物如阿莫西林或者头孢菌素类药物，疗程需 2 ~ 3 周。如诊断百日咳，应尽早（起病 1 ~ 2 周卡他期内）开始大环内酯类药物治疗，虽然治疗不能改变疾病进程，但能够降低传染性。非卡他期（迁延期）百日咳，不建议使用抗生素治疗。

5. 急性上呼吸道感染患者，给予抗菌药物治疗 2 ~ 3 周后咳嗽仍持续，需要更换抗菌药物还是加用镇咳药物？

急性上呼吸道感染主诉“持续咳嗽”的患者可能为 PIC。如患者在急性上呼吸道感染症状后出现咳嗽至少 3 周，但不超过 8 周，可考虑为 PIC。首先，PIC 具有自限性，通常会逐渐消退。如果没有证据表明细菌迁延性感染所致，则不支持抗生素治疗 PIC，PIC 强调的是呼吸道感染之后的一段状态，虽提到“感染”，却不能按感染性疾病的原则去处理。其次，PIC 患者的咳嗽可能是多种因素所致（包括病毒感染后气道炎症及其伴随的并发症），如支气管高反应性、黏液分泌过多和黏液纤毛清除受损等，因此治疗前首先要判断最有可能引发咳嗽的是哪些因素，进而给予相应治疗。最后，PIC 药物治疗分为两大类，分别为镇咳药和痰液溶解剂。镇咳药分为中枢性镇咳药和外周性镇咳药，可用于控制夜间咳醒状态和咳嗽频率。痰液多的患者要注意使用祛痰药物而慎用镇咳药物。

6. 亚急性咳嗽患者可以选用哪些镇咳药物？

亚急性咳嗽多由 PIC 引起，通常为自限性，多能自行缓解，首选抗组胺药联合减充血剂和镇咳剂治疗，抗菌药物治疗无效。对一些慢性迁延性咳嗽可以短期使用中枢性镇咳药。中枢性镇咳药可直接抑制脑咳嗽中枢发挥镇咳作用。如右美沙芬，是目前临床上应用最广的镇咳药，作用与可待因相似，但无镇痛和催眠作用，治疗剂量对呼吸中枢无抑制作用，亦无成瘾性；磷酸可待因糖浆，为中枢性止咳药，对延髓的咳嗽中枢有选择性抑制作用，镇咳作用强而迅速，具有成瘾性，同时有镇痛作用，但却抑制支气管腺体分泌使痰液黏稠难以咳出，不宜用于痰多黏稠的患者；喷托维林，为国内使用较久的镇咳药，作用强度为可待因的 1/3，同时具有抗惊厥和解痉作用，青光眼及心功能不全者慎用；右啡烷，为右美沙芬的代谢产物，患者耐受性更好；复方甲氧那明胶囊，为复方制剂，所含盐酸甲氧那明可抑制支气管痉挛，缓解哮喘发作时的咳嗽，那可丁为外周性止咳药，马来酸氯苯那敏具抗组胺作用，能够抑制上呼吸道炎症引起的咳嗽。

亚急性咳嗽病因众多，而咳嗽治疗的根本在于对因治疗，镇咳药只是为缓解症状。因此，镇咳药的选用须根据病情轻重缓急和利弊进行适当选择。

7. 提高免疫力的药物是否有助于感染后咳嗽患者的治疗？

PIC 的发生涉及咳嗽反射弧各个环节和整个过程。近年研究发现咳嗽敏感性增高及相应的神经源性炎症在部分慢性咳嗽发病中起重要作用。每一次非自主咳嗽均始于咳嗽反射弧上的咳嗽感受器，分布在气道的咳嗽感受器（即感觉神经末梢）则包括 C 纤维末梢、快适应受体（rapidly adapting receptors，RARs）及慢适应受体等。由感觉神经末梢（主要是 C 纤维末梢）释放的神经递质所介导的炎症反应称为神经源性炎症，其可引起血管通透性增高、血浆外渗及组织水肿等。病原体感染气道上皮后，气道上皮细胞释放炎症介质，炎症介质募集和活化白细胞进而激活机体免疫反应，激活的白细胞释放各种细胞因子、炎症介质、蛋白酶、氧自由基等。氧自由基、蛋白酶可使上皮细胞坏死，纤毛摆动停滞、脱落造成黏液清除障碍，气道上皮结构破坏，不完整的气道上皮使气道神经末梢暴露，氧自由基、缓激肽、前列腺素、前列环素和血栓素即可激活 C 纤维，表明瞬时受体电位锚蛋白 1（transient receptor potential ankyrin 1, TRPA1）、脂环氧化酶产物、热空气、酸性物质、花生四烯酸代谢产物可刺激 C 纤维表面的瞬时受体电位香草酸 1（transient receptor potential vanilloid 1, TRPV1），使咳嗽外周感受器对相关刺激物敏感阈值降低，咳嗽敏感性增高。在动物实验中给予外周神经肽受体拮抗剂能降低辣椒素诱导的咳嗽敏感性并有效治疗咳嗽，证实了神经肽参与咳嗽反射。临床研究中也发现胃食管反流性咳嗽的咳嗽敏感性明显增高与酸反流有关，通过质子泵抑制剂治疗可有效降低咳嗽敏感性、缓解咳嗽症状，且此类患者气道黏膜、分泌物的神经肽表达水平也显著增高。

免疫力是人体自身的防御机制，可通过一定手段来使自身免疫力加强。免疫力是人体识别和消灭外来侵入的任何异物（病毒、细菌等），处理衰老、损伤、死亡、变性的自身细胞，以及识别和处理体内突变细胞和病毒感染细胞的能力。而提高免疫力只是使免疫力加强，可以减少感冒发生率，但对多种因素引起的 PIC 的治疗不一定有效。

8. 感冒急性期进行抗病毒治疗是否可以预防感染后咳嗽的发生？

对于 PIC，以病毒性感冒引起的咳嗽最为常见，又称为“感冒后咳嗽”。因此 PIC 最常见病因是病毒感染后引起的气道非特异性炎症，少数可出现一过性气道高反应性。百日咳鲍特菌、支原体、衣原体等呼吸道病原体感染也是 PIC 常见的病原体。因此感冒急性期进行抗病毒治疗可以预防因病毒感染所致的感冒后咳嗽，而对百日咳、支原体、衣原体和细菌感染所致的感冒进行抗病毒治疗并不能起到预防感冒后咳嗽的效果。

9. 基层医院如何对亚急性咳嗽患者进行经验性治疗？

亚急性咳嗽最常见的病因是 PIC，其次为咳嗽变异性哮喘、嗜酸性粒细胞性支气管炎、上气道咳嗽综合征等慢性咳嗽的亚急性阶段，少部分为迁延性感染性咳嗽。处理亚急性咳嗽时，首先必须明确咳嗽是否继发于先前的呼吸道感染，其中以病毒性感冒引起的咳嗽最为常见，通常可自行缓解，咳嗽剧烈者可短期采用镇咳药、抗组胺药联合减充血剂进行治疗。对于伴有感染征象者，如咳嗽咳痰或咳黄痰者，则可考虑为细菌或非典型病原体感染所致的咳嗽咳痰，依次进行抗感染治疗 1 ~ 2 周或视患者症状持续情况延长治疗。此外，需注意排查百日咳，有特殊职业接触史者应注意职业性咳嗽的可能。如无前期感染征象且经上述治疗排查后咳嗽仍迁延不愈，结合病史重新评估，参考慢性咳嗽诊断流程进行经验性诊治，疗效仍然欠佳或咳嗽持续加重者应转诊上级医疗单位进行相关实验室检查和病因治疗。同时，建议在诊治 4 ~ 6 周后随访，以确保咳嗽诊治有效性。

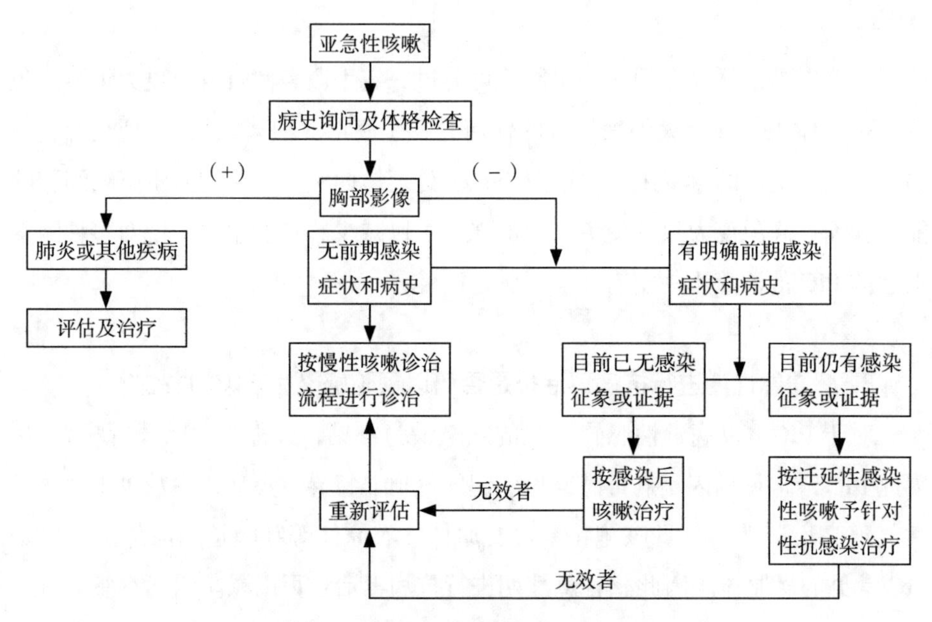

基层医院亚急性咳嗽患者的诊治流程

10. 亚急性咳嗽患者的诊治流程是什么？

在处理亚急性咳嗽时，首先要明确咳嗽是否继发于先前的呼吸道感染，同时是否有感染迁延的征象，并进行相应经验性治疗。治疗无效者，再考虑其他病因并参考慢性咳嗽诊断流程进行。

由于 PIC 为亚急性咳嗽最常见的病因，所以如排除感染迁延的征象，可以进行经验性对症治疗，对部分咳嗽症状明显的患者建议短期应用镇咳药、抗组胺药联合减充血剂等，复方甲氧那明胶囊治疗 PIC 证实有效。中医认为 PIC 系风邪犯肺、肺气失宣所致，治疗宜疏风宣肺、止咳利咽，采用麻黄、紫苏叶、地龙、蜜枇杷叶及炒紫苏子等组成的苏黄止咳胶囊对 PIC 治疗有效。

迁延性感染性咳嗽，常由肺炎支原体和肺炎衣原体引起，亦可由细菌引起，致病菌常为流感嗜血杆菌和肺炎链球菌，多见于婴幼儿及老年体弱者。血清学抗体检测是诊断支原体 / 衣原体感染最有效的手段，有助于临床早期诊断，可作为常规辅助检查。肺炎支原体和肺炎衣原体引起的迁延性感染性咳嗽使用大环内酯类或喹诺酮类抗菌药物治疗有效。由革兰氏阳性球菌引起的迁延性感染性咳嗽可使用阿莫西林或头孢菌素类药物，疗程需 2 ~ 3 周。

青少年、成人咳嗽中百日咳鲍特菌血清抗体滴度较高时，应考虑百日咳鲍特菌感染的可能性。根据百日咳典型症状，如阵发性咳嗽、咳嗽后呕吐及吸气相喘息症状来诊断百日咳鲍特菌感染的价值有限。抗百日咳毒素抗体 IgG、PCR、细菌培养在百日咳诊断中具有一定价值。一旦诊断百日咳，应尽早（起病后 1 ~ 2 周卡他期内）开始大环内酯类药物治疗，虽然治疗不能改变疾病进程，但能够降低疾病的传染性。对于非卡他期（迁延期）百日咳患者，不建议使用抗生素治疗。

（孙德俊）

第三章

慢性咳嗽常见病因

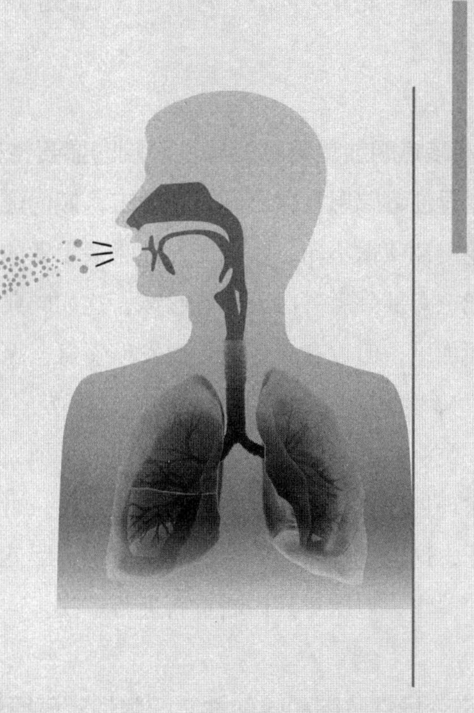

第一节　咳嗽变异性哮喘

1. 夜间咳嗽具体是指哪个时间段的咳嗽?

夜间咳嗽中“夜间”并不是指一个确切的时间段，一般泛指患者在夜间睡眠的整个时间段。典型的夜间咳嗽常常是指凌晨咳嗽或患者因咳嗽导致夜间睡眠中断。

2. 为什么咳嗽变异性哮喘患者夜间咳嗽明显?

咳嗽变异性哮喘的本质与典型哮喘一样，其症状在夜间因副交感神经兴奋性增高而更明显，此外类固醇、肾上腺释放的生物节律的改变也是夜间咳嗽症状加重的机制之一。

3. 夜间咳嗽明显是咳嗽变异性哮喘的显著特征，但既往调查亦显示有较多的咳嗽变异性哮喘患者以日间咳嗽为主，如何理解?

与其他慢性咳嗽不同，咳嗽变异性哮喘患者的咳嗽常常表现为夜间咳嗽，当然，可能也有部分患者白天也有咳嗽，这如同典型哮喘的喘息症状一样，喘息通常夜间加重，但也有患者白天也发作喘息。至于该问题中提及的所谓部分咳嗽变异性哮喘患者仅表现为白天咳嗽，而夜间没有咳嗽，在此需要说明的是，任何一类疾病，不同的个体间有共同的特征，这也是将此类患者定义为一类疾病的病理生理基础，但具体到不同的个体，可能存在有别于同类患者不同的临床特征，这也是疾病异质性的一种体现，因此需要对此类有别于常态的个别患者更加关注，包括对其诊断重新进行审视。

4. 咳嗽变异性哮喘和嗜酸性粒细胞性支气管炎都存在嗜酸性粒细胞性气道炎症，其痰嗜酸性粒细胞升高的水平有无差异?

虽然有部分小样本的研究比较了咳嗽变异性哮喘与典型哮喘的痰中嗜酸性

粒细胞水平的差异，但总体而言，并没有任何数据或者共识推荐有一个明确的关于痰中嗜酸性粒细胞计数的截值来区分典型哮喘与咳嗽变异性哮喘。

5. 2021 版咳嗽指南中咳嗽变异性哮喘的诊断标准之一为“或支气管舒张试验阳性”，但咳嗽变异性哮喘患者的肺功能多为正常，需要做支气管舒张试验吗？

对于绝大多数医疗机构，支气管舒张试验较气道激发试验更易普及推广。虽然多数咳嗽变异性哮喘患者的肺功能值处于正常范围内，但部分咳嗽变异性哮喘患者也可表现为阻塞性肺通气功能障碍，第 1 秒用力呼气容积（forced expiratory volume in one second，FEV_1）小于预计值的 60%，此时支气管舒张试验可阳性。因此，在没有条件进行激发试验的医疗机构，对于所谓肺功能正常但怀疑哮喘的患者，支气管舒张试验仍应作为可选的辅助诊断检查。

6. 如果不能开展支气管激发试验，有哪些方法可替代诊断咳嗽变异性哮喘？价值如何？

2021 版咳嗽指南和《支气管哮喘防治指南（2020 年版）》均指出，获取可变气流受限的证据是临床诊断哮喘所必需的客观检查，除了支气管激发试验，支气管舒张试验、给予抗哮喘治疗前后肺功能的重复检查、呼气峰值流量监测均是临床上可以选择的寻找可变气流受限的检查手段，或者沙丁胺醇吸入经验性治疗咳嗽减轻或消失，亦有助于咳嗽变异性哮喘的临床诊断。

7. 不能开展支气管激发试验时，若肺通气功能提示患者存在小气道功能异常，是否可以依此诊断咳嗽变异性哮喘？

不可以。虽然有研究显示小气道功能障碍在哮喘患者中普遍存在，且与疾病的严重程度相关，但并不能据此推断存在小气道功能障碍者均为哮喘，因为据中国肺部健康（the China Pulmonary Health，CPH）研究显示，小气道功能障碍在中国成年人群中约占 43.5%。

8. “支气管扩张剂治疗有效”用于诊断咳嗽变异性哮喘还有价值吗?

赖克方团队的一项小样本临床研究结果显示 60% ~ 70% 的咳嗽变异性哮喘对支气管扩张剂治疗起反应，有助于咳嗽变异性哮喘的诊断。但无效不能排除咳嗽变异性哮喘。

9. 2015 版咳嗽指南关于咳嗽变异性哮喘的诊断标准，将原先的“支气管扩张剂治疗有效”修改为“抗哮喘治疗有效”，如何理解?

2009 版咳嗽指南中，参照 2006 版日本呼吸学会（the Japanese Respiratory Society, JRS）咳嗽指南（以下简称 2006 版 JRS 咳嗽指南）中支气管扩张剂仅能缓解咳嗽变异性哮喘的咳嗽的观点，以及 Corrao 最早报道的咳嗽变异性哮喘用沙丁胺醇能缓解或者消除咳嗽变异性哮喘的咳嗽的观点，当时将咳嗽变异性哮喘的诊断或者确诊标准中加入“支气管扩张剂治疗有效”。后来我国的研究显示，支气管扩张剂仅能缓解或者控制 65% ~ 75% 咳嗽变异性哮喘患者的咳嗽症状，其余部分需要吸入性糖皮质激素或者白三烯受体拮抗剂才能缓解咳嗽，因此在 2015 版咳嗽指南中改为抗哮喘治疗有效。修改的标准包括但不限于原有的支气管扩张剂治疗有效，抗炎治疗有效也可确诊咳嗽变异性哮喘，此修改更加全面。

10. 咳嗽变异性哮喘和典型哮喘在临床上应该如何鉴别诊断? 治疗原则是否相同?

两者之间的鉴别在于咳嗽变异性哮喘以咳嗽为突出症状，无明显哮鸣音，肺功能无明显气道阻塞，但有气道高反应性，而典型哮喘以喘息为主，发作时两肺有哮鸣音，肺功能为可逆性气道阻塞通气功能障碍。咳嗽变异性哮喘治疗原则与轻度哮喘相似。

11. 咳嗽变异性哮喘和嗜酸性粒细胞性支气管炎如何鉴别诊断?

咳嗽变异性哮喘有气道高反应性，可能有痰嗜酸性粒细胞比例增高（也可不高），支气管扩张剂和吸入性糖皮质激素治疗有效；而嗜酸性粒细胞性支气管炎的痰嗜酸性粒细胞比例增高，无气道高反应性，支气管扩张剂治疗无效，仅对吸入性糖皮质激素治疗起反应。

12. 咳嗽变异性哮喘和嗜酸性粒细胞性支气管炎的治疗有何异同？

总体而言，咳嗽变异性哮喘的治疗参考哮喘治疗模式，推荐吸入性糖皮质激素联合支气管舒张剂（长效 β_2 受体激动剂）或单用吸入性糖皮质激素治疗，治疗时间在 8 周以上，部分患者停药后可能复发，因此，需要动态评估患者治疗反应，调整治疗方案，部分患者可能需要长期治疗或按需维持治疗。

而对于嗜酸性粒细胞性支气管炎，2021 版咳嗽指南建议首选吸入性糖皮质激素治疗，持续应用 8 周以上。其他的气道抗炎药物如白三烯受体拮抗剂和支气管扩张剂等仅适合咳嗽变异性哮喘，不适用于嗜酸性粒细胞性支气管炎。

13. 咳嗽变异性哮喘患者咳嗽症状严重或气道炎症明显时可短期口服激素治疗，是否可以静脉应用激素治疗？

对于咳嗽症状严重或气道炎症明显的咳嗽变异性哮喘患者，目前没有证据显示静脉应用激素治疗优于口服激素治疗，且静脉给药的成本、风险显然高于口服给药。因此，当患者咳嗽症状或气道炎症较重，或对吸入激素治疗反应不佳时，2021 版咳嗽指南仅推荐可以短期口服糖皮质激素治疗。

14. 咳嗽变异性哮喘患者的支气管舒张试验阳性，此类患者可以使用抗胆碱药物治疗吗？

咳嗽变异性哮喘患者可以看作轻症哮喘，一般吸入性糖皮质激素或者吸入性糖皮质激素联合长效 β_2 受体激动剂足以控制症状。作为哮喘阶梯治疗的第五步，抗胆碱药物可以用，但一般不需要。

15. 咳嗽变异性哮喘患者抗哮喘治疗的疗程及停药指征是什么？

2021 版咳嗽指南对于咳嗽变异性哮喘患者治疗的疗程给出了原则性的指导意见。总体而言，还是参考哮喘的治疗与管理模式，根据症状控制水平和风险因素水平等进行动态评估，通常起始治疗后每 2 ~ 4 周复诊，以后每 1 ~ 3 个月随访 1 次，按照哮喘阶梯式治疗方案进行升级或降级调整。

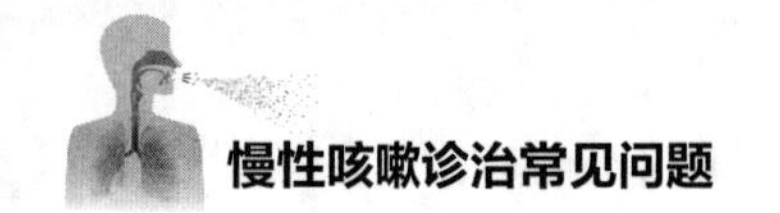

16. 咳嗽变异性哮喘患者使用吸入性糖皮质激素治疗还是吸入性糖皮质激素联合长效 β_2 受体激动剂治疗更好？

咳嗽变异性哮喘与典型哮喘有着类似的慢性气道炎症，吸入性糖皮质激素治疗是咳嗽变异性哮喘治疗的基石。2021 版咳嗽指南指出，大多数患者使用吸入性糖皮质激素或吸入性糖皮质激素联合长效 β_2 受体激动剂治疗有效，吸入性糖皮质激素联合支气管舒张剂治疗比单用吸入性糖皮质激素或支气管舒张剂治疗能更快速和有效地缓解咳嗽症状。虽然咳嗽变异性哮喘患者没有喘息、呼吸困难症状，但很多患者存在潜在的气道平滑肌痉挛，这种平滑肌痉挛会刺激气道黏膜下对机械刺激敏感的咳嗽感受器，从而引发患者的咳嗽。国内外研究发现，只有 60% ~ 70% 的咳嗽变异性哮喘患者对单纯的舒张剂治疗具有良好的治疗反应，因此这些患者对吸入性糖皮质激素联合长效 β_2 受体激动剂可能会有更好的治疗效果。

虽然临床实践表明，吸入性糖皮质激素联合长效 β_2 受体激动剂治疗有良好的治疗效果，但目前尚缺乏大样本多中心的临床研究比较吸入性糖皮质激素联合长效 β_2 受体激动剂与单纯吸入性糖皮质激素治疗咳嗽变异性哮喘的效果。主要是由于既往的临床研究对象多为典型哮喘患者，而且没有将咳嗽作为主要终点指标。单用吸入性糖皮质激素或吸入性糖皮质激素联合长效 β_2 受体激动剂在咳嗽变异性哮喘患者治疗上的差别有待于进一步研究明确。因此，2020 版欧洲呼吸学会（European Respiratory Society，ERS）成人及儿童慢性咳嗽诊断与治疗指南（以下简称 2020 版 ERS 咳嗽指南）和 2020 版 ACCP 咳嗽指南没有再强调吸入性糖皮质激素联合长效 β_2 受体激动剂治疗咳嗽变异性哮喘。2020 版 ERS 咳嗽指南中建议对初步考虑为咳嗽变异性哮喘的患者予以 2 ~ 4 周的经验性吸入性糖皮质激素治疗，如果有效则继续治疗。同样，2020 版 ACCP 咳嗽指南推荐吸入性糖皮质激素作为一线治疗，如果治疗无效，经评估没有其他原因，可考虑升级为吸入性糖皮质激素联合长效 β_2 受体激动剂治疗或加用白三烯受体拮抗剂。

17. 咳嗽变异性哮喘患者使用大剂量吸入性糖皮质激素联合长效 β_2 受体激动剂治疗后咳嗽症状无缓解，后续应该如何治疗？

如果咳嗽变异性哮喘患者使用吸入性糖皮质激素联合长效 β_2 受体激动剂

治疗后咳嗽症状无缓解，应进行评估，分析原因，再决定下一步的治疗。

通常应考虑以下原因：①诊断错误，患者可能是属于支气管激发试验假阳性或其他原因造成的阳性结果，如感冒、鼻炎、胃食管反流、慢性支气管炎等。如果是这种情况，应更改治疗方案，不要再按咳嗽变异性哮喘治疗。②患者用药方法错误，检测患者是否正确使用吸入制剂。③有些患者担心吸入激素有副作用，心理负担较重，没有规范用药，要对患者进行教育。④通过气道炎症检测，如诱导痰细胞分类或呼出气一氧化氮检查，治疗后气道炎症仍无缓解，或对吸入性糖皮质激素联合长效 β_2 受体激动剂治疗不佳时，建议短期使用中低剂量口服激素或加用白三烯受体拮抗剂加强治疗。⑤注意是否存在合并症，如鼻窦炎、胃食管反流病等。⑥存在职业或家庭暴露因素未去除，应仔细询问病史。中医认为咳嗽变异性哮喘与风邪犯肺、肺气失宣有关，治疗宜疏风宣肺、止咳利咽，采用苏黄止咳胶囊治疗可能有效。

18. 2021版咳嗽指南推荐咳嗽变异性哮喘患者至少治疗8周，有什么依据？

咳嗽变异性哮喘与典型哮喘类似，属于慢性气道炎症性疾病，虽然治疗后很多患者可以在短时间内缓解症状，但气道炎症需要较长的时间才能缓解。另外，既往的研究发现，部分咳嗽变异性哮喘患者会发展为典型哮喘。病程长、气道反应性高、诱导痰嗜酸性粒细胞增高是发展为典型哮喘的危险因素，长期吸入激素可能有助于预防典型哮喘的发生。因此建议咳嗽变异性哮喘患者至少治疗 8 周，部分患者停药后反复复发或者有发展为典型哮喘风险者可能需要长期治疗。

19. 部分咳嗽变异性哮喘患者停药后咳嗽易复发，对此类患者应如何判断停药时机？

目前有关咳嗽变异性哮喘患者的停药时机暂无统一标准，多数根据患者咳嗽症状、气道炎症检测来判断是否减量或停药。部分咳嗽变异性哮喘患者停药后咳嗽易复发，首先，需要判断患者复发的原因。若由于用药不规范、疗程不够，导致患者的气道炎症水平或气道反应性得不到有效控制，则需加强患者的教育，增强患者的用药依从性；若多次予规范治疗至症状完全缓解并实行规范的降级治疗后，患者仍频繁出现停药后咳嗽复发，则此类患者可能需要长期维持治

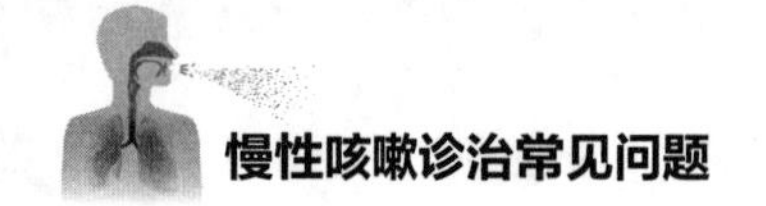

疗。停药前进行气道炎症检测，对判断患者是否可以停药有帮助。存在明确过敏征者需注意避免变应原的接触。此外有研究表明，可使用支气管激发试验（乙酰甲胆碱）转阴这一方法来判断停药时机，该方法可有效降低患者症状复发率。

20. 部分咳嗽变异性哮喘患者经规范的抗哮喘治疗后，咳嗽症状完全控制，但诱导痰嗜酸性粒细胞或呼出气一氧化氮水平未降到正常水平，应该停药还是继续治疗？

近年众多研究表明高痰嗜酸性粒细胞水平和高呼出气一氧化氮值可反映哮喘患者的气道炎症水平，并且有利于预测抗哮喘治疗尤其是激素治疗的有效性。呼出气一氧化氮能否有效反映患者的症状控制、有效指导症状控制后的药物减量和停药尚无定论。诱导痰嗜酸性粒细胞水平对频繁急性加重及重症成年哮喘患者的急性加重风险和症状控制具有指导作用。但全球哮喘防治创议（GINA）发布的 2021 版全球哮喘管理和预防策略（简称 GINA 2021）指出，因基线痰嗜酸性粒细胞增多而采用的吸入性糖皮质激素用量增加与后期症状控制水平无关，同时未推荐用呼出气一氧化氮值指导抗哮喘药物的减量及停药。因此针对该问题仍需要更深入的研究以探讨。笔者认为，如果经过规范的抗哮喘治疗后，咳嗽症状完全控制 2 个月以上，诱导痰嗜酸性粒细胞或呼出气一氧化氮水平轻度增高，可以考虑降级治疗和停药。但如果诱导痰嗜酸性粒细胞或呼出气一氧化氮水平仍明显增高，建议继续治疗。

21. 研究显示白三烯受体拮抗剂和糖皮质激素均可治疗咳嗽变异性哮喘患者。单用白三烯受体拮抗剂、单用糖皮质激素和联合治疗，这三种方法孰优孰劣？

糖皮质激素是最有效的抗炎药物，能够抑制嗜酸性粒细胞、淋巴细胞、肥大细胞等多种炎症细胞趋化、浸润与存活，同时也能抑制绝大多数哮喘相关的炎症介质与细胞因子的释放，但对白三烯的生成没有明显的抑制作用。白三烯则是介导咳嗽变异性哮喘发病过程的重要炎症介质，是收缩支气管平滑肌作用最强的炎症介质。常用的孟鲁司特钠片是一种强选择性长效白三烯受体拮抗剂，其起效快，可预防和减轻黏膜炎症细胞浸润，降低气道高反应性，并可以对糖皮质激素的抗炎效应起补充作用，能够有效控制和预防哮喘发作。就成人典型哮喘而言，在单用吸入性糖皮质激素治疗效果不佳的情况下，排除其他原因后建议联合应用糖皮质激素和白三烯受体拮抗剂，不建议单用白三烯受体拮抗剂。白三烯受体拮抗剂对儿童哮喘、合并鼻炎鼻窦炎、吸烟型哮喘、咳嗽变异性哮喘具有更好的治疗效果。研究表明，单独使用白三烯受体拮抗剂治疗咳嗽变异性哮喘可取得与吸入性糖皮质激素类似的临床效果。

22. 大部分咳嗽变异性哮喘患者对吸入性糖皮质激素联合长效 β_2 受体激动剂治疗有效，白三烯受体拮抗剂治疗部分有效，部分患者对上述药物治疗均无效。根据治疗效果，咳嗽变异性哮喘是否存在不同的表型？

根据治疗效果，咳嗽变异性哮喘可分为激素敏感型及非激素敏感型。根据气道炎症类型不同，可分嗜酸性粒细胞型、中性粒细胞型、混合细胞型和寡细胞型。是否存在对白三烯受体拮抗剂治疗反应不同的类型尚不清楚。激素敏感型通常以气道内嗜酸性粒细胞增多为主，是最常见的炎症表型，由 Th2 细胞所介导，被认为与白细胞介素 -4（IL-4）、IL-5、IL-13 等细胞因子的分泌相关，呼出气一氧化氮在其诊断及预测治疗反应性等方面具有重要的指导作用，此类患者对激素治疗敏感。非激素敏感型以中性粒细胞型或寡细胞型较为常见，可能与气道内较多的中性粒细胞浸润或与 IL-17 等细胞因子的分泌相关，或与气道内肥大细胞、表皮细胞及平滑肌细胞的活化相关，机制尚不清楚，通常激素治疗效果较差。但如果患者经规范地吸入性糖皮质激素联合长效 β_2 受体激动剂、白三烯受体拮抗剂治疗（单用或联合）至少 4 周均无效，需高度注意是否存在诊断错误，是否是支气管激发试验假阳性或合并其他病因。

23. 患者存在咳嗽变异性哮喘及上气道咳嗽综合征复合病因，如何制订治疗方案？

如果临床研究为了明确咳嗽病因，可先针对其中一个病因进行治疗，治疗有效即可确定病因，治疗无效或部分缓解时，再针对第二种潜在病因进行治疗，根据治疗结果确定是否为慢性咳嗽的复合病因。临床上若考虑有两个或以上病因导致慢性咳嗽时，则应根据不同病因给予联合治疗。针对合并咳嗽变异性哮喘及上气道咳嗽综合征的患者，遵照2021版咳嗽指南应给予抗哮喘联合抗鼻部疾病治疗。

（1）治疗基础疾病：上气道咳嗽综合征的基础疾病以鼻炎、鼻窦炎为主。①非变应性鼻炎治疗首选第一代抗组胺药和减充血剂；②变应性鼻炎患者首选鼻腔吸入糖皮质激素和第二代抗组胺药治疗；③慢性鼻窦炎患者，若合并感染，抗感染是重要的治疗措施，其次联合鼻吸入糖皮质激素治疗至少3个月；④合并鼻息肉的慢性鼻窦炎患者，选择口服激素序贯局部鼻吸入激素治疗，药物治疗无效时，可考虑鼻内镜手术治疗。

（2）抗哮喘治疗：吸入性糖皮质激素联合支气管扩张剂或白三烯受体拮抗剂治疗，若患者咳嗽症状或气道炎症较重，或对吸入激素治疗反应不佳时，可给予短期口服糖皮质激素治疗。

（3）对症治疗：①局部减充血剂可减轻鼻黏膜充血水肿；②黏液溶解剂治疗慢性鼻窦炎可能获益；③生理盐水鼻腔冲洗可作为慢性鼻窦炎及慢性鼻炎的辅助治疗措施；④避免或减少变应原的接触有利于缓解变应性鼻炎的症状。

24. 合并变应性鼻炎的咳嗽变异性哮喘患者，是否需要增加鼻喷激素治疗？

咳嗽变异性哮喘是以咳嗽为主要表现的一种特殊类型的哮喘，变应性鼻炎与哮喘同属气道过敏性疾病，只是炎症反应的部位及临床表现不同。咳嗽变异性哮喘合并变应性鼻炎的治疗策略主要包括尽可能避免接触变应原、药物治疗、免疫治疗及患者教育。其中，药物治疗包括抗哮喘及抗鼻炎药物的使用。鼻喷激素是治疗变应性鼻炎的首选药物，可以明显缓解鼻部的炎症。合并变应性鼻炎是咳嗽变异性哮喘控制不佳及复发的危险因素，鼻炎的治疗有利于改善其共存的哮喘症状，且鼻喷激素安全性良好。因此，对于合并变应性鼻炎的咳嗽变异性哮喘患者需要增加鼻喷激素治疗。

25. 慢性咳嗽患者支气管激发试验阳性，外周血嗜酸性粒细胞水平正常，未行诱导痰细胞分类检查；吸入性糖皮质激素联合长效 β_2 受体激动剂规律治疗2个月无效；该患者是否仍考虑诊断咳嗽变异性哮喘？后续如何治疗？

目前外周血嗜酸性粒细胞能否用于预测慢性咳嗽气道炎症水平及激素治疗

反应仍缺乏高质量证据。患者对吸入激素治疗反应不佳时，首选应考虑患者吸入技术是否正确并评估治疗依从性水平，同时排查患者在工作或生活环境中是否存在与咳嗽相关的暴露因素，明确合并症是否经过充分治疗。存在暴露因素的患者需更换工作或生活环境，有合并症的患者应在原有治疗的基础上充分治疗合并症。在去除暴露因素并充分治疗合并症条件下，若治疗效果仍欠佳，建议加用白三烯受体拮抗剂或短期口服糖皮质激素治疗（10～20mg/d，连用3～5天）。如果更改治疗方案后治疗仍然无效，应注意是否存在支气管激发试验假阳性造成的诊断错误，需要重新评估患者症状、体征及进行辅助检查以鉴别上气道咳嗽综合征、血管紧张素转换酶抑制剂引起的咳嗽、胃食管反流性咳嗽等。

26. 典型哮喘患者规范抗哮喘治疗后，喘息改善，咳嗽无缓解，该如何处理？是否需要加用镇咳药物？

哮喘患者经过吸入性糖皮质激素治疗后胸闷、喘息症状缓解但是咳嗽仍在持续，说明患者治疗有效，需评估患者的咳嗽原因，是否存在合并症如鼻窦炎或胃食管反流、气道感染等。有些患者咳嗽症状较为顽固，需要治疗较长的时间才能缓解。在排除了慢性咳嗽的其他病因及咳嗽相关的暴露因素后，推荐升级吸入性糖皮质激素剂量，或联合其他药物（白三烯受体拮抗剂或β受体激动剂）治疗。轻度咳嗽无须进行镇咳治疗，但剧烈干咳或频繁咳嗽影响休息和睡眠时，可适当给予镇咳治疗。痰多者宜用祛痰治疗。

27. 如何判断咳嗽变异性哮喘复发？咳嗽变异性哮喘复发后治疗是否同前？

治疗停止后，如果再次出现咳嗽症状，咳嗽性质和时相同前，无发热、喘息、呼吸困难等症状，可初步判断为咳嗽变异性哮喘复发。如能进行气道炎症相关检查，如诱导痰细胞分类发现嗜酸性粒细胞增高，或呼出气一氧化氮增高，判断复发的可能性更高。结合抗哮喘治疗有效，即可明确为咳嗽变异性哮喘复发。原则上咳嗽变异性哮喘复发后治疗同前。对于短期内反复复发的咳嗽变异性哮喘患者，在排查患者吸入技术、依从性及与之相关的危险因素后，推荐短期升级吸入性糖皮质激素剂量或短期口服糖皮质激素（10～20mg/d，连用3～5天）治疗。治疗效果不佳者，建议转诊至上级医院或专科医院进行诊断评估。

28. 停药后反复发作的咳嗽变异性哮喘患者是否有特异性的临床特点？是否需要进行预防性的维持治疗？

停药后反复发作的咳嗽变异性哮喘患者通常气道炎症水平、血清总IgE水平较高，但缺乏特异性的临床特点。对于停药后复发的患者，需要长期使用吸入性糖皮质激素加β受体激动剂进行维持治疗，以延缓停药后咳嗽变异性哮喘的复发。对于采用吸入性糖皮质激素和支气管扩张剂治疗无效的难治性咳嗽变异性哮喘，在排除依从性差和变应原暴露等其他病因后，可加用白三烯受体拮抗剂，或短期使用口服糖皮质激素，或联合中药治疗。

29. 咳嗽变异性哮喘发展为典型哮喘的比例有多高？

咳嗽变异性哮喘作为慢性咳嗽的主要病因之一，具有与哮喘类似的病理生理特征。许多患者在病程初期，仅以咳嗽为主要的临床表现，但有部分患者会出现喘息、呼吸困难等典型哮喘的症状。据报道，成人咳嗽变异性哮喘患者若未经积极治疗，大约30%的患者会在数年内发展为典型哮喘，儿童的比例会更高。积极规范的抗哮喘治疗能够显著减少发展为哮喘的风险。赖克方研究团队对58例咳嗽变异性哮喘患者进行中位观察期4.7年的随访观察，发现规范吸入激素8周以上的咳嗽变异性哮喘患者哮喘发病率为7.7%，而吸入激素不规范或不足8周的咳嗽变异性哮喘患者有26.3%发展为典型哮喘。

30. 哪些咳嗽变异性哮喘患者容易进展为典型哮喘？如何预防？

大约1/3的咳嗽变异性哮喘患者会发展为典型哮喘。一些小样本临床研究显示合并变应性鼻炎、嗜酸性粒细胞性气道炎症（诱导痰嗜酸性粒细胞计数）较重、气道反应性较高、病程较长等是咳嗽变异性哮喘发展为典型哮喘的危险因素。咳嗽变异性哮喘患者经过早期干预和长期规范地吸入激素有助于防止咳嗽变异性哮喘进展为典型哮喘。

（黄克武　赖克方）

第二节　上气道咳嗽综合征

1. 对非变应性鼻炎、鼻窦炎、变应性鼻炎如何进行鉴别诊断？

非变应性鼻炎、慢性鼻窦炎、变应性鼻炎的鉴别诊断

鉴别诊断	非变应性鼻炎	慢性鼻窦炎	变应性鼻炎
定义	各种非变应性致病因子导致的鼻腔炎性疾病	鼻窦黏膜的慢性炎性疾病，病程 > 12 周	主要以特异性 IgE 介导的鼻黏膜非感染性慢性炎性疾病
症状	打喷嚏、鼻塞、流鼻涕、鼻痒，常与强烈气味和气候变化有关。可伴嗅觉减退和丧失	鼻塞、流脓涕和头痛，常伴有嗅觉减退和丧失	阵发性喷嚏、清水样鼻涕、鼻塞和鼻痒。可伴眼部症状
体征	鼻黏膜充血、肿胀，鼻腔黏液性分泌物	鼻黏膜充血、肿胀，鼻腔黏脓性或脓性分泌物，或有息肉	鼻黏膜苍白、水肿，鼻腔水样分泌物
变应原检测	−	−	+
鼻激发试验	−	−	+
鼻窦 CT	可正常	鼻窦内液平面或软组织密度影	可正常

注："−"表示阴性；"+"表示阳性。

2. 非变应性鼻炎、鼻窦炎和变应性鼻炎的治疗有何不同？

鼻用糖皮质激素、口服或鼻用抗组胺药、鼻用减充血剂、口服白三烯受体拮抗剂及鼻腔冲洗为可选择的共同治疗方法。

不同点在于：非变应性鼻炎需要避免接触刺激物，注意气候等环境因素控制，也可使用鼻用抗胆碱药物（异丙托溴铵）减轻鼻部症状；慢性鼻窦炎则可视情况选用相应敏感抗生素，或选择长期应用小剂量大环内酯类抗生素、黏液

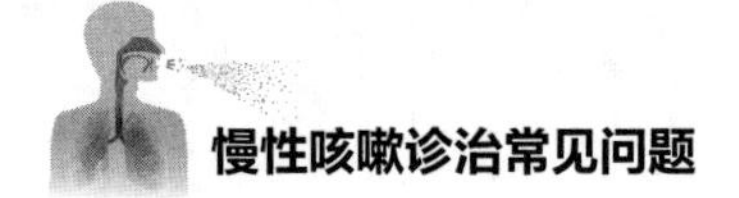

溶解促排剂和手术治疗；变应性鼻炎需要避免接触变应原，另可选择肥大细胞膜稳定剂（色甘酸钠和曲尼司特）和鼻用抗胆碱药物减轻症状，也可选择变应原特异性免疫治疗。手术治疗为变应性鼻炎的辅助治疗手段，不作为常规治疗方法。

3. 上气道咳嗽综合征患者的咽喉炎是原发的还是继发的？

2006 版 ACCP 咳嗽指南和 2020 版 ERS 咳嗽指南定义的上气道咳嗽综合征由慢性鼻炎和鼻窦炎引起，咽喉炎为炎性鼻分泌物经鼻后部倒流至咽喉引起，而且咳嗽对咽喉的机械损伤本身也可诱发或者加重炎症，故咽喉炎为继发性。2021 版咳嗽指南认为除鼻部疾病外，上气道咳嗽综合征病因还包括咽喉部疾病如慢性咽喉炎、慢性扁桃体炎等，因此我国上气道咳嗽综合征患者的咽喉炎大部分为继发性，少部分可为原发性。

4. 反流性咽喉炎伴咳嗽的患者能诊断为上气道咳嗽综合征吗？

反流性咽喉炎伴咳嗽能否诊断为上气道咳嗽综合征要看具体情况。反流性咽喉炎和咳嗽都是胃食管反流病的食管外症状，在大多数情况下两者同时存在应该诊断为胃食管反流性咳嗽，抗反流治疗可明显改善咽喉炎表现及咳嗽症状。但少部分患者胃食管反流及导致的反流性咽喉炎如与咳嗽无关，又有慢性鼻炎等病史和表现，上气道咳嗽综合征的诊断并不能排除。

5. 咽喉炎在 2021 版咳嗽指南中为上气道咳嗽综合征的病因，这与 2006 版 ACCP 咳嗽指南有何不同？

2006 版 ACCP 咳嗽指南明确上气道咳嗽综合征由慢性鼻炎和鼻窦炎引起，咽喉炎和咳嗽一样为鼻后滴漏的结果，并非上气道咳嗽综合征的病因。与 2006 版 ACCP 咳嗽指南不同，2021 版咳嗽指南认为慢性咽喉炎也是上气道咳嗽综合征的病因之一。事实上，慢性咽喉炎的病因除鼻部疾病外，还包括胃食管反流、阻塞性睡眠呼吸暂停、吸烟、空气污染及咳嗽本身的机械损伤等，因此慢性咽喉炎与咳嗽可能是伴随关系，而非因果关系，为导致咽喉炎的基础疾病的不同表现。原发性咽喉炎引起的上气道咳嗽综合征确实存在，但可能仅占上气道咳嗽综合征的小部分，并非主要因素。

6. 鼻窦炎患者使用鼻用糖皮质激素的疗程是多久？

鼻用糖皮质激素具有抗炎、抗水肿作用，可缓解病情较严重的急性期鼻窦炎的症状，以晨起喷药为好，疗程为 2 ~ 4 周。但对不伴变应性鼻炎的急性细菌性鼻窦炎患者不推荐使用鼻内激素。

鼻用糖皮质激素是慢性鼻窦炎的一线首选治疗药物，疗程不少于 12 周。一般每侧鼻腔每天用药 1 ~ 2 次。慢性鼻窦炎术后通常在第一次清理术腔后开始鼻用糖皮质激素，根据术腔恢复情况，持续用药 3 ~ 6 个月。

7. 鼻用糖皮质激素可以长期使用吗？长期使用是否存在副作用？

鼻用糖皮质激素的安全性和耐受性良好，是可以长期使用的。局部不良反应包括鼻出血、鼻中隔穿孔、鼻干、鼻烧灼感和刺激感等，但发生率低。治疗剂量的鼻用糖皮质激素对肾上腺皮质功能、骨代谢与生长等亦无明显影响，但超剂量应用可产生各种不良反应或副作用。因此，不要随意加大鼻用糖皮质激素的使用剂量，尤其是儿童患者，以免引起潜在的不良反应。对鼻用糖皮质激素过敏的鼻炎患者禁用鼻用糖皮质激素。严重高血压、糖尿病、胃十二指肠溃疡、骨质疏松症、有精神病史、癫痫病史及青光眼的鼻炎患者慎用鼻用糖皮质激素。

8. 鼻用糖皮质激素使用过程中是否需要逐步减量？停药的指征是什么？

鼻用糖皮质激素治疗变应性鼻炎的使用疗程通常不少于 4 周。治疗过程中，原则上应根据症状控制情况逐渐减少用药的次数和剂量，如患者鼻塞、鼻痒、流鼻涕、打喷嚏等鼻部症状控制后减至 1/2 量或 1/4 量使用，最终调整为控制临床症状所需的最小剂量予以长期维持或可短期停药。但一旦症状再起，病情复发时需继续用药。急性鼻窦炎鼻用糖皮质激素疗程 2 ~ 4 周，鼻塞、流脓涕和头痛等症状控制后可直接停用；慢性鼻窦炎鼻用糖皮质激素疗程不少于 12 周，原则上应待症状控制后逐渐减少用药的次数和剂量，最终调整为控制临床症状所需的最小剂量予以维持或者停用。

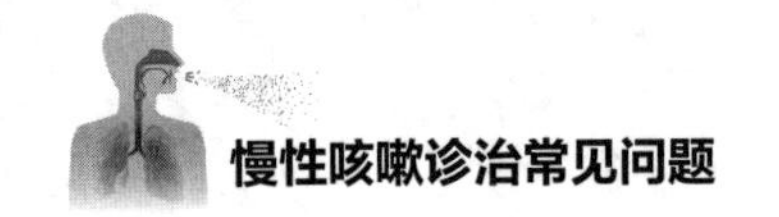

9. 上气道咳嗽综合征中非变应性鼻炎选择第一代抗组胺药，变应性鼻炎选择第二代抗组胺药，原因何在？

第一代抗组胺药具有抗胆碱能作用，对非变应性鼻炎的鼻部炎症及分泌物抑制作用强，再加上可能存在的中枢镇咳作用，临床研究证实对非变应性鼻炎导致的上气道咳嗽综合征更有效；而第二代抗组胺药抑制肥大细胞脱颗粒和减轻鼻部变应性炎症的作用明显强于第一代抗组胺药，足以控制变应性鼻炎导致的上气道咳嗽综合征并取得良好疗效，而嗜睡等中枢不良反应少。

10. 2021 版咳嗽指南中长期大剂量使用大环内酯类药物治疗上气道咳嗽综合征与《中国慢性鼻窦炎诊断和治疗指南（2018）》有出入，该如何使用该药？

2021 版咳嗽指南中就慢性鼻窦炎引起的上气道咳嗽综合征指出，如果鼻分泌物培养出敏感的致病菌，则主张使用标准剂量的大环内酯类抗生素进行抗感染治疗，疗程不少于 2 周，但不推荐长期使用。

《中国慢性鼻窦炎诊断和治疗指南（2018）》推荐长期应用低剂量 14 元环大环内酯类抗生素治疗常规药物疗效不佳、无嗜酸性粒细胞增多、血清总 IgE 水平不高，且变应原检测阴性的慢性鼻窦炎患者，疗程不少于 12 周。因为低剂量大环内酯类抗生素虽然不能清除细菌，但具有非特异性抗炎和免疫调节作用，在激素治疗失败的病例中，选择性长期应用低剂量大环内酯类抗生素治疗是有效的。事实上，2006 版 JRS 咳嗽指南对慢性鼻窦炎引起的上气道咳嗽综合征推荐使用长期低剂量 14 元环大环内酯类抗生素治疗，用药方案和弥漫性泛细支气管炎基本一样。2021 版咳嗽指南更关注慢性鼻窦炎作为上气道咳嗽综合征病因治疗中有利于咳嗽症状控制的急性期抗感染策略，认为长期低剂量大环内酯类抗生素治疗慢性鼻窦炎的循证医学证据有限，不建议常规使用，但也不反对在严格掌握指征的情况下使用，和《中国慢性鼻窦炎诊断和治疗指南（2018）》的推荐虽有出入，但并不冲突，仅是表述的方式有所差别。

11. 目前临床常用的鼻喷激素有哪些？如何选择？

鼻喷激素作为变应性鼻炎的一线治疗用药，目前《中国变应性鼻炎诊断和治疗指南（2022年，修订版）》推荐应用于临床的鼻喷激素包括布地奈德、莫米松、氟替卡松、倍氯米松、曲安奈德和糠酸氟替卡松。

临床用药选择依据：

（1）药效学不同：亲脂性皮质类固醇更易通过细胞壁，在鼻腔给药情况下鼻黏膜药物吸收性更好；鼻用激素治疗时间较长，全身生物利用度低的制剂更佳；皮质类固醇受体亲和力越高效能越好，安全度更高。因此，亲脂性、全身生物利用度、皮质类固醇受体的亲和力是临床药物选择药效学重点考虑的因素。脂溶性由高到低依次为莫米松 > 氟替卡松 > 布地奈德 > 曲安奈德；脂溶性制剂莫米松、氟替卡松的全身生物利用度低于1%，而水溶性药物包括布地奈德、倍氯米松和曲安奈德在内的全身生物利用度要高得多（34%～49%）；在皮质类固醇受体的亲和力上，莫米松及糠酸氟替卡松最高。

（2）药物批准适应年龄不同：绝大多数药物为12岁以上及成年人使用，糠酸氟替卡松和莫米松批准2岁以上儿童可以使用，布地奈德批准6岁以上，值得注意的是同一通用名不同厂家批准的适应证年龄不同（如曲安奈德）。

（3）禁忌证不同：绝大部分药物禁忌证为对处方中任一成分过敏者，仅倍氯米松增加了“严重高血压、糖尿病并胃十二指肠溃疡、骨质疏松、有精神病史、癫痫病史及青光眼禁用”。

（4）特殊人群使用：老年人推荐生物利用度低的莫米松和环索奈德；因目前仅布地奈德是美国食品药品管理局（U.S. Food and Drug Administration，FDA）批准的B类药物，结合皮质类固醇受体亲和力，推荐妊娠中后期在充分沟通风险情况下应用糠酸氟替卡松、莫米松和布地奈德更安全。而儿童用药，除根据适应证年龄选择外，氟替卡松、布地奈德鼻喷剂对儿童的生长发育总体上无显著影响。

综上，建议临床具体药物选择需根据具体患者，结合药物亲脂性、皮质类固醇受体的亲和力、目前批准的适应年龄人群、患者依从性、特殊人群（孕妇等）使用等问题有针对性地进行。

12. 鼻窦炎的手术治疗方式有哪些？

慢性鼻窦炎药物治疗无效后，内镜鼻窦手术是首选的外科治疗手段。

手术目的是切除鼻腔鼻窦不可逆病变，重建鼻腔鼻窦通气引流，促使黏膜炎症消退，促进黏膜腺体和纤毛清除功能的恢复。手术入路尽可能选择自然通道，在彻底清除不可逆病变的基础上尽可能保护正常结构，手术中减少对黏膜的撕扯。

按照手术进路可将术式分为 Messerklinger 术式和 Wigand 术式，分别代表从前向后进路和从后向前进路。具体手术包括：①筛窦开放术，包括部分筛窦开放术和全组筛窦开放术；②上颌窦开放术，包括经中鼻道上颌窦自然口开放术、下鼻道上颌窦开窗术和中鼻道下鼻道联合开放术；③额窦开放术，有鼻内和鼻外两种方法；④蝶窦开放术，可以分为经前后筛、中鼻甲基板、鼻中隔和鼻腔（蝶窦自然口）四种进路进入蝶窦。

13. 伴鼻窦炎的上气道咳嗽综合征患者都可以进行手术治疗吗？效果如何？

鼻炎、鼻窦炎引起的鼻后滴漏是上气道咳嗽综合征的主要原因之一，绝大多数的上气道咳嗽综合征患者是因为病因诊断不明确，迁延不愈，对于病因明确，尤其是明确为变应性鼻炎/鼻窦炎的患者，针对性药物治疗效果是明显的，不需要手术治疗。

对于慢性鼻窦炎，规范药物治疗 12 周后疗效不佳，有以下情况之一者可以手术治疗，改善症状明确：①影响窦口鼻道复合体或各鼻窦引流的明显解剖学异常；②影响窦口鼻道复合体或各鼻窦引流的鼻息肉。对于药物和免疫治疗效果不佳或药物依从性差的变应性鼻炎/鼻窦炎患者可以采用外科手术治疗。手术的近期疗效是肯定的，远期疗效存在争议。

14. 变应性鼻炎的非药物治疗手段有哪些？

变应性鼻炎的治疗推荐“四位一体”，包括环境控制、药物治疗、特异性免疫治疗、患者健康教育。分别从预防发生、缓解症状、改变免疫进程、补充替代方案对疾病进行控制。

非药物治疗手段：①环境控制。改善及改变生活工作环境，包括尘螨、动物皮屑、真菌孢子等吸入变应原的控制；尤其是减少及避免暴露于患者自身明确的变应原，降低环境湿度，保持环境卫生清洁，减少霉菌滋生，做好环境除螨，定期清洁空调滤网，应用空气过滤系统，棉质衣物、被褥等物品定期晾晒除螨，对外出难以控制的环境，尤其致敏花粉、柳絮播散高峰季节外出戴口罩、眼罩、花粉阻隔剂和鼻腔过滤器等，减少诱发因素的吸入。另外经常进行鼻腔冲洗也有利于清除吸入鼻内的变应原，降低局部炎症介质含量，改善症状。②变应原特异性免疫治疗（allergen specific immunotherapy，AIT），是目前国际公认的唯一对因治疗手段，可通过免疫调节机制改变变态反应性疾病的自然进程，尤其适用于常规药物不能有效控制症状或存在较严重不良反应的患者。③患者教育。变应性鼻炎需要长期治疗，为了获得良好的治疗效果，需要提高患者的治疗依从性，因此，提高患者对变应性鼻炎的认识和自我管理至关重要，包括变应原的回避、喷鼻药物的正确使用手法、妊娠 / 儿童 / 老年人等特殊人群的用药注意事项、AIT 的不良反应告知等。④外科手术治疗是变应性鼻炎的辅助及替补治疗方案，适用于药物治疗无效伴有鼻气道阻塞、下鼻甲肥大的患者，包括下鼻甲缩小术（下鼻甲部分切除术、下鼻甲黏膜下部分切除术）及以降低鼻黏膜高反应性为目的的副交感神经切断术（翼管神经切断术和鼻后神经切断术）。

15. 什么类型的鼻炎患者可以采取免疫治疗?

变应原特异性免疫治疗（AIT）是通过长期给予亚临床剂量或逐步增加剂量的变应原提取物来改变 IgE 介导的免疫反应、诱导机体免疫耐受、改善暴露于该变应原时出现症状的唯一对因治疗手段。国内外指南指出对于变应性鼻炎的患者均尽早采取 AIT，不用等药物治疗无效再考虑，可以改善症状、减少药物使用、减少变应性鼻炎发展为哮喘的概率，并可预防新物质的致敏。

目前国内推荐在以下情况采用 AIT：①诊断明确，由 IgE 介导的变应性鼻炎，临床症状重，病程长；②明确由接触变应原引起，且难以避免的患者；③鉴于国内标准化变应原制剂疫苗有限，推荐主要为尘螨过敏（其他变应原数量少，1 ~ 2 种），最好单一尘螨过敏患者；④变应性鼻炎伴持续性咳嗽（尤其是夜间咳嗽）患者。AIT 尤其适用于药物控制不佳或药物引起严重不良反应的患者。需要特别指出的是，变应原免疫治疗中存在风险，包括局部及全身不良

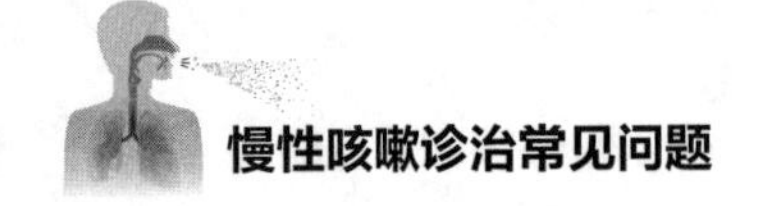

反应，其起效时间慢，在治疗前需要与患者本人（或其监护人）进行充分的知情告知。

但伴以下情况为治疗禁忌：①伴有严重或未控制哮喘，对部分控制哮喘应考虑风险 / 效益比；②处于活动期的自身免疫或免疫缺陷性疾病，对稳定期自身免疫病应考虑风险 / 效益比；③恶性肿瘤；④妊娠期；⑤正在使用β受体阻滞剂或血管紧张素转换酶抑制剂；⑥严重的心血管疾病（如冠心病）；⑦对治疗无依从性；⑧严重精神障碍。

16. 鼻炎患者采取免疫治疗的药物有哪些？如何进行用药？效果如何？

鼻炎患者采取免疫治疗的药物为标准化变应原疫苗，包括屋尘螨变应原制剂、尘螨滴剂、尘螨片剂、花粉片等。

用药方式包括皮下免疫治疗（适应证为 5 岁以上）、舌下免疫治疗（适应证为 4 岁以上）和淋巴结内免疫治疗。

（1）尘螨特异性皮下免疫治疗：通过皮下注射标准化变应原疫苗，分为剂量累加阶段和剂量维持阶段。常规起始治疗阶段每周注射 1 次，浓度和剂量由低到高逐次递增，达到维持阶段后每6～8周注射1次。治疗时间为3～5年。

（2）标准化粉尘螨滴剂舌下免疫治疗：通过舌下给药，分为递增期和维持期。在递增期的第 1、2、3 周分别使用粉尘螨滴剂 1、2、3 号，第 1～7 天分别按 1、2、3、4、6、8、10 滴顺序递增；第 4～5 周使用 4 号，1 次 /d，3 滴 / 次；从第 6 周开始进入维持期，持续使用 5 号，1 次 /d，2 滴 / 次，直到 3～5 年疗程结束。

（3）淋巴结内免疫治疗：采用 B 超进行浅表淋巴结的定位，一般选择颈部淋巴结或腹股沟淋巴结，易于穿刺，且整个疗程最好选择同一淋巴结。因淋巴结内免疫治疗目前没有专门的药物，多以皮下免疫治疗的国际标准化变应原制剂代替。每次 B 超引导下淋巴结内注射 0.1ml（1000SQ-U），共注射 3 次，建议每次间隔 4 周，即治疗当周、第 4 周、第 8 周，总疗程 2 个月左右。

变应原免疫治疗是目前唯一可以调节免疫系统的对因治疗措施，并可改变变态反应性疾病的自然进程，预防新发致敏，减少变应性鼻炎发展为哮喘的风险，同时，变应原免疫治疗可以显著改善患者鼻部和眼部症状，并且在免疫治疗停止后仍具有长期疗效，这是药物治疗难以达到的显著优势。现有研究提示皮下免疫治疗结束时（3 年）和治疗结束后 2 年（5 年），患者的鼻炎症状评分、药物评分和生活质量评分均显著改善；舌下免疫治疗可以明显改善患者的临床症状，减少抗过敏药物的使用，并在停止舌下免疫治疗后 1 年仍能保持显著的疗效；虽然淋巴结内免疫治疗的研究报道较少，但接受淋巴结内免疫治疗患者的症状评分和药物评分方面也均有明显降低。

17. 伴鼻部或咽喉部症状的咳嗽患者该如何诊治?

伴鼻部或咽喉部症状的咳嗽患者需要区分感染性咳嗽、感染后咳嗽、变应性鼻炎合并变应性咳嗽或合并咳嗽变异性哮喘 4 种常见病因。具体诊疗建议：首先根据咳嗽时间分为急性咳嗽（ < 3 周）、亚急性咳嗽（3 ~ 8 周）和慢性咳嗽（ > 8 周）。

（1）伴鼻部或咽喉部症状的急性咳嗽：病程较短，以感染性咳嗽和感染后咳嗽为主，通过诱因、病史及伴随症状，咽部及呼吸道、肺部查体，血常规 + C 反应蛋白（CRP）+ 血清淀粉样蛋白 A（SAA）检验（必要时可增加肺部影像学检查）基本可以区分。针对感染性咳嗽，尤其是合并有发热、咽痛、脓痰、扁桃体增大等明显感染症状的患者，结合血常规 + CRP+SAA 检验结果，以抗生素治疗（推荐口服阿莫西林、第一代头孢菌素、大环内酯类抗生素作为一线选择用药）+ 局部含片（抗炎或润滑作用）+ 祛痰、止咳治疗为主，对于夜间咳嗽明显、鼻后滴漏症状明显患者可以短程加用局部鼻黏膜收敛剂及口服第一代抗组胺药物（马来酸氯苯那敏）治疗。

（2）伴鼻部或咽喉部症状的亚急性咳嗽：以感染后咳嗽和变应性鼻炎合并变应性咳嗽为最多见原因，同样需要通过诱因、病史及伴随症状，咽部及呼吸道、肺部查体，血常规 + CRP+SAA 检验（必要时可增加肺部影像学检查）明确目前是否在感染情况，使用或避免使用抗生素治疗；针对合并鼻塞、持续流涕等明显变应性鼻炎症状的患者，可以增加呼出气一氧化氮检查、支气管激发试验、IgE 和变应原检测，明确变应性鼻炎合并变应性咳嗽或合并咳嗽变异性哮喘的可能，增加变应性鼻炎、合并或不合并变异性咳嗽的局部及全身用药。

（3）伴鼻部或咽喉部症状的慢性咳嗽：以上气道咳嗽综合征、变应性鼻炎合并咳嗽变异性哮喘最为常见，仅有咽喉部症状不伴鼻部症状的慢性咳嗽还需要考虑反流性咽喉炎导致的胃食管反流性咳嗽。建议行鼻窦CT、呼出气一氧化氮、支气管激发试验、IgE和变应原检测，有条件的单位建议同时行诱导痰和鼻部分泌物白细胞分类检查、食管反流监测［或行唾液胃蛋白酶（PEPTEST）检测］。针对上气道咳嗽综合征的患者，以第一代抗组胺药物（马来酸氯苯那敏）联合局部鼻喷激素和/或抗组胺药物治疗为主，对于混合慢性细菌性鼻炎/鼻窦炎的情况，可以加用抗生素治疗，12周规范治疗无效者考虑手术治疗；对于咳嗽变异性哮喘患者，需同时针对过敏性鼻炎联合咳嗽变异性哮喘治疗；对于胃食管反流性咳嗽的患者，需要行8周标准抗反流治疗。

18. 伴明显咽干、咽痒的咳嗽患者，极可能被直接诊断为咽喉炎而忽略了其他潜在的慢性咳嗽病因，对这类咳嗽患者如何处理？

咽干、咽痒症状是咽喉炎的主要临床症状，包括查体可发现的扁桃体增大、咽部充血、咽后壁淋巴滤泡增生等临床表现，需要临床医师特别注意的是，咽部的局部症状及体征可能来自：①局部疾病，如感染性咽喉炎；②上呼吸道的鼻部疾病，如上气道咳嗽综合征；③胃食管反流至咽部引起咽喉反流性疾病（laryngopharyngeal reflux disease, LPRD）。而这3种原因的结果往往均表现为咽痒、咽干、咳嗽。所以，临床中遇到伴明显咽干、咽痒的咳嗽患者需要仔细询问：①症状诱因和病史。是否有明确的感冒、接触变应原病史，是否有慢性鼻炎、胃食管炎病史。②伴随症状，非常重要。感染性咽喉炎往往伴有发热、咽部红肿、扁桃体增大、血常规中性粒细胞升高、CRP等感染指标的升高；鼻后滴漏的患者往往有明显的打喷嚏、鼻塞、流鼻涕、清嗓等持续性症状，晨起咽部分泌物增加；胃食管反流的患者往往有打嗝、泛酸、胸闷、上腹饱胀不适、咽部烧灼、梗阻感。③持续时间。感染性咽喉炎一般起病急、病程短，而其他两种疾病往往病程长，迁延不愈。④辅助检查。常规感染检查（血常规＋CRP+SAA检验），鼻窦CT、鼻咽喉镜检查，对于上述检查阴性、临床症状可疑胃食管反流性咳嗽的患者，增加反流症状指数评分量表（reflux symptom index，RSI）和反流体征评分量表（reflux finding score，RFS）初筛后，可进一步行24小时喉咽食管pH（或阻抗-pH）监测和咽部pH监测（DX-pH）客观诊断LPRD。对于上述鉴别诊断明确的患者进行针对性治疗。

19. 临床上常见伴慢性咽炎的咳嗽患者治疗效果不佳，该如何处理？

伴慢性咽炎的咳嗽患者治疗效果不佳的原因如下：

（1）主要原因：仅针对咽部局部或对症止咳治疗，未明确慢性咽炎形成的原因。慢性咽炎是多种慢性咳嗽病因的疾病结局，以及合并疾病状态。声带息肉、咽部囊肿、胃食管反流、慢性鼻炎/鼻窦炎等均是导致慢性咽炎的最常见疾病，明确病因，避免接触诱因至关重要。因此，及时的鼻咽喉镜、鼻部CT检查，手术切除声带息肉、咽部囊肿，针对性治疗鼻炎/鼻窦炎，减少鼻后滴漏，规范治疗胃食管反流疾病才是缓解咽部不适、减少物理刺激、根治慢性咽炎的关键。

（2）次要原因：患者教育不足，药物治疗不规范，依从性差，饮食等辅助治疗欠缺。任何一种引起慢性咽炎的病因，治疗的规范用药和疗程均需要患者充分知情和了解，暂时的症状改善往往是患者停止用药、反复发作的主要原因；针对变应性鼻炎鼻后滴漏必须教育患者规避变应原，减少诱因，否则极易复发；胃食管反流患者往往有不良饮食和饮酒、情绪和精神紧张等问题，针对此类患者在药物治疗的同时必须进行饮食、睡眠、情绪调整等辅助治疗的教育。

20. 慢性咽喉炎的诊断标准和治疗有哪些？

（1）诊断标准

1）病史：急性咽炎反复发作史及慢性鼻炎、鼻窦炎、鼻塞史。

2）症状：临床症状以咽部不适，咽部异物感及咽痒、微痛和醒后咽部干燥、梗塞异物感为主，有痒、胀、灼热和疼痛感觉，多说话明显，为减轻症状习惯做清嗓动作。

3）体征：慢性单纯性咽炎时咽部黏膜充血，呈暗红色，表面附有少量黏稠分泌物。慢性肥厚性咽炎时咽部黏膜增厚，色暗红，腭弓和软腭边缘肥厚，咽后壁淋巴滤泡增生、充血肿胀。萎缩性咽炎时早期咽部黏膜较薄，色泽淡红，严重者黏膜苍白发亮和呈蜡纸样，黏膜表面有时附有干痂，咽反射减退。

4）辅助检查：鼻咽镜检查在单纯性咽炎时提示黏膜弥漫性充血，小血管扩张，色暗红，附有少量黏稠分泌物；而肥厚性咽炎时提示黏膜增厚，弥漫性充血，色暗红，咽后壁淋巴滤泡增生、充血肿胀，呈点状分布或融合成块，两侧咽侧索亦充血肥厚；而萎缩性或干燥性咽炎提示黏膜干燥，萎缩变薄，色苍白发亮如蜡纸，并有脓痂附着，若早期萎缩改变不明显，仅表现干燥者，称干燥性咽炎。

通过仔细询问病史、查体及完善相关检查，排除咽部异物感为主要症状的其他疾病（如咽喉及食管上端癌肿早期，胃酸食管反流及舌扁桃体肥大等）可诊断。

（2）治疗

1）病因治疗：消除各种致病因素，避免刺激性食物及烟酒，多做增强体质的运动和多给维生素丰富的食物或药物。

2）局部治疗：使用含片及含漱剂；局部涂药帮助消炎；熏气吸入，雾化吸入或多饮水；下颌角或咽弓和咽壁局部封闭疗法；理疗；新增淋巴组织处理方法，如激光、冷冻、电凝、电烙或化学药物烧灼。

（邱忠民　张　巧）

第三节　嗜酸性粒细胞性支气管炎

1. 嗜酸性粒细胞性支气管炎的诊断标准是什么？

嗜酸性粒细胞性支气管炎（eosinophilic bronchitis，EB）的诊断必须结合病史，以及诱导痰（或支气管灌洗液）嗜酸性粒细胞计数、气道反应性测定和激素治疗效果等综合判断。具体包括：症状上多表现为刺激性干咳或伴少量黏痰，多为白天咳嗽，少数伴有夜间咳嗽，对油烟、灰尘、异味或冷空气比较敏感，也可能有接触面粉、异氰酸和氯胺等职业因素，通常为慢性病程（8 周以上）；影像学如胸部 X 线片或者胸部 CT 没有异常；肺功能检查提示肺通气功能正常，没有可逆性气流受限的表现（支气管激发试验 / 舒张试验及呼气峰值流量变异率均为阴性）；诱导痰细胞分类检查嗜酸性粒细胞比例≥ 2.5%；排除其他嗜酸性粒细胞增多性疾病及口服或吸入糖皮质激素有效。

2. 诱导痰中嗜酸性粒细胞比例增高，是否就可诊断为嗜酸性粒细胞性支气管炎？

诱导痰中嗜酸性粒细胞增高是嗜酸性粒细胞性支气管炎的主要诊断依据，但不能仅仅依据诱导痰中嗜酸性粒细胞比例增高就诊断嗜酸性粒细胞性支气管炎，还需排除其他引起嗜酸性粒细胞增多的疾病，如咳嗽变异性哮喘（cough variant asthma，CVA）、变应性支气管肺曲霉病（allergic bronchopulmonary aspergillosis, ABPA）或嗜酸性肉芽肿性多血管炎（eosinophilic granulomatosis with polyangiitis，EGPA）等疾病导致的诱导痰嗜酸性粒细胞增高。

3. 血中的嗜酸性粒细胞比例增高和绝对值增多，能否用于嗜酸性粒细胞性支气管炎的诊断？

嗜酸性粒细胞是参与哮喘及其他过敏性疾病的主要炎症细胞之一。多数研究界定≥ 0.3×10^9/L 为增高的参考值，也有研究界定≥ 0.15×10^9/L 为增高。

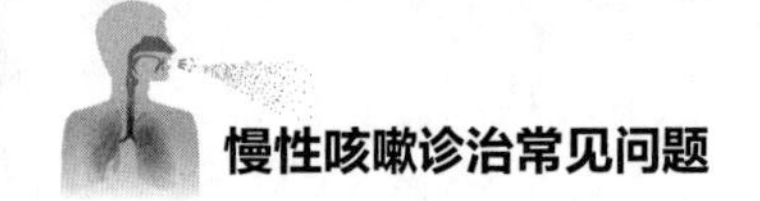

外周血嗜酸性粒细胞水平虽能够在一定程度上反映气道嗜酸性粒细胞炎症状态，但相关性不强，且嗜酸性粒细胞性支气管炎通常以气道嗜酸性粒细胞浸润为特征，因此会出现代表局部炎症的生物学标志物——诱导痰嗜酸性粒细胞增高，而血嗜酸性粒细胞并不增高的情况。此外，出现外周血嗜酸性粒细胞比例增高和绝对值增多时，也要警惕其他引起其增高的疾病，比如CVA、ABPA、EGPA等，故血嗜酸性粒细胞在嗜酸性粒细胞性支气管炎诊断中只有参考价值。

4. 呼出气一氧化氮检测能否用于嗜酸性粒细胞性支气管炎的诊断?

呼出气一氧化氮（FeNO）水平增高提示气道嗜酸性粒细胞炎症，美国胸科协会（American Thoracic Society，ATS）推荐FeNO水平为25～50ppb（1ppb=10^{-9}）时提示可能存在嗜酸性粒细胞性气道炎症，大于50ppb时存在嗜酸性粒细胞性气道炎症可能性大，但国内对成人慢性咳嗽患者的研究显示FeNO＞32ppb提示嗜酸性粒细胞性炎症或激素敏感性咳嗽可能性大。作为无创气道炎症检查技术，FeNO检测单独应用于诊断嗜酸性粒细胞性支气管炎的敏感性较低，FeNO增高（≥32ppb）提示嗜酸性粒细胞性相关慢性咳嗽，并提示激素治疗可能有效。但痰嗜酸性粒细胞增高人群中大约40%患者FeNO水平正常。因此，仅仅在无法进行诱导痰细胞分类检查的情况下采用FeNO辅助嗜酸性粒细胞性支气管炎诊断。

5. 没有开展诱导痰细胞分类检查，如何诊断嗜酸性粒细胞性支气管炎?

如果无法开展诱导痰细胞分类检查，但是患者症状高度提示嗜酸性粒细胞性支气管炎，并排除其他慢性咳嗽病因常见典型症状后，通常先安排最常用、可及性强的检查，比如血常规、总IgE、胸部X线片、肺功能和FeNO等。如果血嗜酸性粒细胞、总IgE和/或FeNO升高，而胸部X线片、基础肺通气功能及可逆试验均为正常，可以诊断性吸入糖皮质激素治疗4周，如果症状缓解则提示嗜酸性粒细胞性支气管炎的可能性大，可采用吸入性糖皮质激素维持治疗8周以上。如果诊断性治疗无效，则建议及时到有条件的医院进行相关检查明确病因。如果有条件，可以进行FeNO动态监测，FeNO增高且经治疗后下降可以进一步增加嗜酸性粒细胞性支气管炎诊断的可能性。

6. 没有开展支气管激发试验和诱导痰细胞分类检查，如何诊断嗜酸性粒细胞性支气管炎？

支气管激发试验阳性是诊断咳嗽变异性哮喘的重要依据，而诱导痰嗜酸性粒细胞比例增加是嗜酸性粒细胞性支气管炎的主要诊断条件。缺乏支气管激发试验时，可以观察支气管舒张试验是否阳性，而在阴性的情况下是否能达到一定程度的大小气道阻塞改善或合并有 FeNO 水平增高，或进行呼气峰值流量监测周变异率或平均每日昼夜变异率先观察是否存在可逆的气流受限来确定是否是咳嗽变异性哮喘的可能性。如果上述检查依然无法进行，可先考虑常见病，后考虑少见病，由于咳嗽变异性哮喘比嗜酸性粒细胞性支气管炎更常见，可以先给予吸入性糖皮质激素联合长效 β_2 受体激动剂（ICS/LABA）治疗 1 个月后再看症状和肺功能中 FEV_1 的改善情况，如果 FEV_1 达到与基线相比的阳性即可诊断咳嗽变异性哮喘，如果 FEV_1 没有变化但是症状明显改善，可考虑嗜酸性粒细胞性支气管炎的可能性。如果诊断性治疗无效，则建议及时到有条件的医院进行相关检查明确病因。如果治疗部分有效但未完全缓解，应评估影响疗效的因素和是否存在其他慢性咳嗽的复合病因，当然治疗无效时在排除诊断前还应该评估治疗力度和时间是否足够，可考虑给予小剂量糖皮质激素口服，同时查看有无影响治疗效果的因素，如职业或环境暴露因素。

当然值得提醒的是所有诊断性治疗有一定的盲目性，应注意排除支气管恶性肿瘤、结核和其他肺部疾病。

7. 2021 版咳嗽指南推荐嗜酸性粒细胞性支气管炎患者首选吸入性糖皮质激素治疗，是否可以直接采用吸入性糖皮质激素联合长效 β_2 受体激动剂治疗？

通常如果明确嗜酸性粒细胞性支气管炎的诊断还是建议 ICS 治疗，若无单纯 ICS 吸入剂且患者没有 LABA 的禁忌可以用 ICS/LABA 替代。特别指出的是由于咳嗽变异性哮喘的肺功能检查舒张试验阳性率低，而呼气峰值流量监测和支气管激发试验的可及性及敏感性还有一定的瓶颈，有时不能真正排除咳嗽变异性哮喘，可观察初始舒张试验是否能达到一定程度的大小气道阻塞改善或合并有 FeNO 水平增高，如果存在，可以初始 ICS/LABA 治疗 1 个月后再看症状和肺功能的改善情况，如果肺功能达到与基线相比的阳性即可诊断咳嗽变异性哮喘，如果没有变化但是症状明显改善，可进一步明确嗜酸性粒细胞性支气管炎的诊断。

8. 2021 版咳嗽指南推荐嗜酸性粒细胞性支气管炎患者初始可联合口服激素治疗，是否所有的患者都需联合口服激素治疗？口服激素的剂量和疗程如何制订？

如果嗜酸粒细胞性支气管炎患者对糖皮质激素反应良好，首选吸入性糖皮质激素治疗，但如开始就给予吸入性糖皮质激素治疗，通常需要 2 周左右才能见效。如果患者症状较重，对生活及工作影响较大，有迫切短期改善症状的需求，则可以考虑初始治疗即联合应用泼尼松，口服每天 10 ~ 20mg，持续 3 ~ 5 天，待咳嗽症状减轻或缓解后再改成吸入。

9. 嗜酸性粒细胞性支气管炎患者经吸入激素治疗 4 周后，咳嗽症状完全缓解，是否需要继续吸入激素治疗？剂量是否需要进行调整？

2021 版咳嗽指南中推荐，嗜酸性粒细胞性支气管炎患者对糖皮质激素反应良好，首选吸入性糖皮质激素治疗，并持续应用 8 周以上。过早停药会造成患者复发风险增加。因此建议患者继续吸入治疗，但吸入剂量可以调整为中低剂量吸入性糖皮质激素治疗。

10. 2021 版咳嗽指南中推荐嗜酸性粒细胞性支气管炎患者需吸入性糖皮质激素持续治疗 8 周以上，如何判断停药时间？

嗜酸性粒细胞性支气管炎患者对糖皮质激素反应良好，首选吸入性糖皮质激素治疗，并持续应用 8 周以上。满足以下条件的患者可尝试停用吸入性糖皮质激素：①脱离变应原或职业暴露；②临床症状控制；③气道诱导痰嗜酸性粒细胞计数恢复正常水平；④变应性鼻炎等合并症控制平稳；⑤无气流受限证据。

11. 白三烯受体拮抗剂是否对嗜酸性粒细胞性支气管炎患者有效?

白三烯受体拮抗剂可以抑制气道嗜酸性粒细胞性炎症反应，并且能不同程度地抑制多种炎症介质和细胞因子的释放。嗜酸性粒细胞性支气管炎患者在吸入性糖皮质激素的基础上加用白三烯受体拮抗剂，可以使咳嗽症状积分及莱切斯特咳嗽问卷（Leicester cough questionnaire, LCQ）评分明显改善，痰嗜酸性粒细胞计数下降。因此，白三烯受体拮抗剂对嗜酸性粒细胞性支气管炎患者有效，可以有效降低吸入激素剂量，并实现气道嗜酸性粒细胞性炎症的良好控制。尤其对于吸入性糖皮质激素治疗应答不佳的患者，给予白三烯受体拮抗剂辅助治疗将是一种很好的治疗选择。

12. 嗜酸性粒细胞性支气管炎患者停药后咳嗽复发，应该如何处理?

嗜酸性粒细胞性支气管炎患者停药后咳嗽复发，首先应当排除存在并发症及其他疾病的可能性，并排查是否存在变应原接触或职业暴露风险；其次恢复吸入性糖皮质激素治疗，如病情控制不佳，可改用口服激素治疗，或者考虑加用白三烯受体拮抗剂。充分的病情评估及规律用药相关患者教育有助于减少嗜酸性粒细胞性支气管炎复发。

13. 容易复发的嗜酸性粒细胞性支气管炎患者是否需要长期吸入性糖皮质激素维持治疗?

因观察期持续时间及治疗时长不同，嗜酸性粒细胞性支气管炎的复发率在21%～59.6%。治疗后痰诱导嗜酸性粒细胞无法恢复到正常、合并变应性鼻炎、出现气道阻塞及气道高反应性的嗜酸性粒细胞性支气管炎患者容易复发。治疗疗程相关研究也证实，同等剂量情况下，延长疗程（16～24 周）更有利于嗜酸性粒细胞性支气管炎的临床控制，随着吸入性糖皮质激素疗程增加，嗜酸性粒细胞性支气管炎患者复发比例呈下降趋势。因此对于合并上述危险因素、容易复发的嗜酸性粒细胞性支气管炎患者需要长期吸入性糖皮质激素维持治疗。

14. 嗜酸性粒细胞性支气管炎和咳嗽变异性哮喘的诊治有哪些异同?

嗜酸性粒细胞性支气管炎和咳嗽变异性哮喘均存在气道的慢性炎症，但区别在于，肥大细胞气道平滑肌的浸润是导致咳嗽变异性哮喘患者气道高反应性的关键因素，而肥大细胞气道上皮表面的浸润仅引起咳嗽。具有夜间刺激性咳嗽等典型症状、拟诊咳嗽变异性哮喘的患者，应当进行支气管可逆试验（激发或舒张试验）。而嗜酸性粒细胞性支气管炎患者肺功能、呼气峰值流量变异率及可逆试验均在正常范围，但诱导痰细胞分类检查嗜酸性粒细胞比例增加（超过 2.5%）是诊断主要依据。

治疗中的相同点包括：脱离变应原或职业环境；吸入激素治疗；疗效不佳者，在排除了存在并发症及其他疾病的前提下，改用口服激素治疗，或者考虑加用抗组胺药物或白三烯受体拮抗剂。不同点在于支气管舒张剂仅对咳嗽变异性哮喘有效，可以作为试验性诊断的简便方法。

15. 嗜酸性粒细胞性支气管炎患者是否会发展为哮喘或慢性阻塞性肺疾病?

目前为止关于嗜酸性粒细胞性支气管炎的预后及疾病转变的研究结果各异。有研究认为嗜酸性粒细胞性支气管炎是一种独立的疾病，也有研究认为嗜酸性粒细胞性支气管炎和哮喘（包括咳嗽变异性哮喘）是同一疾病的不同阶段。嗜酸性粒细胞性支气管炎很少为自限性，大部分患者有持续的症状和 / 或持续的气道炎症。患者的小气道功能障碍随着时间的推移增加，其中确实有一小部分患者会发展成哮喘，甚至不可逆的气流受限，但并未发展成慢性气道阻塞。

（张　旻　包婺平）

第四节　胃食管反流性咳嗽

1. 胃食管反流性咳嗽以直立位、日间咳嗽为主的机制是什么?

直立位及日间饮食时，食管下括约肌松弛频率高，胃食管反流容易发生，并通过微量误吸及食管 - 支气管反射引起咳嗽，而夜间迷走神经兴奋使食管下括约肌张力增高，阻断胃食管反流，这是胃食管反流性咳嗽以直立位、日间咳嗽为主的机制。但患者存在食管裂孔疝或食管下括约肌结构异常时，夜间平卧体位导致的反流增加也可表现为咳嗽夜间加重。

2. 胃食管反流性咳嗽患者对油、烟等刺激性气体敏感，原因是什么?

胃食管反流性咳嗽患者对油、烟等刺激性气体敏感，是因为患者存在咳嗽高敏感性，接触致咳或者非致咳刺激后发生超强的咳嗽反应，诱发或者加重咳嗽。但这种现象并非胃食管反流性咳嗽所特有，其他慢性咳嗽常见病因患者也存在类似的现象。

3. 胃食管反流性咳嗽患者的咳嗽多为干咳，还是常伴有咳痰?

胃食管反流性咳嗽患者的咳嗽以干咳为主，有时有少量白黏痰，但因人而异，不能完全依据这些咳嗽特点诊断或者排除胃食管反流性咳嗽。

4. 胃食管反流性咳嗽的发病机制有反流学说和反射学说，哪种机制起主要作用?

反流学说认为胃酸或其他胃内容物因食管下端的结构和功能异常而反流至咽喉部或微量误吸入肺，刺激咽喉部或气管支气管的咳嗽感受器引起咳嗽。反射学说则认为食管远端低位反流产生的食管刺激信号可通过食管 - 支气管反射兴奋咳嗽中枢或致敏咳嗽反射导致咳嗽。由于所有胃食管反流性咳嗽患者存在食管低位反流，而仅 32% ~ 37% 患者发生食管高位反流，反射学说在胃食管

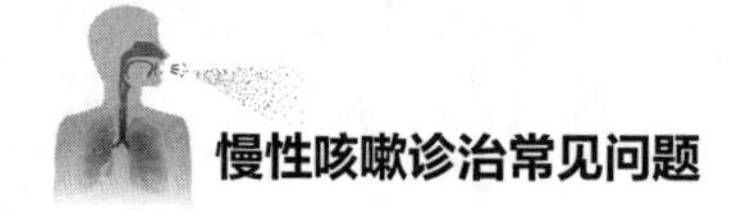

反流性咳嗽发病中起主要作用，重要性远大于反流学说。事实上，反流学说中的食管高位反流首先流经食管下端，也能像食管低位反流那样刺激食管远端黏膜感受器诱发食管 - 支气管反射，因此反流学说也包含了反射学说的成分。

5. 胃食管反流性咳嗽是不是相当于耳鼻咽喉科的咽喉反流伴咳嗽？

胃食管反流包括抵达食管下端的低位反流和到达咽喉部的食管高位反流或称咽喉反流，这些反流均可通过反流学说和反射学说引起胃食管反流性咳嗽，因此胃食管反流性咳嗽包含咽喉反流性咳嗽，但前者范畴比后者大，是总体与局部的关系。

6. 如何区别胃食管反流与咽喉反流？

胃食管反流包括咽喉反流，两者不存在区别问题。但由于咽喉反流为食管高位反流，临床表现有特殊之处，症状包括慢性咳嗽、咽痒、咽异物感、声音嘶哑等，体检见慢性咽喉炎体征。确认咽喉反流需要 DX 气道 pH 检测咽部 Ryan 指数阳性或者食管阻抗 -pH 监测证实存在抵达食管上括约肌以上部位的反流。唾液或痰液中胃蛋白酶阳性也是咽喉反流的客观证据。

7. 胃食管反流的类型有哪些？如何诊断？

胃食管反流按照反流物 pH 值分为酸（$pH < 4.0$）、弱酸（pH 4.0 ~ 7.0）和弱碱（$pH > 7.0$）反流，后两者合称为非酸反流；按物理性状可分为液体、气体和混合反流；按抵达食管的部位分为低位和高位反流，后者又称为咽喉反流、食管上反流或食管外反流。

探测和诊断这些反流的最佳方法为食管阻抗 -pH 监测，根据反流物阻抗值能识别气体、液体或混合反流，结合同步 pH 监测可区分酸或非酸反流，在此基础上依据反流物到达食管腔内的高度判为低位或高位反流。

8. 部分咳嗽患者进食后即刻出现咳嗽，咳嗽反应这么快的原因是什么？

进食后咳嗽是胃食管反流性咳嗽的特点之一。进食吞咽过程中，食管下括约肌发生松弛方便食物进入胃内，但这种正常的生理过程在异常状态下也为胃食管反流的发生创造了条件，反流物可到达咽喉部或刺激敏感性增高的食管黏膜，兴奋咳嗽反射而快速诱发咳嗽。

9. 反酸和烧心等典型反流症状在胃食管反流性咳嗽中常见吗？是否有助于胃食管反流性咳嗽的诊断？

反酸和烧心等典型反流症状可在 40% ~ 60% 的胃食管反流性咳嗽患者中不同程度地出现。咳嗽患者如有典型反流症状高度指向胃食管反流性咳嗽的诊断。不过，部分胃食管反流性咳嗽患者缺乏典型反流症状，或即使有反酸和烧心也并不意味着一定就是胃食管反流性咳嗽。因此，单纯依据伴随的典型反流症状不足以正确诊断或排除胃食管反流性咳嗽。

10. 大部分医院不能开展食管动态反流监测，如何诊断胃食管反流性咳嗽？

24 小时食管 pH 监测或食管阻抗 -pH 监测为胃食管反流性咳嗽诊断的主要辅助检查方法。缺乏这些设备或技术时，可视情况选择消化内镜或者上消化道钡餐检查作为替代手段。虽然敏感度低，假阴性率高，但消化内镜发现反流性食管炎或者上消化道钡餐观察到钡剂反流、食管黏膜损伤和食管裂孔疝，也是诊断胃食管反流性咳嗽的有力证据。必要时可服用 2 ~ 4 周的质子泵抑制剂进行诊断性治疗。

11. 对于疑诊胃食管反流性咳嗽的患者，是否可以用胃镜检查或消化道钡餐替代食管动态反流监测进行诊断？

对于疑诊胃食管反流性咳嗽的患者，尽量选择敏感度和特异度高的 24 小时食管 pH 监测或食管阻抗 -pH 监测提供异常胃食管反流的诊断依据。但在缺乏这些检查时，可以选择消化内镜或上消化道钡餐作为替代检查。如结果阳性，将为胃食管反流性咳嗽的诊断提供重要依据。但应注意消化内镜或上消化道钡餐检查的阳性率低，结果阴性不能排除诊断，也并非第一线的辅助检查。

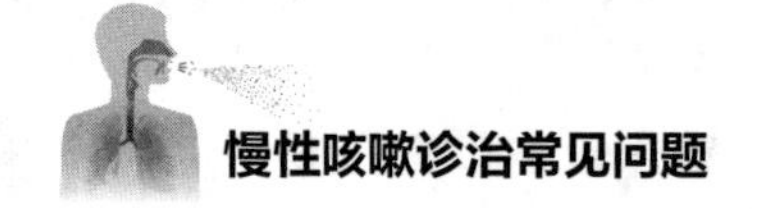

12. 慢性咳嗽患者伴明显的反流症状，但因咳嗽剧烈而无法进行食管动态反流监测，应如何处理？

24 小时食管 pH 监测或食管阻抗 -pH 监测为有创检查，部分受试者可因无法耐受检查过程中的置管操作导致检查失败。当慢性咳嗽患者伴明显的反流症状，但因置管不耐受或者失败等因素无法完成检查时，或缺乏这些检查时，可选择消化内镜或上消化道钡餐检查，或先按胃食管反流性咳嗽进行试验性治疗，依据替代检查结果或者试验性治疗的反应建立临床诊断，然后进行规范性治疗。

13. 胃食管反流性咳嗽诊断的金标准是什么？是不是存在病理性酸反流就能确诊胃食管反流性咳嗽？

目前认为食管阻抗 -pH 监测是检测胃食管反流的金标准，而抗反流治疗有效为胃食管反流性咳嗽诊断的金标准，抗反流治疗后咳嗽消失或显著缓解，可以临床诊断胃食管反流性咳嗽。但抗反流治疗无效并不能完全排除反流性咳嗽的存在，可能与药物治疗力度不够，或与非酸反流等相关，可进一步结合反流监测进行诊断。食管阻抗 -pH 监测是 20 世纪 80 年代发展起来的胃食管反流监测新技术，可提供较全面的反流参数，包括酸反流、弱酸反流、弱碱反流、气体反流、液体反流、混合反流、反流高度、症状 - 反流相关性等参数，主要用于难治性胃食管反流病的诊断，随着 2018 版里昂共识的发布，食管阻抗 -pH 监测已成为诊断胃食管反流病（gastroesophageal reflux disease, GERD）的标准检查手段，也能为胃食管反流性咳嗽提供客观诊断证据。因此，目前认为抗反流治疗有效为胃食管反流性咳嗽诊断的金标准，但有时还需要结合食管反流监测协助诊断。

病理性反流是多种因素引起的胃食管抗反流功能不全所造成的一种病理现象，存在病理性反流可以确诊 GERD，但不能确诊胃食管反流性咳嗽，胃食管反流性咳嗽诊断的关键在于建立反流与咳嗽症状间假设的因果关系，许多与咳嗽无关的 GERD 也存在病理性反流，但病理性反流与咳嗽症状没有关系。因此，明确存在病理性酸反流可高度提示胃食管反流性咳嗽，但并不能确诊胃食管反流性咳嗽，还需要联合反流与咳嗽症状可能存在因果关系的指标如症状相关概率（symptom association probability, SAP）、症状指数（symptom index，SI）、症状敏感指数（symptom sensitivity index，SSI）及抗反流治疗的效果等进行评估。

14. 高分辨率食管测压在胃食管反流性咳嗽的诊断中有何价值?

食管测压是检测食管运动功能的金标准。高分辨率测压（high resolution manometry，HRM）是一种固态测压方法，相对于常规测压技术，可采集从咽到胃部的全部连续高保真的压力数据，能实现对整段食管的收缩功能实时同步监测。HRM 可反映食管的动力状态，包括食管体部的动力障碍和胃食管交界处的形态特点。虽然 HRM 单独用于诊断胃食管反流性咳嗽价值有限，但可以协助了解反流的常见发病机制，包括一过性食管下括约肌（low esophageal sphincter, LES）松弛、胃食管交界处低压和食管清除功能障碍等。通过 HRM 时行激发试验如多次快速饮水试验等可评估食管体部的收缩储备功能，也可判断患者吞咽功能情况。此外，HRM 通常被用于食管阻抗 -pH 监测前定位食管下括约肌位置，以便准确放置阻抗 -pH 导管，是进行食管阻抗 -pH 监测前的重要辅助检测方法。因此，HRM 可协助胃食管反流性咳嗽诊断和抗反流治疗效果预测，2020 版 ERS 咳嗽指南已首次将 HRM 纳入慢性咳嗽诊治流程。

15. 除了食管动态反流监测，胃食管反流性咳嗽有没有其他简易的临床诊断方法?

由于食管反流监测技术设备条件要求高，且为有创检查，患者接受度有限，替代该技术的简易诊断方法包括上消化道钡餐、消化内镜、基于症状的诊断及经验性抗反流治疗。

其中上消化道钡餐及消化内镜虽然方便易行，可及性较好，特异性较高，但是敏感性低。基于症状的诊断包括患者有明显进食相关咳嗽，咳嗽以白天为主，日重夜轻，以及反流相关症状包括反酸、烧心和嗳气等。可预先用胃食管反流病问卷（gastroesophageal reflux disease questionnaire，GerdQ）等评估，有助于提高诊断精确性和治疗成功率。国内有研究将 GerdQ 用于抗反流治疗前的临床预评估，结果发现 GerdQ 虽然诊断价值低于多通道腔内阻抗 -pH 监测（multichannel intraluminal impedanceand-pH monitoring，MII-pH 监测），但在临床实践中可将其作为胃食管反流性咳嗽的筛选指标，适合于较易出现典型反流症状的酸胃食管反流性咳嗽的诊断。也有研究发现 GerdQ 和 Hull 气道反流问卷（Hull airway reflux questionnaire，HARQ）联合评估胃食管反流性咳嗽

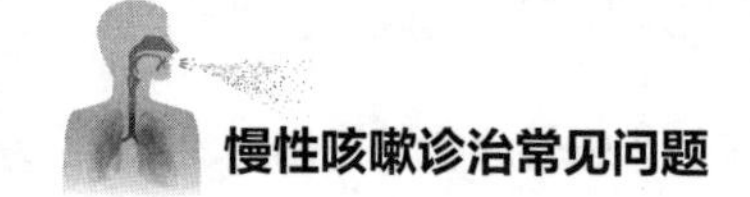

时，诊断价值更高。基于症状的诊断简便易行，敏感性和特异性均较高，但是对于缺乏反酸和烧心症状的胃食管反流性咳嗽无法诊断。

目前多国咳嗽指南均推荐将经验性抗反流治疗作为诊断胃食管反流性咳嗽的重要手段。经验性抗反流治疗适用于病史和症状提示胃食管反流性咳嗽可能，遵循慢性咳嗽诊治流程排除其他慢性咳嗽常见病因且针对现有病因治疗不能完全消除咳嗽而考虑合并胃食管反流性咳嗽的患者，主要方法为奥美拉唑20mg（或其他等效质子泵抑制剂），每天2次口服，可联用促胃肠动力药（如莫沙必利5mg），每天3次口服，诊断性抗反流治疗时间不少于2周，治疗后咳嗽消失或显著缓解，可以临床诊断胃食管反流性咳嗽。经验性抗反流治疗相比于24小时食管阻抗-pH监测等检查更加安全、简便、无创和有效，但其无效时不能排除抑酸不完全、非酸反流、一过性食管下括约肌松弛等原因导致的难治性胃食管反流性咳嗽。

16. 胃食管反流性咳嗽患者如何选择抑酸药物？质子泵抑制剂的剂量如何掌握？

目前推荐抗酸疗法作为胃食管反流性咳嗽的标准治疗方法，常选用质子泵抑制剂（proton pump inhibitor, PPI）（如奥美拉唑、兰索拉唑、雷贝拉唑及埃索美拉唑等）或H_2受体拮抗剂（H_2-receptor antagonist，H_2RA）（雷尼替丁或其他类似药物），其中PPI的抑酸效果和症状缓解速度更佳，但需餐前半小时或1小时服用，一般治疗2～4周起效，疗程8～12周。但PPI仍然存在一些局限性，包括需在酸性环境下活化且不稳定、需制成肠溶制剂、半衰期短、受*CYP2C19*基因多态性影响、起效慢等，基于此，新型抑酸药钾离子竞争性酸阻滞剂（potassium-channel acid blocker, P-CAB）克服了以上局限性，但目前尚无用于胃食管反流性咳嗽诊治的研究。

相对于GERD，PPI治疗胃食管反流性咳嗽所需剂量较大，但具体剂量尚无一致意见。国外有研究认为20～30mg每天2次的各种PPI可缓解约80%食管反流性咳嗽患者的咳嗽症状，也有研究使用30mg每天1次的兰索拉唑治疗胃食管反流性咳嗽。对于难治性胃食管反流性咳嗽则采用强化抗反流药物治疗。优化PPI种类和剂量是治疗难治性胃食管反流性咳嗽的常用策略之一。调整 PPI 种类多从起始奥美拉唑改为埃索美拉唑，但仅为经验性用药，尚无调整 PPI 种类影响难治性胃食管反流性咳嗽疗效的研究报道；加大药物剂量较常用，能达到更充分的胃酸抑制，消除残存酸反流，减少胃酸对食管下端黏膜的刺激，抑制食管 - 支气管反射控制咳嗽，通常在原有剂量上加倍。国内有研究提示奥美拉唑剂量从 20mg、2 次 /d 增加至 40mg、2 次 /d，可使 38.9% 的难治性胃食管反流性咳嗽患者的咳嗽症状得到控制。

17. 若伴有其他基础疾病，如心脑血管疾病、特发性肺纤维化的胃食管反流性咳嗽患者，如何选择质子泵抑制剂的剂量与疗程？对心脑血管事件的风险如何管控？

对于合并心脑血管基础疾病的胃食管反流性咳嗽患者，PPI 的剂量并无特殊要求，若无不良反应，则按照 2021 版咳嗽指南推荐的标准抗反流治疗方案用药，常用方案为奥美拉唑 20mg（或其他等效 PPI），每天 2 次口服，联用促胃肠动力药（如莫沙必利 5mg），每天 3 次口服，疗程至少 8 周。

对于合并特发性肺纤维化（idiopathic pulmonary fibrosis, IPF）的患者，考虑到本身 IPF 患者合并胃食管反流的发生率高，且胃食管反流的微量误吸可能加重 IPF 的进展，抗反流治疗一度在 IPF 患者中应用很频繁。研究证实，PPI 或 H_2RA 可改善 IPF 患者的肺功能、肺部影像学表现及预后。但也有研究持反对意见，认为目前一些新的临床证据不支持 IPF 患者常规抑酸治疗，也尚无随机临床对照研究验证其疗效。因此，对于 IPF 患者，除非 MII-pH 监测提示存在异常酸或非酸反流，否则不主张随意使用 PPI，当然 PPI 疗效差的原因还可能与非酸反流有关。如果的确存在异常反流，具体抗反流治疗方案及疗程有待于更多的随机临床对照试验研究明确，目前建议参考 2021 版咳嗽指南。

18. 消化科对于胃食管反流病推荐质子泵抑制剂治疗 3 周，而 2021 版咳嗽指南中对于胃食管反流性咳嗽推荐使用质子泵抑制剂治疗至少 8 周，理论依据是什么？

由于自身专业特性和面对的患者人群差异，呼吸科和消化科医师对胃食管反流性咳嗽的概念、流行病学、发病机制、临床表现及诊断和治疗等方面均存在不同的看法和认识。消化科医师对于 GERD 的主要目标是减轻反酸、烧心等典型反流症状，而呼吸科医师对于胃食管反流性咳嗽的主要目标是改善咳嗽症状。

消化科推荐 GERD 的治疗周期为 2～4 周，考虑到胃食管反流性咳嗽对 PPI 治疗的反应性低于一般的 GERD，此外 MII-pH 监测并不普及且不被患者广泛接受，因此 2021 版咳嗽指南中，使用药物剂量较大，诊断性治疗一般不少于 2 周，总疗程至少 8 周，明显高于消化科的 2～4 周。确切的疗程仍有待于将来设计良好的随机临床对照试验研究进一步明确。

19. 2021 版咳嗽指南指出如果服用某种质子泵抑制剂无效，可考虑更换其他种类的质子泵抑制剂或者加用 H_2 受体拮抗剂可能有效，如何选择？

如果服用某种 PPI 无效，更换其他种类的 PPI 药物仅为经验性用药，并无相关研究支持。对有异常反流客观证据的慢性咳嗽患者，加大 PPI 剂量较为常见，国内有研究表明：奥美拉唑剂量加倍可使 38.9% 的难治性胃食管反流性咳嗽患者咳嗽症状好转。奥美拉唑剂量加倍治疗后可能大幅度提高反流物 pH 值，食管下端黏膜感受器受到的刺激明显减少，食管 - 支气管反射受到抑制，从而取得控制咳嗽的效果，通常用于酸反流程度较重的胃食管反流性咳嗽患者。如果高剂量 PPI 仍无效，则考虑加用 H_2RA，多主张睡眠前服用及按需使用，常见的为加用雷尼替丁口服，既往认为此类药物可以抑制夜间酸突破，但现有的大多数研究并不支持夜间酸突破为难治性 GERD 的原因，国内学者有观点认为加用该类药物可以通过作用于胃内壁细胞的多个靶点，进一步加强日间胃酸分泌的抑制。

此外，给予巴氯芬作为奥美拉唑的添加疗法，能明显缓解难治性酸或非酸胃食管反流性咳嗽患者的咳嗽症状，并降低其辣椒素咳嗽敏感性，临床总有效率达 56.3%，可作为上述抗反流治疗失败后部分胃食管反流性咳嗽的备选治疗方案。

20. 2020 版 ERS 咳嗽指南不推荐质子泵抑制剂治疗胃食管反流性咳嗽，与 2021 版咳嗽指南存在明显冲突，如何理解？

2021 版咳嗽指南提出，对于胃食管反流性咳嗽患者应优先使用抗酸药物进行治疗，而 2020 版 ERS 咳嗽指南认为对于没有消化道症状或反流的慢性咳嗽患者不应常规使用抗酸药物进行治疗，并引用了 2013 年发表在 *CHEST* 上的荟萃分析作为证据，该荟萃分析纳入的文献在使用PPI治疗慢性咳嗽之前并没有对咳嗽的病因进行明确的诊断及排除合并病因，因此该研究认为PPI直接用于慢性咳嗽的治疗效果并不十分显著也是情理之中。

这两者之间的观点不存在明显冲突，两者针对的慢性咳嗽患者群体是不同的，2021版咳嗽指南的治疗建议是针对胃食管反流性咳嗽患者，而2020版ERS咳嗽指南提到的治疗对象是所有的慢性咳嗽患者。慢性咳嗽有五大常见病因及其他少见病因，2021版咳嗽指南也不推荐直接对所有慢性咳嗽患者进行常规抗反流治疗，其推荐的抗反流治疗至少8周是针对已经通过MII-pH等检查后存在客观异常反流的慢性咳嗽患者。即使是进行PPI试验，2021版咳嗽指南也推荐用于以下患者：①患者有明显的进食相关性咳嗽，如餐后咳嗽、进食咳嗽等；②患者伴有典型的烧心、反酸等反流症状或胃食管反流病问卷（GerdQ）≥ 8分；③排除咳嗽变异性哮喘、上气道咳嗽综合征、嗜酸性粒细胞性支气管炎等慢性咳嗽的常见原因，或按这些疾病治疗效果不佳时。

PPI治疗胃食管反流性咳嗽有效性产生争议的原因可能与咳嗽为胃食管反流病的食管外症状，不容易像反酸或烧心症状那样确定与反流有因果关系。此外，胃食管反流常作为共同致病因子而非单独引起或加重咳嗽。PPI不能减少反流频率和时间，对弱酸和弱碱反流引起的胃食管反流性咳嗽疗效差。现有研究报告的病例入选标准差别较大，大多没有排除慢性咳嗽的其他常见病因，常未纳入伴有反酸或烧心等症状的胃食管反流性咳嗽高可能性患者，主要治疗终点多为主观的咳嗽问卷评价指标等均影响研究结论的可靠性。从国内的研究结果来看，联合PPI和促胃肠动力药治疗能缓解约80%胃食管反流性咳嗽患者的咳嗽症状。2021版咳嗽指南和《中国胃食管反流病多学科诊疗共识》（2019）仍将包括PPI在内的抗酸疗法作为胃食管反流性咳嗽的标准治疗方法。

21. 抗反流手术治疗胃食管反流性咳嗽的前景如何？

对于少数内科治疗失败的严重反流患者，可推荐抗反流手术治疗，常用术式包括经腹腔镜完全胃底折叠（Nissen，360°折叠）和部分胃底折叠（Toupet，270°折叠和Dor，180°折叠），完全和部分胃底折叠的疗效相似，抗反流手术对胃食管反流的典型症状（烧心、反酸、反流）的手术有效率达90%以上，

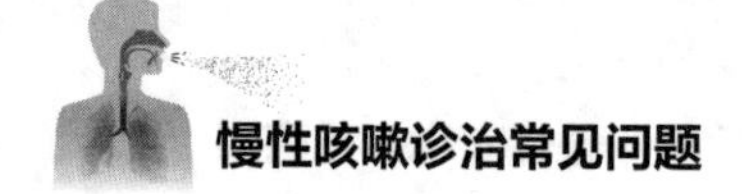

也可用于治疗胃食管反流性咳嗽患者，包括非酸反流患者。有学者开展了胃食管反流性咳嗽患者抗反流手术疗效的前瞻性研究，平均手术有效率达 85%，但因抗反流手术术后并发症及复发等问题，需对手术指征严格把握。

2015 版咳嗽指南建议对于高度可疑胃食管反流性咳嗽的患者，强化抗反流内科治疗后，咳嗽仍不能缓解，严重影响患者生活质量，MII-pH 监测结果显示仍然存在严重反流的胃食管反流性咳嗽患者，方考虑手术治疗。但对于药物治疗有效但需要长期维持治疗，包括要求改善生活质量、不愿长期服药或认为药物治疗代价较大的患者，此类患者接受手术的主要目的是避免长期药物负担和潜在风险，但抗反流手术是一种不可逆的有创治疗，手术主要取决于患者意愿，其对咳嗽是否有益，尚需要进一步研究。

22. 促胃肠动力药物治疗胃食管反流性咳嗽的疗效如何？能单独使用吗？

促胃肠动力药物包括甲氧氯普胺、多潘立酮、莫沙必利、伊托必利、西尼必利和曲美布汀等，一般联合 PPI 应用于 GERD 的治疗中。促动力药可增加食管下括约肌压力、促进食管蠕动和胃排空，从而起抗反流效用。甲氧氯普胺和多潘立酮均为多巴胺受体拮抗剂，用法为 10mg 口服，每天 3 次。甲氧氯普胺可通过血脑屏障，常引起锥体外系副作用，临床使用受限制。多潘立酮直接阻断胃肠道的外周性多巴胺受体，疗效和甲氧氯普胺类似，不引起锥体外系副作用，临床应用较普遍。在欧美国家，多潘立酮因频发的心血管不良反应已逐渐退出市场，但国内这方面的副作用监测报道较少。莫沙必利是一种使用较多的新型促动力药，能选择性激动 5- 羟色胺 4 受体，促进肌间神经丛乙酰胆碱释放，促进食管下端蠕动和增加胃排空，无锥体外系及心血管不良反应，用法为 5mg 口服，每天 3 次。

关于促胃肠动力药物是否可以单独应用于胃食管反流性咳嗽的治疗，目前并不十分明确，虽然有报道单独使用促胃肠动力药物可以减少咳嗽症状，但其样本量少，并且证据质量较低。2016 版 ACCP 咳嗽指南中对是否可以单独使用促胃肠动力药物治疗胃食管反流性咳嗽也十分关注，但由于没有确切证据，所以提出该问题需要更多的研究加以证实。2020 版 ERS 咳嗽指南同样认为该问题缺乏足够的高质量证据证实，因此目前尚不推荐使用促胃肠动力药物单独治疗胃食管反流性咳嗽。

国外有学者将 GERD 患者随机分为单用兰索拉唑组、单用伊托必利组和联合用药组，并观察其治疗效果，结果提示联合用药的疗效优于单一用药，因此为了获得最佳疗效，促胃肠动力药物常联合 PPI 使用。因为大部分胃食管反流性咳嗽患者有食管运动功能障碍，2021 版咳嗽指南推荐在抑酸药物的基础上联合促胃肠动力药物进行治疗。

23. 胃食管反流性咳嗽患者除了使用抗反流药物及促胃肠动力药物，是否需要额外增加其他镇咳药物？

对于可疑胃食管反流性咳嗽患者，常规使用制酸药物联合促胃肠动力药物进行治疗，不再额外增加其他镇咳药物。但值得注意的是，有大约 1/3 的胃食管反流性咳嗽常规药物抗反流治疗无效，需警惕系难治性胃食管反流性咳嗽的可能性。国内有学者将难治性胃食管反流性咳嗽定义为 MII-pH 监测有异常反流客观证据，经标准抗反流药物治疗 8 周咳嗽无减轻，但经随后强化抗反流治疗咳嗽缓解或消失者。推测可能与抑酸不完全、非酸反流、食管黏膜完整性持续损害、一过性食管下括约肌松弛和食管黏膜高敏感性等因素有关。难治性胃食管反流性咳嗽的治疗措施有药物和非药物两种，包括 PPI 种类调整、剂量加倍、联合组胺 H_2 受体拮抗剂或食管下括约肌松弛抑制剂巴氯芬等在内的药物治疗是难治性胃食管反流性咳嗽的主要治疗方法。

此外，国内也有学者将神经调节因子类药物加巴喷丁用于难治性胃食管反流性咳嗽的治疗，并与巴氯芬进行比较。通过随机对照临床研究证实加巴喷丁和巴氯芬对难治性胃食管反流性咳嗽的疗效相似，但加巴喷丁的头昏、嗜睡等副作用发生率明显低于巴氯芬，患者耐受性也更好，临床上应用更有优势。目前观点认为加巴喷丁可以通过降低中枢咳嗽高敏感性控制咳嗽症状，可用于难治性慢性咳嗽，包括难治性胃食管反流性咳嗽的治疗。

24. 控制体重在胃食管反流性咳嗽长期治疗中的地位如何？

肥胖可能通过多方面因素引起反流等症状，包括引起食管运动障碍、增加胃食管压力梯度、增加腹内压和增加胆汁及胰酶分泌等。体重超重和肥胖人群患 GERD 的风险比正常人群高 1 ~ 3 倍。体重减轻和腰围减小已被证明可以减少食管酸暴露和餐后反流事件的症状。肥胖的GERD患者中，通过MII-pH监测客观提示，体重减轻可以显著改善异常反流。多项研究表明体重减轻与GERD反酸、烧心等症状减轻呈剂量依赖性相关。

对于胃食管反流性咳嗽患者，控制体重可以通过减少食管酸暴露和反流事件等，改善咳嗽症状。现有的临床随机对照研究已经表明，饮食调整和减肥都能减少胃食管反流性咳嗽的咳嗽次数。与单纯传统的饮食结构改变相比，传统的饮食改变结合能量处方形式的减肥建议可改善莱切斯特咳嗽问卷（LCQ）评分。对于肥胖的胃食管反流性咳嗽患者，虽然通过饮食调整的体重减轻联合抑酸治疗可以在数周内改善咳嗽症状，然而明显缓解平均需要2~3个月，症状消失可能平均需要5~6个月。因此，控制体重在胃食管反流性咳嗽长期治疗中的地位不容忽视。

25. 胃食管反流性咳嗽患者在饮食方面需要注意哪些问题?

（1）肥胖可能通过多方面因素引起反流等症状，超重或者肥胖的胃食管反流性咳嗽人群要控制体重，制订健康的减肥计划，通过饮食干预将体重控制在合理的范围之内。

（2）高脂餐通过增加一过性食管下括约肌松弛和降低食管下括约肌压力两种途径增加反流。胃食管反流性咳嗽的患者应避免进食脂肪含量较高的食物，如肥肉等，牛奶可用脱脂牛奶替代。

（3）大容积进餐可使得胃底容积扩张，使得食管下括约肌一过性松弛，食管酸暴露时间延长。因此进食过饱、一次性进食大量食物是胃食管反流性咳嗽发病的危险因素，与禁食相比，餐后易发生反流，特别是餐后早期发生反流的概率更高。因此需要避免一次性进食过多，尤其是晚餐，可以少量多餐，避免胃部压力，可以用干湿搭配的加餐办法，解决摄入能量不足的问题。

（4）吸烟、饮酒也是胃食管反流性咳嗽的重要风险因素，吸烟、饮酒可以诱发反流症状，应忌烟酒。

（5）避免可引起食管下括约肌松弛的食物（包括巧克力、咖啡因、酒精、酸性食物、咖啡因、薄荷、洋葱和大蒜等），但不推荐全面排除，可根据个人情况，对加重自身症状的饮食和生活方式进行适当调整。

（邱忠民　徐镶怀）

第五节 变应性咳嗽与激素敏感性咳嗽

1. 我国变应性咳嗽的患病率如何？

我国一项慢性咳嗽前瞻性多中心调查显示，变应性咳嗽是慢性咳嗽的常见病因，约占 13.2%。在存在双重病因的慢性咳嗽患者中，约 16.9% 的患者同时患有上气道咳嗽综合征和变应性咳嗽。在我国各地区变应性咳嗽患病率略有不同，其中华南 13%、华北 14.8%、东北 12.9%、华东 9.9%、华西 16.8%，但是差异并不显著。此外，变应性咳嗽在不同季节的发病频率无明显差异。

2. 变应性咳嗽的发生机制是什么？

（1）嗜酸性粒细胞炎症浸润：变应性咳嗽患者气管 / 支气管黏膜可见嗜酸性粒细胞浸润，且主要局限在中央气道，随变应性咳嗽严重程度的增加可见中央气道黏膜下层嗜酸性粒细胞炎症加重。

（2）Th1/Th2 免疫失衡：Th1/Th2 免疫失衡与变应性疾病发生发展相关。在变应性疾病患者中，Th1 淋巴细胞功能减退会导致 γ 干扰素（IFN-γ）、IL-2 分泌减少，而 Th2 淋巴细胞功能亢进将导致 IL-4、IL-5、IL-13 等细胞因子分泌增加。在变应性咳嗽患者中，$CD4^+$ T 细胞在向 Th2 型的转化中占优势。

（3）咳嗽敏感性增高：变应性咳嗽患者辣椒素激发使咳嗽敏感性明显增高。咳嗽反射是在上下气道各种机制相互作用下启动的，在变应性咳嗽患者中气道咳嗽感受器可参与其中。当气道受到变应原或其他刺激后，肥大细胞及 Th2 型细胞释放多种细胞因子，如组胺、前列腺素、血小板活化因子等，这些细胞因子将参与咳嗽敏感性增高的过程。此外分布于 C 纤维内的 P 物质可直接或间接刺激肥大细胞脱颗粒释放细胞因子，可增强传入神经 C 纤维的电活动，引起感受器兴奋性增加。辣椒素受体瞬时受体电位香草酸 1（TRPV1）的过度表达也是咳嗽敏感性增高的原因之一，可被缓激肽、三磷酸腺苷、花生四烯酸衍生物等活化。

（4）遗传因素：已有研究表明人白细胞抗原 DR（*HLA-DR*）等位基因与变态反应发生相关，通过 HLA Ⅱ类分子和蘑菇孢子变应原间不同的相互作用来调节变态反应，从而导致咳嗽反射敏感性上调。

3. 变应性咳嗽的定义及诊断标准是什么？

（1）变应性咳嗽的定义：临床上某些慢性咳嗽患者，具有特应质，痰嗜酸性粒细胞正常，无气道高反应性，糖皮质激素及抗组胺药物治疗有效，此类咳嗽被定义为变应性咳嗽。

（2）变应性咳嗽的诊断标准：根据 2021 版咳嗽指南及《咳嗽基层诊疗指南（2018 年）》，符合以下标准可诊断变应性咳嗽。①慢性咳嗽，多为刺激性干咳。②肺通气功能正常，支气管激发试验阴性。③诱导痰嗜酸性粒细胞不增高。④具有下列指征之一：有过敏性疾病史或过敏物质接触史；变应原皮试阳性；血清总 IgE 或特异性 IgE 增高。⑤糖皮质激素或抗组胺药治疗有效。

4. 我国变应性咳嗽与日本的变应性咳嗽有何不同？

（1）日本将支气管扩张剂抵抗性干咳伴痰嗜酸性粒细胞增多或全身变应性倾向及气道咳嗽超敏反应，无非特异性气道高反应定义为变应性咳嗽。根据日本的诊断标准，许多变应性咳嗽患者伴有嗜酸性粒细胞性支气管炎重叠。然而实际上约有一半的患者出现痰嗜酸性粒细胞增多的表现。

（2）与日本相比，我国的变应性咳嗽诊断排除了痰嗜酸性粒细胞增多的患者，而是将无气道高反应、无痰嗜酸性粒细胞增多、无鼻炎鼻窦炎等表现、糖皮质激素及抗组胺药治疗有效的特应性患者视作变应性咳嗽。因此，日本的变应性咳嗽实际上是我国的嗜酸性粒细胞性支气管炎加变应性咳嗽。

5. 如果不能进行变应原相关检测，如何诊断变应性咳嗽？

不能进行变应原相关检测时，可根据患者的临床特征进行经验性诊断及治疗，例如患者是否伴有过敏性疾病史，经验性吸入糖皮质激素和 / 或口服抗组胺药 2 周，或短期口服小剂量糖皮质激素（3 ~ 5天），咳嗽症状可缓解则可诊断变应性咳嗽。变应性咳嗽患者具有咳嗽敏感性显著增高的特点，但咳嗽激发试验尚不是临床常规检测项目，有条件的单位可作为经验性诊断的一个辅助参考。

6. 变应性咳嗽的治疗首选抗组胺药还是激素？

治疗变应性咳嗽的一线药物为抗组胺药，常用于治疗变态反应性疾病。糖皮质激素为二线药物，通常在抗组胺药物效果不佳时使用。

7. 变应性咳嗽患者是单用激素治疗或单用抗组胺药治疗还是两者联合治疗？疗程如何选择？

变应性咳嗽患者对糖皮质激素或抗组胺药治疗有效，其中抗组胺药为变应性咳嗽的一线治疗药物。大部分变应性咳嗽患者可被 H_1 受体拮抗剂成功治愈，但部分患者其支气管黏膜下层具有更严重的嗜酸性粒细胞性炎症，应用抗组胺药治疗效果不明显，需应用吸入性糖皮质激素（如氟替卡松吸入气雾剂 250μg，2 次 /d）治疗 4 周以上，且可在治疗初期短期口服糖皮质激素（泼尼松龙 10～20mg/d，3～5 天）。2015 版咳嗽指南中还建议将美敏伪麻溶液、复方甲氧那明胶囊用于变应性咳嗽经验治疗 1 周，有效维持治疗。

8. 变应性咳嗽患者痰嗜酸性粒细胞不增高，但激素或抗过敏治疗有效，其机制是什么？

变应性咳嗽患者的气道存在变应性炎症，炎症可以激活气道内对化学刺激敏感的咳嗽感受器的传入神经 C 纤维，激活咳嗽反射及诱导咳嗽高敏感性而引起咳嗽。此外，变应性咳嗽患者虽然诱导痰嗜酸性粒细胞比例不增高，但不排除存在中央气道黏膜下层的轻微嗜酸性粒细胞炎症浸润。抗组胺药，特别是 H_1 受体拮抗剂可下调变态反应性炎症，常用于治疗变态反应性疾病，同时 H_1 受体拮抗剂还可作用于引起支气管收缩的炎症介质，降低咳嗽反射敏感性，从而达到治疗变应性咳嗽的效果。而糖皮质激素作为由肾上腺皮质分泌的类固醇激素，具有抗炎、免疫抑制等作用，在过敏性疾病及自身免疫病中广泛应用，且糖皮质激素可有效缓解嗜酸性粒细胞的浸润情况，在抗组胺药治疗变应性咳嗽效果不佳时，吸入 / 口服糖皮质激素可有效缓解变应性咳嗽症状。

9. 白三烯受体拮抗剂治疗变应性咳嗽患者是否有效？

目前尚无研究显示白三烯受体拮抗剂治疗变应性咳嗽有效。仅有日本的一项随机安慰剂对照研究显示，2 周的孟鲁司特治疗不能缓解变应性咳嗽患者（部分与嗜酸性粒细胞性支气管炎重叠）的咳嗽症状。白三烯由肥大细胞、嗜酸性粒细胞等多种炎症细胞释放，通过与其受体结合发挥趋化作用，进而导致炎症反应。变应性咳嗽患者白三烯 C4 水平显著升高，通过白三烯受体拮抗剂阻断其相关炎症通路对变应性咳嗽治疗可能有益，但需进一步的临床观察研究证实。

10. 对于伴有明显过敏征且排除了其他常见病因的慢性咳嗽患者，是否可以通过筛查出变应原进行脱敏治疗？

可以。慢性咳嗽的病因众多，其中变应性咳嗽是其常见病因之一。皮肤点刺试验是目前明确变应原常用的特异性诊断方法，同时也是慢性咳嗽的基本检查方法之一。避免变应原暴露是治疗过敏性疾病的关键措施，对于伴有明显过敏征的慢性咳嗽患者，应尽早进行皮肤点刺试验检查，筛查出变应原后进行脱敏治疗。

11. 什么叫激素敏感性咳嗽？包括哪些病因？

对糖皮质激素治疗有效的慢性咳嗽，统称为激素敏感性咳嗽，包括咳嗽变异性哮喘（CVA）、嗜酸性粒细胞性支气管炎（EB）及变应性咳嗽（AC）。

12. 激素敏感性咳嗽的比例有多少？

既往研究显示，激素敏感性咳嗽的比例为 44% ~ 65.5%。我国全国多中心的慢性咳嗽病因调查显示，超过一半的慢性咳嗽为激素敏感性咳嗽，比例为 63%。

13. 临床上诊断激素敏感性咳嗽的方法和标准有哪些？

激素敏感性咳嗽是从经验性治疗的角度提出的，包括咳嗽变异性哮喘、嗜酸性粒细胞性支气管炎及变应性咳嗽。从临床症状上，伴有明显夜间或凌晨刺激性咳嗽或伴有过敏症的患者提示激素敏感性咳嗽；从实验室检查上，存在气道高反应性、血清总 IgE 或特异性 IgE 水平增高或其他变应原检测阳性、呼出气一氧化氮≥ 32ppb 均可提示激素敏感性咳嗽；而最终的确诊则需结合激素治疗的良好反应，激素治疗后咳嗽症状缓解或者消失是确诊激素敏感性咳嗽的必要条件。

14. 对于激素敏感性咳嗽患者，激素如何使用？是否有指南推荐？

怀疑激素敏感性咳嗽的患者，根据 2021 版咳嗽指南推荐，可予以口服小剂量激素治疗（10 ~ 20mg/d，5 ~ 7 天）或吸入性糖皮质激素联合支气管舒张剂（长效 β_2 受体激动剂）或单用吸入性糖皮质激素进行治疗 4 周，症状缓解后采用吸入性糖皮质激素或吸入性糖皮质激素联合长效 β_2 受体激动剂维持治疗 8 周以上。部分症状较重或初始口服、吸入药物治疗效果不明显者可口服激素（10 ~ 20mg/d，5 ~ 7 天）联合吸入药物进行治疗，或可延长疗程至 16 周。

15. 有了咳嗽变异性哮喘、嗜酸性粒细胞性支气管炎和变应性咳嗽的诊断，为何还要提出激素敏感性咳嗽的概念？

咳嗽变异性哮喘、嗜酸性粒细胞性支气管炎和变应性咳嗽的诊断需进行一系列的实验室检查，包括肺通气功能检查、支气管激发试验 / 支气管舒张试验、诱导痰细胞分类检查、变应原检测等，一方面上述实验室检查项目开展受限，尤其是在基层医院常缺乏上述必要的实验室检查手段，另一方面咳嗽变异性哮喘、嗜酸性粒细胞性支气管炎及变应性咳嗽均对激素治疗有效，从经验性治疗的角度，没有必要去详细鉴别，由此提出了激素敏感性咳嗽的概念。

（苏新明　易　芳）

第六节　慢性咳嗽的经验性诊治

1. 我国慢性咳嗽的患病率和病因分布特点如何？

全球成人慢性咳嗽的患病率约为9.6%，其中大洋洲最高为18.1%，非洲较低为2.3%。我国目前尚无大规模流行病学调查数据，仅有部分区域性资料，如广州大学生群体咳嗽总患病率为10.9%，其中慢性咳嗽患病率为3.3%；北京的患病率在1.55%～15.6%；安庆为2.89%、温州为26.42%，上海为7.92%～8.60%；辽宁省6城市慢性咳嗽的患病率为2.0%～2.7%；西北地区大于40岁的农民慢性咳嗽的患病率为20%左右，其中平凉市为18.1%，民勤县为28.3%，患病率较高考虑与当地的沙尘暴严重密切相关。上述研究的咳嗽病程并不一致，有些是＞3周，有些＞8周，部分＞3个月，且样本量较小，尚不能完全代表我国慢性咳嗽真实的患病率，需要大样本调查来确切回答这个问题。

我国慢性咳嗽常见病因主要包括咳嗽变异性哮喘、上气道咳嗽综合征、嗜酸性粒细胞性支气管炎、变应性咳嗽及胃食管反流性咳嗽等。与欧美国家相比，我国的咳嗽变异性哮喘比例较高，而上气道咳嗽综合征和胃食管反流性咳嗽的比例略低，而变应性咳嗽除了我国和日本的指南中有该诊断，其他国家并不认可变应性咳嗽的概念。

2. 我国慢性咳嗽的患病率和病因分布与其他国家有何差异？

全球成人慢性咳嗽的患病率为9.6%左右，在大洋洲达18.1%、欧洲12.7%、美洲11%，要高于亚洲（4.4%）和非洲（2.3%）。欧美及日韩等国家的慢性咳嗽存在显著的性别差异，女性多于男性，平均年龄在40～50岁多见；而我国部分地区男女比例相似，年龄在30～40岁更多。我国的慢性咳嗽常见病因包括咳嗽变异性哮喘、上气道咳嗽综合征、嗜酸性粒细胞性支气管炎、变应性咳嗽及胃食管反流性咳嗽，构成比分别为32.6%、18.6%、17.2%、

13.2% 和 4.6%。而欧美以上气道咳嗽综合征为慢性咳嗽首位病因，胃食管反流性咳嗽的比例也高于我国。日本慢性咳嗽病因中则是变应性咳嗽、鼻旁窦支气管综合征、咳嗽变异性哮喘更为常见。欧洲咳嗽指南对于上气道咳嗽综合征的概念不甚认可，对此有争议，他们认为鼻炎 / 鼻窦炎的诊断更为合适。变应性咳嗽的概念仅在中国和日本指南中出现，且两者并不完全一致。我国指南中的变异性咳嗽不包括嗜酸性粒细胞性支气管炎，日本指南中变异性咳嗽包括了诱导痰嗜酸性粒细胞增高者，因而部分变应性咳嗽实际上是嗜酸性粒细胞性支气管炎。

3. 目前的研究结果能否真实反映我国慢性咳嗽的常见病因？

目前关于慢性咳嗽常见病因的研究不仅有各中心的系列研究，也包括了全国多中心的研究，部分中心还进行了按时间的纵向研究比较，因此一定程度上真实反映了我国慢性咳嗽的情况。但我国幅员辽阔，环境差异显著，且生活饮食习惯也随着近年的经济变化而改变，且前一次全国多中心研究距今已经 10 年，目前慢性咳嗽病因与之前是否有差异，特别是胃食管反流性咳嗽的比例是否会较前升高，是值得进一步探究的问题。

4. 诊断慢性咳嗽首选胸部 X 线片还是胸部 CT 更可靠？

慢性咳嗽是指胸部无器质性疾病引起的长期咳嗽，如肺结核、肺癌等引起咳嗽的常见病因首先应予以排除。从理论上讲，胸部 CT 更能排除此类疾病，包括较为隐匿的支气管扩张症，少见病因如弥漫性泛细支气管炎等在胸部 X 线片上不易发现的病灶。然而目前各国家指南均提出用胸部 X 线片作为诊断慢性咳嗽的首选，主要考虑以下几个原因：①可及性和医疗制度问题。在我国大多数地区，尤其是城市，CT 检查极为普遍，部分城市胸部 CT 平扫价格仅为普通胸部 X 线片的 2 ~ 3 倍，因而此类地区更倾向于使用 CT。而指南则要考虑更多区域，包括更多基层或贫困地区医院，对于 CT 不可及的区域而言，胸部 X 线片则成为诊断慢性咳嗽所必需的手段。当然在欧美地区则可能是由于医疗保障制度，造成更多的医师先行普通胸部 X 线检查。② CT 检查的辐射剂量远高于胸部X线片，有研究者认为近年来肿瘤患病率上升可能与之有关。

当然，部分研究也发现仅用胸部X线片诊断慢性咳嗽可能漏诊部分少见病因，但是是否第一次就诊即行胸部CT检查尚有争议，临床医师可能更多地根据每个患者的个体情况决定。如近2～3个月出现的咳嗽，或者原有慢性咳嗽短期内加重，伴有发热、痰血、消瘦等情况，或有肺癌高危因素等情况，还是建议行胸部CT检查。当然我们坚决反对患者反复进行不必要的CT检查，增加辐射剂量。

5. 过去慢性咳嗽常被诊断为支气管炎或是慢性支气管炎，如何理解2021版咳嗽指南中关于慢性咳嗽的定义?

2021版咳嗽指南中慢性咳嗽是指胸部影像学正常、咳嗽时间超过8周的一类患者，主要是排除了如支气管扩张症、陈旧性肺结核等一系列引起持续咳嗽的疾病。过去由于认识不足，常常误诊为支气管炎、慢性支气管炎，给予大量抗生素治疗，实践证明对慢性咳嗽是无效的。当前按照2021版咳嗽指南推荐的诊疗流程，原来误诊为支气管炎等的病例被明确诊断为咳嗽变异性哮喘、上气道咳嗽综合征、嗜酸性粒细胞性支气管炎、胃食管反流等原因造成的慢性咳嗽，经各自相应的治疗来控制症状，反映了对疾病认识的深入，诊治更加精细化。

6. 未能开展支气管激发试验、诱导痰细胞分类检查等慢性咳嗽相关的实验室检查的医院，如何对慢性咳嗽患者进行病因诊断?

慢性咳嗽的确切病因诊断还是需要靠诱导痰、激发试验等检查的，尤其是对于确诊嗜酸性粒细胞性支气管炎、咳嗽变异性哮喘等。对于目前无法开展的医院而言，也可以通过临床症状、体征及部分可及的辅助检查，结合经验性治疗进行部分明确诊断。如患者明显的鼻塞、流涕、鼻后滴漏等症状，查体发现咽喉壁淋巴滤泡增生，予以抗组胺药联合减充血剂治疗后咳嗽消失，则可诊断为上气道咳嗽综合征；当患者反酸、烧心、进食后咳嗽，予以抗反流治疗后咳嗽消失，则可诊断为胃食管反流性咳嗽；当患者夜间咳嗽明显，肺通气功能显示小气道功能障碍，结合呼出气一氧化氮水平升高，或者是外周血IgE、嗜酸性粒细胞比例升高，则需怀疑咳嗽变异性哮喘，予以抗哮喘治疗咳嗽好转，可以临床诊断，此时不能确诊，也可能是嗜酸性粒细胞性支气管炎或变应性咳嗽。因此没有相关检查，部分病因可通过针对性治疗确立，而部分则只能临床诊断，但同样能解决患者咳嗽症状。

7. 变应性鼻炎患者出现慢性咳嗽，在无法进行支气管激发试验、诱导痰细胞分类检查或呼出气一氧化氮检测的情况下，如何对慢性咳嗽患者进行鉴别诊断？

变应性鼻炎患者出现慢性咳嗽，可能病因包括上气道咳嗽综合征、咳嗽变异性哮喘、嗜酸性粒细胞性支气管炎、变应性咳嗽，不排除合并胃食管反流性咳嗽的可能。在没有办法进行特殊检查情况下，建议按步骤进行诊断性治疗来确定。如第一步予以抗组胺药治疗，咳嗽消失则诊断为上气道咳嗽综合征；如咳嗽无改善，第二步予以糖皮质激素治疗，咳嗽消失，则可能是咳嗽变异性哮喘，也可能是嗜酸性粒细胞性支气管炎或变应性咳嗽；如咳嗽仍无改善，第三步建议抗反流治疗，同样咳嗽消失考虑胃食管反流性咳嗽。如此时咳嗽仍不好转，建议进一步行气管镜、鼻旁窦 CT 等多项检查以明确诊断。

8. 咳嗽喘息患者胸部 CT 有阴影，合并外周血嗜酸性粒细胞水平增高，如何进行鉴别诊断？

胸部存在阴影，如果是既往陈旧性病灶，与咳嗽喘息无关，按照慢性咳嗽的诊断流程进行，考虑到患者有咳嗽和喘息症状，外周血嗜酸性粒细胞水平增高，需要考虑哮喘导致的咳嗽；管腔内病变，如早期肺癌、支气管结核等也可能造成咳嗽伴喘息，需要详细检查明确诊断。而当肺部阴影是新近出现的，则并非慢性咳嗽范畴，结合患者有咳嗽、喘息症状，外周血嗜酸性粒细胞水平增高，则需要与变应性支气管肺曲霉病（ABPA）、嗜酸性肉芽肿性多血管炎（EGPA）、嗜酸性粒细胞性肺炎等疾病进行鉴别，此时需要进行血清 IgE、曲霉特异性 IgE、风湿免疫相关的检查明确诊断。同时还要注意询问患者如果合并发热、消瘦等症状，还需要与肿瘤相关疾病，如淋巴瘤、肺癌等鉴别。

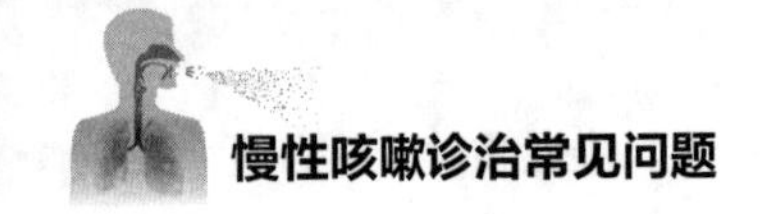

9. 外周血嗜酸性粒细胞、诱导痰嗜酸性粒细胞、呼出气一氧化氮检查，各自对嗜酸性粒细胞性支气管炎和咳嗽变异性哮喘的诊断价值如何？

呼出气一氧化氮是气道炎症的无创检查手段，它与诱导痰嗜酸性粒细胞比例呈中等程度相关，因此2021版咳嗽指南中指出当缺乏诱导痰细胞分类检查时，呼出气一氧化氮检查可作为补充手段，但无法取代，尤其是对于嗜酸性粒细胞性支气管炎的确诊，诱导痰细胞分类检查是必需的。该检查对嗜酸性粒细胞性支气管炎和咳嗽变异性哮喘有一定的诊断价值，多数研究显示，咳嗽变异性哮喘患者呼出气一氧化氮水平（41～61ppb）高于嗜酸性粒细胞性支气管炎患者（31～35ppb），提示两者气道炎症程度有一定差异，但是各研究间临界值差异较大，目前尚不统一，因而对于诊断的意义有限，更重要的价值在于治疗期间的随访管理。当呼出气一氧化氮和外周血嗜酸性粒细胞结果正常及特应质均阴性时，则咳嗽变异性哮喘、嗜酸性粒细胞性支气管炎的可能性较小。也有研究表明，当呼出气一氧化氮增高，联合小气道功能受损，可预测支气管激发试验阳性，可能对咳嗽变异性哮喘有一定诊断价值，但目前尚需更多临床验证。

诱导痰嗜酸性粒细胞水平对于嗜酸性粒细胞性支气管炎诊断是必需的，当< 2.5%时不考虑嗜酸性粒细胞性支气管炎；对于咳嗽变异性哮喘而言，诱导痰嗜酸性粒细胞水平可以不增高，因而诊断意义不大，需要结合肺功能检查和支气管激发试验明确诊断。但是对于治疗的随访管理有明确意义。

外周血嗜酸性粒细胞增高可涉及众多系统的疾病，见于感染性疾病（真菌、寄生虫等感染）、过敏性疾病、自身免疫病、特发性疾病、恶性肿瘤等，影响因素繁多，较难单独用以诊断咳嗽变异性哮喘和嗜酸性粒细胞性支气管炎，目前暂无相关研究证实其对两者的诊断价值，当其与外周血IgE、呼出气一氧化氮等联合应用时，有更好地排除诊断激素敏感性咳嗽的作用。

10. 慢性咳嗽患者呼出气一氧化氮水平很高，但诱导痰嗜酸性粒细胞水平不高，如何诊治？

呼出气一氧化氮是T2气道炎症的标志物，主要产生于气道上皮细胞，为一氧化氮合成酶催化*L*-精氨酸氧化脱氨基产生，与诱导痰嗜酸性粒细胞的水平呈中度正相关。

当两者不一致，呼出气一氧化氮水平高，诱导痰嗜酸性粒细胞水平不高时，按照2021版咳嗽指南中的诊断标准，可除外嗜酸性粒细胞性支气管炎，但不能明确是否为哮喘或变应性鼻炎所致，可在详细询问病史的基础上进一步行肺功能及支气管激发试验、呼出气一氧化氮、皮肤点刺、总IgE和分泌型IgE（SIgE）等检查，明确病因后给予针对性治疗。

11. 心电图和心功能检测在慢性咳嗽病因诊断中的应用如何?

心电图和心功能检测在慢性咳嗽常见病因中应用不多，但对于病因未能明确的慢性咳嗽需要检测。由于部分少见病因如心律失常、慢性心功能不全等也会造成长期咳嗽不愈，此时需要全方位检查明确诊断，包括心脏方面的一系列检查。

12. 2021版咳嗽指南推荐的慢性咳嗽诊断流程中涉及的实验室检查项目，是将流程中的所有辅助检查一次性完成好，还是逐项检查好?

两种策略各有利弊，具体情况具体分析，一般在完成基本检查后，可根据临床表现或者最常见病因选择相应的检查项目逐项检查进行为佳。比如患者咳嗽变异性哮喘可能性大，可优先进行肺功能检查。

13. 慢性咳嗽患者各项咳嗽相关检查未见异常，但患者体型肥胖，有睡眠呼吸暂停症状，如何诊断及处理?

慢性咳嗽患者一旦排除了常见病因，则需要考虑其他少见病因，但是仅仅相关检查未见异常尚不足以完全排除少见病因，尤其是胃食管反流性咳嗽。因而即使相关检查未见异常，仍需要进行经验性治疗，如果仍然无效则需要考虑少见病因。当患者肥胖又有睡眠呼吸暂停的症状时，需要考虑睡眠呼吸暂停低通气综合征导致的慢性咳嗽，建议进行多导睡眠监测来明确，随后经持续气道正压通气（continuous positive airway pressure，CPAP）治疗后咳嗽消失才能证实该诊断是慢性咳嗽的病因。

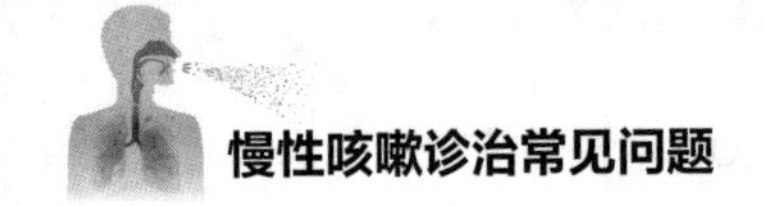

14. 对慢性咳嗽患者直接采用镇咳药物，可以很快缓解咳嗽症状，但容易掩盖咳嗽的真实病因，且停药后易出现咳嗽反复。如何恰当地运用起效明显的镇咳类药物?

镇咳药分为中枢性和外周性两类。中枢性镇咳药又分为依赖性和非依赖性镇咳药，前者为吗啡类生物碱及其衍生物，如可待因，具有十分明显的镇咳作用，由于具有成瘾性，仅在其他治疗无效时短暂使用；后者多为人工合成，如右美沙芬、喷托维林等。外周性镇咳药有那可丁、苯丙哌林等。小部分慢性咳嗽患者应用镇咳药有效，多数慢性咳嗽患者难以用镇咳药物起效，往往需要明确诊断后进行针对性治疗方能控制咳嗽；而病因不明的特发性慢性咳嗽往往缺乏有效镇咳药。当然临床上在等待检查过程中，为临时缓解症状可以给予某些药物部分缓解症状，可考虑中成药甚至可待因等药物短期使用。而可待因、吗啡等药物虽证实有疗效，但存在成瘾等安全性问题，尤其对年老体弱患者，过度抑制咳嗽会造成痰液不易咳出等不良反应，更需谨慎使用。

15. 经验性治疗不需要进行过多的检查而达到止咳效果，但容易造成病因不明而咳嗽反复，如何平衡基于实验室检查的明确病因治疗和经验性治疗?

有条件进行实验室检查，应该尽可能完善检查明确病因，针对性治疗；无条件进行实验室检查，针对可能病因选择经验性治疗；经验性治疗成功与否也能一定程度上指明咳嗽病因的方向，为后续检查缩小范围。针对不同病因经验性治疗 4～5 周无效，一定要进行相关辅助检查明确病因或转诊，以免造成漏诊、误诊而延误治疗。

16. 慢性咳嗽患者痰嗜酸性粒细胞水平很高（例如 > 10%，甚至高达百分之几十），是否提示需要采用高剂量的激素治疗?

慢性咳嗽患者痰嗜酸性粒细胞增多在排除了肺部寄生虫感染、过敏性哮喘、变应性鼻炎等过敏性疾病、某些肿瘤肺部转移、自身免疫病累及肺部和肺源性嗜酸性粒细胞增多症外，可见于嗜酸性粒细胞性支气管炎、咳嗽变异性哮喘等。

这些疾病的治疗不尽相同，所以慢性咳嗽患者痰嗜酸性粒细胞水平很高，提示可能需要采用激素治疗，但应该进一步明确病因，给予针对性治疗。诱导痰嗜酸性粒细胞增高水平与激素初始治疗剂量目前没有证据存在直接相关。

17. 对于慢性顽固性咳嗽患者，胸部 CT 检查无异常，未能进行其他实验室检查（诱导痰细胞分类、肺功能等检查），针对慢性咳嗽各常见病因治疗后均无效，甚至心理方面评估也无异常，这类患者后续如何处理？

根据 2021 版咳嗽指南的流程反复详细询问病史，慢性顽固性咳嗽特点、生活环境、既往史、家族史、过敏史和当下服用药物情况，特别是“普利类”药物，是否由于外因（如环境中存在变应原）和内因（如本身有其他可导致咳嗽的疾病或服用药物）所致慢性顽固性咳嗽。排除常见病因后有条件者进行包括气管镜、增强 CT 等检查，明确是否存在少见病因导致的咳嗽，仍然未发现异常则要考虑难治性咳嗽或者特发性咳嗽，并进行相应处理。

18. 如何避免对慢性咳嗽患者过度用药、进行大包围治疗？

可按照循序渐进的策略进行，针对上气道咳嗽综合征、咳嗽变异性哮喘、嗜酸性粒细胞性支气管炎，先治疗 1 周，怀疑胃食管反流性咳嗽，先治疗至少 2 周，治疗有效则继续，治疗无效则更改治疗方案。建议单个病因逐个治疗，不主张同时针对多个病因一起治疗。

19. 临床上部分咳嗽患者仅表现为频繁说话后咽痒，进而咳嗽，喝水可以缓解咳嗽症状。无其他特异性的临床症状和异常的慢性咳嗽相关的实验室检查结果，且抗哮喘、抗过敏、抗反流等治疗后咳嗽症状均无改善，此类患者应如何诊断及治疗？

咽痒咳嗽多由咽喉受到刺激而造成，属于咽喉部黏膜的慢性炎症，尤其在用嗓过度、食用刺激性食物、疲劳或天气变化时加重，在慢性咳嗽人群中较多见，缺乏特异性。喝水可以缓解咳嗽症状是胃食管反流性咳嗽的临床特征，因为喝水可以冲洗潴留在食管内的胃反流物，减少反流物对食管黏膜的损伤性刺激。如果“无异常的慢性咳嗽相关的实验室检查结果，抗哮喘、抗过敏、抗反流等治疗后无效”，需要考虑难治性胃食管反流性咳嗽的可能，可以考虑进一步的食管反流监测或者按难治性胃食管反流性咳嗽试验性治疗。如果药物剂量、疗程、给药方法均正确，也排除了各种诱因，则需要考虑慢性咳嗽少见病因，如药物性咳嗽、胃食管反流性咳嗽、慢性难治性咳嗽、气管支气管结核等，建议完善相关检查。

治疗可辅助多休息，保证睡眠。可酌情选用具有清热利咽，宽胸润喉功效的中成药治疗。

20. 临床上个别患者咳嗽相关实验室检查结果无异常，咳嗽常见病因治疗不理想，仅痰培养发现白念珠菌，是否考虑白念珠菌感染引起的咳嗽？是否需要针对性治疗？

念珠菌是口咽部与气道常见定植菌，仅痰培养发现白念珠菌，不能因为痰培养阳性考虑白念珠菌感染引起的咳嗽，目前，关于念珠菌阳性是否可作为抗真菌治疗的依据尚不明确，应综合考虑患者的临床症状、各项检测结果等，临床治疗肺部感染患者时不以念珠菌阳性为确诊依据。所以仅痰培养发现白念珠菌，不需要针对性治疗。

真菌相关性慢性咳嗽较为少见，可行气管镜取支气管肺泡灌洗液进行检查，排除污染可能。但是确立真菌感染和慢性咳嗽的因果关系还需抗真菌治疗后咳嗽缓解才能明确。

21. 慢性咳嗽患者仅仅表现为咳黄脓痰，是否需要使用抗菌药？如何选择药物？

咳黄脓痰一般考虑是细菌感染造成的，但需要结合临床其他表现，如发热、呼吸困难、化验白细胞升高等，可给予阿莫西林、头孢类药物治疗，也可根据药敏试验选择抗生素。

如果慢性咳嗽患者仅仅表现为咳黄脓痰，无其他不适，痰量不多，化验不支持细菌感染，可暂不给予抗菌药物治疗，密切观察并给予祛痰治疗，同时进行痰涂片和痰培养，为下一步选择用药提供依据。

22. 慢性咳嗽患者在病因治疗过程中从干咳转为咳白黏痰，是否需要加用抗菌药物及祛痰药？如何选择药物？

慢性咳嗽患者在病因治疗过程中从干咳转为伴咳白黏痰，不需要加用抗菌药物，但如果有痰不易咳出，可加用祛痰药，如氨溴索、溴己新、桉柠蒎等。

23. 部分慢性咳嗽患者，表现为冬季感冒后咳嗽一直不好，天气转冷后持续性咳嗽，实验室检查无异常，服用止咳药、抗菌药、激素等，咳嗽均无改善，但天气回暖后咳嗽可自行缓解，转冷又再发。此类咳嗽患者如何诊断和治疗？

需要明确咳嗽持续时间，是否为慢性咳嗽，如果是慢性咳嗽，按照流程进行诊治；如果是急性、亚急性咳嗽，则不排除冬季气候寒冷，造成呼吸道感染，部分可能为感染后咳嗽。

患者如有吸烟或者职业性粉尘接触史，诊断慢性支气管炎的可能性大。因为慢性支气管炎是由于感染或非感染性因素导致的气管、支气管黏膜及其周围组织的慢性非特异性炎症。

治疗以对症处理为主，包括镇咳、祛痰、平喘等。当患者合并感染时，需要进行抗感染治疗。

若与天气气温明显相关，要注意保暖，有条件者冬季天气转冷可移居南方过冬。

24. 慢性咳嗽经验性诊疗的流程和注意事项有哪些？

（1）慢性咳嗽经验性诊疗的流程

1）建议根据病史推测可能的慢性咳嗽病因并进行相应的治疗：①如患者主要表现为夜间或凌晨刺激性咳嗽，则可先按咳嗽变异性哮喘进行治疗；②咳嗽伴有明显反酸、嗳气、烧心者则考虑胃食管反流性咳嗽的治疗；③如感冒后继发咳嗽迁延不愈，则可按感染后咳嗽进行处理；④咳嗽伴流涕、鼻塞、鼻痒、频繁清喉及鼻后滴漏感者，先按上气道咳嗽综合征进行治疗。

2）建议根据临床特征将慢性咳嗽分为激素敏感性咳嗽（包括咳嗽变异性哮喘、嗜酸性粒细胞性支气管炎及变应性咳嗽）、上气道咳嗽综合征和胃食管

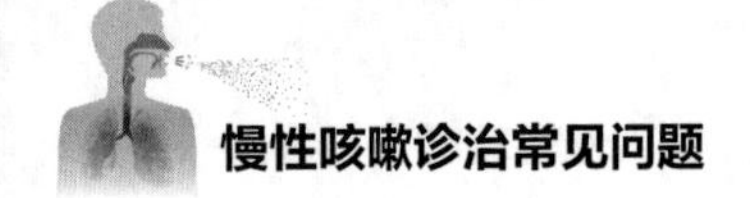

反流性咳嗽进行经验治疗，有利于减少经验性治疗的盲目性，提高经验性治疗的成功率。

（2）慢性咳嗽经验性诊疗的注意事项

1）病史最重要，可为80%的慢性咳嗽病因诊断提供线索，包括耳鼻咽喉和消化系统疾病病史、职业和环境因素暴露史、吸烟史及用药史。

2）根据病史选择有关检查，由简单到复杂。咳嗽变异性哮喘、嗜酸性粒细胞性支气管炎是慢性咳嗽的最常见原因，因此建议将肺功能检查、支气管激发试验和诱导痰细胞分类检查作为慢性咳嗽的一线检查。

3）有条件时，详细进行常见病因的辅助检查，然后诊断性治疗，疗程最短，但花费最大。当条件有限时，根据慢性咳嗽常见病因进行经验性治疗花费较少，但需要较长时间才能控制咳嗽。

4）首先考虑常见病，后考虑少见病。

5）治疗无效时应评估是否诊断错误，治疗力度和时间是否足够，有无影响治疗疗效的因素，如职业或环境暴露因素。

（余　莉　谢　华）

第四章

慢性咳嗽其他病因

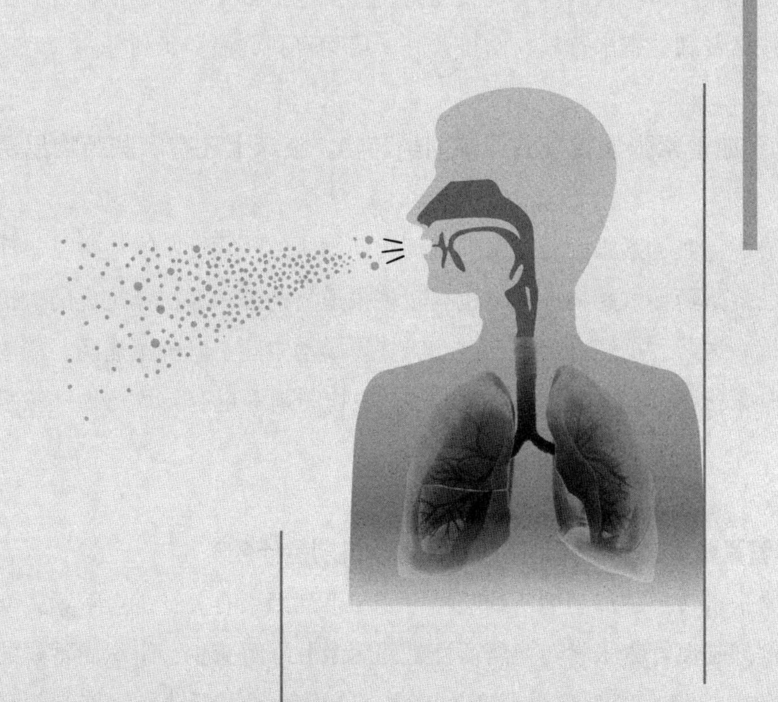

第一节　药物相关性咳嗽

1. 血管紧张素转换酶抑制剂类药物所致咳嗽的比例是多少？临床上常见的血管紧张素转换酶抑制剂类药物有哪些？

血管紧张素转换酶抑制剂类药物所致咳嗽的发生率为 5% ~ 35%。因使用血管紧张素转换酶抑制剂药物种类、国家和地区、种族、性别等不同，血管紧张素转换酶抑制剂类药物所致咳嗽发生率亦存在较大差异。

血管紧张素转换酶抑制剂类药物主要分为三类：第 1 类含巯基，如卡托普利等；第 2 类含膦酰基，如福辛普利等；第 3 类含羧基，如依那普利等。临床上常用的血管紧张素转换酶抑制剂类药物，主要包括卡托普利、依那普利、贝那普利、赖诺普利、雷米普利、西拉普利、培哚普利、福辛普利等。

2. 除了血管紧张素转换酶抑制剂类药物，临床上还有哪些药物易诱发咳嗽？

研究显示，血管紧张素转换酶抑制剂类药物所致药物性咳嗽最常见，而中成药制剂、抗菌药导致药物性咳嗽也有较多报道。此外，非甾体抗炎药、抗精神病药、抗癫痫药、抗病毒药、抑酸药、促胃肠动力药、麻醉镇痛药、糖皮质激素、血管紧张素Ⅱ受体阻滞剂（ARB）、生物制剂等也有导致药物性咳嗽的病例报道。

3. 血管紧张素转换酶抑制剂所致咳嗽的机制是什么？

血管紧张素转换酶抑制剂所致咳嗽可能与下列因素有关：①血管紧张素转换酶抑制剂抑制血管紧张素转换酶活性，使缓激肽降解减少，组织内蓄积的缓激肽刺激肺内细胞 C 纤维感受器产生咳嗽；②血管紧张素转换酶抑制剂激活花生四烯酸通路使前列腺素合成增加，其中前列腺素 E_2 直接刺激 C 纤维感受器引起咳嗽；③血管紧张素转换酶抑制剂激活花生四烯酸通路使血栓素 A_2 合成增加，促进气管收缩致咳嗽；④ P 物质、神经激肽 A 和 B 分别与相应的受体结合导致气道黏膜产生炎症改变及气道平滑肌收缩而致咳嗽；⑤基因多态性，血管紧张素转换酶抑制剂等位基因是发生咳嗽的高危因素。血管紧张素转换酶抑制剂致咳嗽的机制目前尚未完全明确，还需进一步研究证实。

4. 血管紧张素转换酶抑制剂所致咳嗽的特点是什么？

血管紧张素转换酶抑制剂所致咳嗽多为刺激性干咳，夜间多见，但有研究显示约 20% 患者可伴有咳痰及咽干、咽部疼痛等其他药物不良反应。

5. 血管紧张素转换酶抑制剂所致咳嗽一般服药多长时间会出现？如何诊断？

血管紧张素转换酶抑制剂所致咳嗽一般于服药后 1 天至 1 周出现，也有部分患者在数月后才出现咳嗽症状。临床上对血管紧张素转换酶抑制剂所致咳嗽的诊断主要根据下列内容：①咳嗽于服用血管紧张素转换酶抑制剂类药物后出现；②血常规、胸部 X 线片等检查结果未见明显异常；③停用血管紧张素转换酶抑制剂类药物后咳嗽症状减轻或消失。

6. 服用血管紧张素转换酶抑制剂类药物后的慢性咳嗽是否一定就是药物性咳嗽？临床如何判断和验证？

并非所有服用血管紧张素转换酶抑制剂类药物后的慢性咳嗽一定就是药物性咳嗽。血管紧张素转换酶抑制剂类药物所致咳嗽的判断和验证一般基于以下几个方面：

（1）病史：注意询问用药史和个人史，其中用药史方面，应至少追溯 2 周内的用药史，且询问用药史需完整；个人史方面，有研究发现大部分血管紧张素转换酶抑制剂类药物所致咳嗽发生年龄以 41～65 岁多见，66 岁以上人群的发生率反而较低，可能与高血压病患者多于 41～65 岁首次诊断，使用血管紧张素转换酶抑制剂类药物的概率较大有关。

（2）症状：多为刺激性干咳，夜间多见，但约有 20% 患者可伴随咳痰及咽干、咽部疼痛等症状。

（3）体征：心肺查体所见难以解释临床症状。

（4）检查：血常规、胸部X线片等检查结果常常未见明显异常。

（5）治疗经过：停药后咳嗽症状往往可减轻或消失，再次用药后咳嗽症状又可出现。

（6）流行病学调查：患者所使用血管紧张素转换酶抑制剂类药物曾有明确可致药物性咳嗽的病例报道。

（7）个体易感性：患者直系亲属可有使用血管紧张素转换酶抑制剂类药物后出现咳嗽的病史。

7. 血管紧张素转换酶抑制剂所致咳嗽如何治疗？

血管紧张素转换酶抑制剂所致咳嗽的主要治疗方法为停用该药。大部分患者停药后症状减轻或消失，部分患者咳嗽程度较重，可给予对症止咳治疗。

8. 血管紧张素转换酶抑制剂停药多久咳嗽可缓解？

血管紧张素转换酶抑制剂所致咳嗽一般于停药1天至1周内症状可缓解，但少数患者咳嗽消失时间可长达3个月。

（许浦生）

第二节　心理性咳嗽（躯体性咳嗽综合征）

1. 心理性咳嗽的诊断标准是什么？

心理性咳嗽又称为习惯性咳嗽、心因性咳嗽，多合并焦虑、抑郁等心理精神疾病。2015 版 ACCP 咳嗽指南中，建议改称为躯体性咳嗽综合征。值得注意的是，很多非心理性咳嗽的慢性咳嗽患者，由于长期咳嗽亦会导致焦虑、抑郁等心理障碍。目前，心理性咳嗽尚无客观的诊断标准，系排他性诊断。需要排除已知的慢性咳嗽相关病因，如上气道咳嗽综合征、咳嗽变异性哮喘、胃食管反流性咳嗽等，另外还需与短时抽搐性障碍、慢性运动或发声抽动障碍和抽动秽语综合征等相鉴别。

2015 版 ACCP 咳嗽指南中，对心理性咳嗽的诊断提出建议：

（1）儿童或成人无论是否有夜间咳嗽或犬吠样或雁鸣样咳嗽，均不作为心理性咳嗽的诊断或排除诊断标准。

（2）焦虑和 / 或抑郁情绪的存在不再作为心理性咳嗽的诊断标准，因为很多难治性慢性咳嗽的患者在没有得到有效治疗时，可能会出现心理症状的改变。

（3）心理性咳嗽的诊断建议参考《精神障碍与统计诊断手册（第 5 版）》（DSM-5），且治疗方面建议优先使用非药物治疗，并建议精神科或者心理科专科医师参与诊治。

对于持续性的干咳，按照常见慢性咳嗽病因进行治疗无效，胸部 X 线片或 CT 检查、支气管镜等检查正常的患者应考虑心理性咳嗽的可能。

2. 为何用躯体性咳嗽综合征诊断名词取代心理性咳嗽？

心理性咳嗽不只单一和心理因素有关，亦与中枢调节紊乱、焦虑或抑郁等精神因素有关。“心理性咳嗽”的描述倾向精神系统疾病的诊断，在临床上部分患者难以接受。基于《精神障碍与统计诊断手册（第5版）》（DSM-5），“心理性咳嗽”术语已过时且不准确，而躯体感觉障碍与精神系统疾病分类相符合，因此2015版ACCP咳嗽指南建议用“躯体性咳嗽综合征”一词代替“心理性咳嗽”。

3. 心理性咳嗽的治疗方法包括哪些？

目前对于心理性咳嗽的治疗，包括非药物治疗与药物治疗，非药物治疗包括暗示疗法、语言病理治疗和呼吸操锻炼等；非药物治疗效果欠佳时，可进行药物干预，主要以神经调节剂治疗为主，但神经调节药物需注意副作用及患者的配合。伴有焦虑等情绪改变的患者给予神经调节药物治疗时，会自觉患上精神疾病，从而加重心理负担或不愿配合治疗，需要加以心理疏导。

由于心理性咳嗽的诊断缺乏准确性，有关治疗报道较少，一般小儿多见。如果咳嗽一旦控制，症状就可能完全缓解，暗示治疗是主要的治疗方法。此外，自我催眠、言语疗法、行为干涉等都能成功地帮助儿童抑制咳嗽，打破咳嗽刺激循环。对于因心理问题引起咳嗽的患者，治疗时应该考虑进行行为矫正、心理咨询和精神干预。

4. 治疗心理性咳嗽的药物包括哪些？

目前治疗心理性咳嗽的药物主要包括：新型苯二氮䓬类药物，如奥氮平等；5-羟色胺再摄取抑制剂，如艾司西酞普兰、帕罗西汀、氟西汀、盐酸舍曲林等；二环类抗抑郁药，如文拉法辛等。由于这些精神类药物存在一定的副作用，故而需请心理科或者精神科专科医师协助诊疗。

5. 心理性咳嗽的患病率和人群分布特点如何？

心理性咳嗽主要见于小儿及青少年，无性别倾向。但目前尚未有针对普通人群心理性咳嗽的流行病学研究，因此，其总体患病率尚未明确。Riegel等总结既往发表的文献，153名患者中有149名年龄小于18岁。国外文献报道儿童、青少年患者的心理诱因多为渴望被注意、逃避上学、校园人际关系不愉快等。笔者的一项回顾性研究发现成人心理性咳嗽并不罕见，多数成人心理性咳嗽患者存在心理诱因，如家庭关系不和谐、工作压力、疑病等。

6. 心理性咳嗽的临床表现有何特点?

心理性咳嗽儿童患者多于成人，男女均可发病。典型心理性咳嗽患者一般无夜间咳嗽，并且咳嗽呈反复刺耳的犬吠样或雁鸣样、刺激性干咳，症状频发，常伴有清喉音。咳嗽通常与进食、饮水等均无明显关联，发病前常有呼吸道感染病史，患儿对反复的咳嗽似乎并不在意，且在睡眠及注意力分散时咳嗽消失。体格检查、胸部影像学、肺功能等检查无异常，按照慢性咳嗽的常见病因进行治疗无效。成人病例报道很少，但同样具有雁鸣样咳嗽、夜间消失的特点，但也有个别患者存在夜间咳嗽，甚至存在一些异常检查结果，大部分患者伴有情绪沮丧。不同的是，成年患者多合并心理疾病，并且比儿童患者可能有更长的咳嗽病程。

7. 心理性咳嗽的发病原因有哪些？呼吸科医师在门诊诊断此类患者时需注意些什么?

心理性咳嗽的病因目前尚未明确，但普遍认为与情绪、行为有关。文献报道儿童 / 青少年心理性咳嗽很少会伴随精神或心理性疾病，但成年患者合并精神 / 心理性疾病较为常见，包括躯体形式障碍、心理障碍、强迫症及抑郁症等。Bathia 根据《疾病和有关健康问题的国际统计分类（第十次修订版）》（ICD-10）标准对 32 例心理性咳嗽患者的心理诊断情况进行调查，发现 60% 以上患者确诊为精神 / 心理性疾病，包括心境障碍、焦虑抑郁综合征、广泛性焦虑障碍、强迫症、恐怖症、转换障碍、适应障碍与抑郁症。这可能是由于成人面临更多的社会与家庭问题，因此成人心理性咳嗽与精神疾病的发生密切相关。

呼吸科医师在门诊诊断心理性咳嗽，应排除其他病因诱发的咳嗽。对于持续性干咳，按照常见慢性咳嗽病因进行治疗无效，胸部影像学、纤维支气管镜等检查正常的患者应该考虑心理性咳嗽。咳嗽的特征有一定的参考价值，但并非心理性咳嗽的特异性临床表现。需要注意的是，咳嗽除了生理上的痛苦外，亦会带来心理上的负面影响。目前尚不能区分某种精神表现是心理性咳嗽的症状还是咳嗽本身引起的。在治疗方面，建议优先使用非药物治疗，并建议精神科或心理科医师参与诊治。

8. 心理性咳嗽的诊治流程是什么?

心理性咳嗽是非器质性的排除性诊断，目前尚无公认的标准化诊治流程。一般来说，在确诊心理性咳嗽之前，应排除生理性或遗传性疾病诱发的咳嗽，主要包括上气道咳嗽综合征、咳嗽变异性哮喘、短时抽搐性障碍、慢性运动或发声抽动障碍和抽动秽语综合征等。与精神心理专科及物理治疗师的联合诊治可能会提高诊断的准确性并对后续的治疗有帮助。

（赖克方）

第三节 胸部手术后咳嗽

1. 胸部手术后咳嗽发生的比例有多高?

胸部手术后咳嗽是最常见的并发症，国内外报道术后咳嗽发生率在 8% ~ 75%，术后咳嗽持续时间为 37 ~ 358 天，中位数是 178 天，25% 肺癌患者术后有 5 年以上的咳嗽。气管插管手术患者中有 19% 出现术后咳嗽，肺切除术后咳嗽大约占 25%。

2. 胸部手术后患者常出现咳嗽，其机制是什么?

胸外科术后咳嗽的原因主要与外科手术过程有关。胸外科手术主要的操作过程及连锁反应与术后顽固性咳嗽有关。

（1）气管插管全身麻醉操作：气管插管是一种侵入性操作，插管尺寸选择不当、操作手法不娴熟、困难插管、插管后麻醉不稳定致呛咳及气道内或气囊压力过大等，致使气道黏膜受损、环杓关节脱位，以及喉神经麻痹及声门区受压水肿。

（2）肺切除：肺切除术后咳嗽主要的原因考虑是肺 C 纤维的切断、肺叶切除术中牵拉、术后残肺膨胀牵拉、支气管悬挂、膈肌抬高、单侧肺容量的丧失、剩余肺畸形，以上均可以引起咳嗽，其中膈肌抬高、单侧肺容量的丧失可引起胃食管反流症状，例如出现亚临床性胃酸从胃反流到食管，从而引起咳嗽。术后胃食管反流症状与咳嗽呈正相关，有研究证实胃食管反流促进了术后顽固性咳嗽，切断迷走神经后咳嗽敏感性升高及胃食管功能紊乱也是术后咳嗽的重要机制。支气管内缝线或肺袖状切除的患者诊治顽固性咳嗽时需要考虑是否系缝线作为异物而引起的顽固性咳嗽。

（3）纵隔区域淋巴结清扫：胸外科手术中淋巴结清扫或取样容易切断或损伤进入患侧肺的迷走神经分支，肺 C 纤维经常在切断迷走神经时遭受损伤；切除气管及隆突下淋巴结使得气管及支气管周围化学感受器裸露在外，人体活

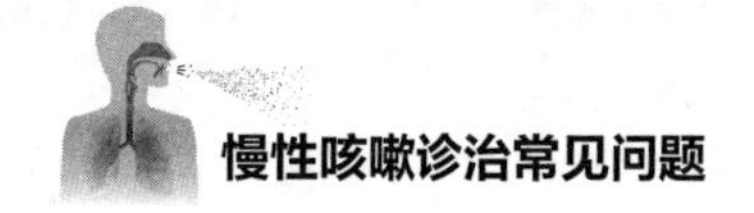

动造成的机械性牵拉和术后胸腔积液中的炎症介质都能刺激到这些感受器，然后通过有髓鞘的 Aδ 纤维传导，能将这些机械性和化学性刺激经迷走神经传入脑干，然后由迷走神经内的运动纤维传出，形成咳嗽反射。

（4）术后疼痛保护性体位及咳嗽：切口疼痛与咳嗽是胸外科术后最常见的两种并发症，切口疼痛源自微创小切口取出肺标本、肋间神经或椎旁阻滞形成血肿、术中器械的杠杆作用挤压肋骨周围神经及关节，从而形成保护性姿势，而咳嗽的反射路径与疼痛的传导路径有交叉，疼痛导致的 C 纤维神经肽的释放和中枢致敏作用促进了呼吸道刺激所引起的术后呼吸道症状。

3. 胸部手术后咳嗽多见于哪些类型的手术？

术后咳嗽多见于肺楔形切除、肺段切除、肺叶切除。

4. 胸部手术后咳嗽的定义是什么？术后多久会出现？

即胸部手术后咳嗽超过 2 周，干咳，但胸部 X 线片结果稳定，且没有上气道咳嗽综合征、哮喘或应用血管紧张素转化酶抑制剂的证据。一般多出现在术后拔除胸腔引流管下床活动后。

5. 胸部手术后咳嗽该如何治疗？

鉴于术后咳嗽与手术操作密切相关，手术中予以预防是关键一步，为了减少插管引起的咳嗽的发生，全身麻醉术前静脉注射地塞米松或利多卡因、氯胺酮漱口、插管上涂抹利多卡因或盐酸丁卡因胶浆、倍他米松或氢化可的松、盐酸苄达明、氟替卡松和利多卡因雾化吸入，1% 地卡因混合地塞米松 5mg 在声门区表面进行喷雾麻醉等。如果条件允许推荐非插管麻醉进行胸外科手术，可利用喉罩、静脉麻醉等减少气道损伤来降低术后咳嗽。对于气管及隆突裸露，可予以填塞淋巴结清扫术后遗留之残腔，隔绝炎症介质对其刺激。

肺组织切除后肺膨胀不全导致的胸腔积液，拟加强运动康复促进肺填满胸腔，避免胸腔积液刺激引起的咳嗽。对于肋间神经或肋骨小关节紊乱引起的患侧肌肉痉挛可以进行低频康复治疗，康复治疗的地位在术后咳嗽中往往被忽视。药物治疗主要是针对气道高敏感性进行治疗，以甲磺司特、酮替芬、孟鲁司特钠、吸入性糖皮质激素、支气管扩张剂等降低气道敏感性药物为主，根据患者是否存在胃反流情况确定是否加上促胃肠动力药及抑酸剂。

6. 胸部手术后咳嗽可能原因包括麻醉刺激气道或电刀之类的器械刺激所致，此类咳嗽应该按什么咳嗽类型来治疗?

无论哪类刺激最终均使气管敏感性升高，临床表现为对冷气流敏感、机械压力或牵拉敏感，治疗以降低气道高反应为核心的药物治疗，以及胸部肌群的低频治疗、恢复患侧促进肺完全膨胀的肺康复训练为关键。

（邱　源）

第四节　咳嗽高敏综合征 / 难治性慢性咳嗽

1. 不明原因慢性咳嗽的比例有多少？

在咳嗽专科门诊中，存在部分慢性咳嗽患者经过系统检查后仍无法明确病因，或依照指南进行规范治疗后咳嗽仍无明显缓解，此类咳嗽亦称为难治性慢性咳嗽。长期以来，国内外关于难治性慢性咳嗽的定义尚未完全统一。“不明原因慢性咳嗽”是由美国胸科医师学会（ACCP）推荐使用的诊断专业术语。此外，近年从神经病理生理角度阐释慢性咳嗽发病机制，提出了“咳嗽高敏综合征”的概念。

目前，国内外难治性慢性咳嗽的流行病学资料较少。国外小样本研究表明，特发性咳嗽或不明原因慢性咳嗽占慢性咳嗽患者的比例分别为 26.0%（英国）、12.0%（美国）。我国的全国多中心慢性咳嗽病因调查显示，不明原因慢性咳嗽占所有慢性咳嗽的比例为 8.4%。不同国家和地区难治性慢性咳嗽比例的差异，可能与不同的慢性咳嗽诊断有关。

2. 咳嗽高敏综合征的定义是什么？如何进行诊断？

欧洲呼吸学会（ERS）于 2014 年提出了咳嗽高敏综合征的概念。此概念的提出用于解释不明原因慢性咳嗽及已知原因的难治性慢性咳嗽，亦强调了神经反射在咳嗽病理生理机制中的重要作用。咳嗽高敏综合征的诊断不仅包括患有难治性慢性咳嗽的患者，还包括对吸入的刺激物，如柠檬酸、辣椒素等反应过敏的其他疾病患者。咳嗽高敏综合征是难治性慢性咳嗽的重要特征，其中难治性慢性咳嗽诊断属于排他性诊断，其诊断需要对慢性咳嗽的潜在病因进行系统性排查，根据患者的病史、实验室检查及经验性治疗来排除已知可能的慢性咳嗽病因，或排除对患者已知的慢性咳嗽病因规范治疗的不利影响因素，最后才能考虑诊断难治性慢性咳嗽。

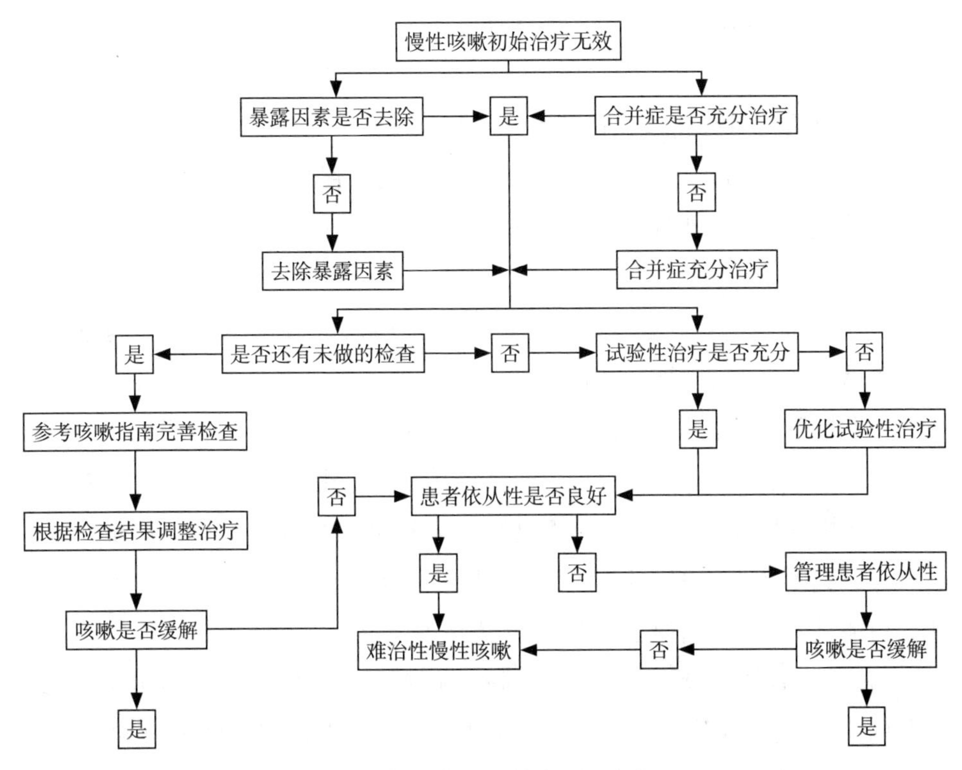

咳嗽高敏综合征 / 难治性慢性咳嗽的诊断流程

3. 不明原因慢性咳嗽和难治性慢性咳嗽有何区别?

目前，存在一部分慢性咳嗽患者在进行了全面检查后病因仍无法明确或经规范治疗后咳嗽症状无明显缓解，我们称为难治性慢性咳嗽。其中包含了已知原因的难治性慢性咳嗽及不明原因的慢性咳嗽。长期以来，国内外关于难治性慢性咳嗽的定义尚未完全统一。早期有学者称为“特发性慢性咳嗽”，美国胸科医师学会推荐使用“不明原因咳嗽”这一概念，意指患者可能存在潜在的咳嗽病因，但以目前的医疗技术条件尚未发现。难治性慢性咳嗽这一诊断名词已被越来越多的指南和文献采用。国内的专家结合国内外文献后，建议难治性慢性咳嗽的定义除咳嗽时长大于 8 周外，还包括：①经过推荐的规范检查和治疗后，原因仍然不明的慢性咳嗽；②经过针对慢性咳嗽已知病因的经验性治疗，咳嗽仍不能缓解的慢性咳嗽；③部分有慢性咳嗽病因的检查证据，但治疗效果差、咳嗽仍持续的慢性咳嗽。值得指出的是，咳嗽敏感性增高是慢性咳嗽，特

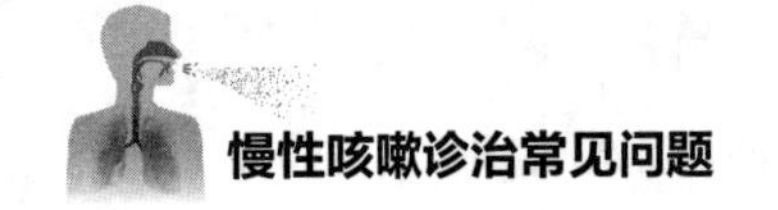

别是难治性慢性咳嗽的主要临床与病理生理学特征。

4. 咳嗽高敏感性的发生机制是什么？

目前普遍认为，咳嗽敏感性增高是难治性慢性咳嗽主要的病理生理学特征，神经源性炎症、神经重塑是咳嗽敏感性增高的重要机制，可以分为外周和中枢机制。

（1）外周机制：气道感觉神经末梢广泛分布于气道上皮之间和基底层，其表面表达多种离子通道，如瞬时受体电位通道蛋白家族受体，以及前列腺素、细胞因子等炎症介质受体。一方面，外界刺激物可以直接作用于气道感觉神经末梢离子通道，诱发咳嗽反射；另一方面，其通过气道炎症间接兴奋气道感觉神经末梢相应受体，进一步促进气道炎症细胞的浸润、活化，从而形成持续气道感觉迷走神经高敏的正向循环。长期的炎症刺激可诱发气道神经重塑现象，可能是引起或维持咳嗽敏感性持续增高的原因。

（2）中枢机制：延髓孤束核是调控咳嗽的重要核团，接收气道感觉神经上传的信号，并将信号整合后进一步传递给大脑高级中枢。此外，延髓三叉神经核群、脑桥呼吸组、中脑导水管周围灰质及大脑皮质高级核团等脑区在咳嗽反射的调节中均起到重要调节作用。中枢神经系统内神经元兴奋性异常、神经营养因子含量增加、抑制性神经递质失调、炎症因子释放等均会影响咳嗽环路的敏感性。

5. 神经调节剂治疗难治性慢性咳嗽的机制是什么？

神经调节剂治疗难治性慢性咳嗽有一定疗效，并得到 2021 版咳嗽指南、2016 版 ACCP 咳嗽指南和 2020 版 ERS 咳嗽指南的推荐，机制主要为抑制敏感性增高的咳嗽中枢。但是，神经调节剂治疗难治性慢性咳嗽属于超说明书用药，使用前需向患者告知并征得患者同意。目前主要有以下几类神经调节剂：

（1）加巴喷丁：结构上与神经递质 γ- 氨基丁酸（GABA）类似，主要通过与钙通道的 α2δ 亚基结合后抑制突触神经递质释放，而非直接通过结合 GABA 受体起作用。

（2）普瑞巴林：普瑞巴林为 GABA 类似物，结构和作用与加巴喷丁相似。

（3）巴氯芬：巴氯芬为GABA受体激动剂，主要通过与GABA受体结合抑制突触神经递质释放，增加食管下括约肌压力，减少酸或非酸反流次数，同时亦具有非特异性镇咳作用。在治疗难治性胃食管反流性咳嗽时，巴氯芬联合质子泵抑制剂可显著改善咳嗽症状及咳嗽敏感性。

6. 咳嗽高敏综合征如何治疗？

基于咳嗽高敏综合征的病理生理学特征，治疗应以重建正常咳嗽敏感性为目的。但目前对咳嗽高敏综合征的治疗选择有限，包括药物治疗手段及非药物治疗手段。①药物治疗：临床研究结果显示神经调节因子类药物加巴喷丁治疗有效，其他药物如阿米替林、巴氯芬、普瑞巴林等亦可选用。②非药物治疗：语言病理治疗，包括患者教育、咳嗽抑制性训练、减少咽喉刺激及心理辅导等，亦称为咳嗽抑制性治疗。咳嗽抑制性治疗在改善患者咳嗽相关生活质量，降低咳嗽敏感性及咳嗽频率方面已显示出一定效果，根据病情可持续3～4个疗程。

7. 不明原因慢性咳嗽如何治疗？

（1）非药物治疗：语言病理治疗，包括患者教育、咳嗽抑制性训练、减少咽喉刺激及心理辅导，又称为咳嗽抑制性治疗。

（2）神经调节治疗：包括已知对神经通路有作用的治疗，如阿米替林、加巴喷丁和吗啡。另外，新型的P2X3受体拮抗剂有望成为新的治疗选择。

（3）其他治疗：埃索美拉唑、红霉素、布洛芬和异丙托品等，尚缺乏有效证据。

此外，已有研究显示，语言病理治疗与神经调节剂结合使用对于患者的症状及生活质量改善显示出更优的效果，而在对于担心副作用或者无法接受神经调节剂治疗的不明原因慢性咳嗽患者，语言病理治疗是一种较好的替代选择。

8. 如何经验性使用加巴喷丁治疗难治性慢性咳嗽？

药物用法推荐从初始以低剂量300mg/d开始，效果不佳时可以在患者可耐受的情况下逐渐递增剂量（每天服用一粒额外的加巴喷丁胶囊300mg，除非患者的咳嗽症状完全停止或无法忍受药物所带来的副作用），最大可耐受剂量达

1 800mg/d（每天分 2 ~ 3 次口服），根据患者的疗效与不良反应决定具体剂量。药物停用过程也需要逐步递减剂量。

此外值得注意的是，加巴喷丁治疗难治性慢性咳嗽的最佳剂量、疗程、长期安全性及治疗后的复发率等问题尚有待进一步探索。

9. 神经调节剂有哪些？

（1）GABA 衍生物：加巴喷丁。

（2）GABA 类似物：普瑞巴林。

（3）GABA（B）受体激动剂：巴氯芬。

（4）三环类抗抑郁药：阿米替林。

（5）阿片类药物：吗啡（中枢性镇咳剂）、曲马多。

（6）正在研发中的药物：P2X3 受体拮抗剂、NK-1 受体拮抗剂、α7 尼古丁受体（nAChR）激动剂。

10. 加巴喷丁、巴氯芬等神经调节剂在治疗难治性慢性咳嗽方面有什么差别？是否存在治疗有效性的预测指标？

（1）存在差别。

1）作用机制：加巴喷丁是中枢神经递质 γ- 氨基丁酸的亲脂性类似物，可以通过血脑屏障，通过与中枢电压依赖性钙通道的 α2δ 亚基结合，抑制神经递质如兴奋性递质 P 物质的释放，从而发挥镇咳作用。此外，它可能还抑制了咳嗽中枢的 N- 甲基 -D- 天冬氨酸受体（NMDAR）。

普瑞巴林与加巴喷丁有相似的结构，也是作用于中枢神经系统的钙离子通道，从而抑制神经递质如谷氨酸、去甲肾上腺素及 P 物质的释放。

巴氯芬具有非特异性的镇咳作用，同时可增加食管下括约肌压力，减少反流次数。Dong 等完成的随机对照试验比较加巴喷丁与巴氯芬治疗难治性胃食管反流性咳嗽后，发现两者疗效相似而巴氯芬的副作用更多，故加巴喷丁是较为合适的治疗选择。

2）药物剂量：加巴喷丁对钙离子通道的特异性不高，在治疗难治性慢性咳嗽时其有效剂量较大，最大耐受剂量为 1 800mg/d；普瑞巴林用于治疗难治性慢性咳嗽时最大耐受剂量为300mg/d；而巴氯芬多作为胃食管反流性咳嗽阶梯治疗的一部分，推荐剂量从30mg/d的起始剂量逐渐增加至60mg/d。

3）停药后表现：Ryan等发现用加巴喷丁治疗难治性慢性咳嗽患者，停药后患者咳嗽症状很快恢复到治疗前水平。Vertigan等发现在停用普瑞巴林4周后，患者的症状未发生恶化。

（2）疗效指标：莱切斯特咳嗽问卷（LCQ）评分可评估患者咳嗽特异性生活质量，视觉模拟评分（visual analogue scale，VAS）可评估患者咳嗽的严重程度，动态咳嗽监测仪可监测患者的咳嗽频率。相关的临床研究结果提示，存在声带功能障碍或Hull气道反流问卷（HARQ）评分（≥21.50分）可能有助于筛查对加巴喷丁治疗有效的患者。当使用巴氯芬治疗胃食管反流性咳嗽时，食管下括约肌压力（LESP）及食管下括约肌长度（LESL）可用于筛选适合治疗的难治性胃食管反流性咳嗽患者。

11. 治疗难治性慢性咳嗽的药物有哪些？

（1）对病因明确的难治性慢性咳嗽患者，建议采用所有针对病因的治疗措施来缓解咳嗽症状。如了解咳嗽变异性哮喘及变应性咳嗽的变应原接触情况等，在此基础上给予足够的药物治疗剂量和疗程，并确保患者对治疗的依从性。胃食管反流性咳嗽患者，在常规剂量抗酸治疗无效的基础上，可用加强剂量的抗酸治疗。经上述强化治疗，相当部分患者的“顽固性”咳嗽均可得到控制或改善。

（2）对病因不明的难治性慢性咳嗽患者，建议采用以下药物和方法治疗：

1）神经调节剂：GABA衍生物，如加巴喷丁；GABA类似物，如普瑞巴林；GABA（B）受体激动剂，如巴氯芬；三环类抗抑郁药，如阿米替林。

2）其他止咳药物：阿片类药物，如吗啡（中枢性镇咳剂）、可待因、利多卡因。

3）正在研发中的药物：P2X3受体拮抗剂、NK-1受体拮抗剂、α7尼古丁受体激动剂。

4）中医中药：难治性慢性咳嗽在中医属于“顽咳”的范畴，中医中药治疗慢性咳嗽有悠久的历史与宝贵的经验，亦有众多的方剂，但尚需更多的循证医学研究证实。

12. 治疗难治性慢性咳嗽的非药物手段有哪些?

语言病理治疗是一种有效改善难治性慢性咳嗽患者咳嗽症状的非药物治疗方式，主要包含患者教育、咳嗽抑制训练、减少咽喉刺激和心理辅导四部分。根据病情需要，治疗可以持续 3 ~ 4 个疗程。

（1）患者教育：主要让患者了解语言病理治疗的目的及原理，提高患者参与治疗的积极性。向患者解释何为咳嗽高敏感性、何为咽部异常运动，让患者认识到持续反复咳嗽不利于身心健康，但咳嗽是可以主观控制的。

（2）咳嗽抑制训练：包括引导患者调整呼吸方式，促进呼吸和发声之间的有效气流交换来减少咳嗽发生。指导患者感知咳嗽的感觉，并学会利用非咳嗽的方式来中断咳嗽行为。根据患者掌握程度为患者进行咳嗽症状控制练习。

（3）减少咽喉刺激：如告知患者少喝酒、不饱食、多饮水，学会用鼻子呼吸，避免咽喉错误发声等。

（4）心理辅导：向患者提供心理辅导，树立治疗目标并鼓励患者继续坚持治疗，排除心理压力，让患者了解情绪也是诱发咳嗽的原因。

13. 使用神经调节剂治疗难治性慢性咳嗽要注意哪些问题?

神经调节剂治疗难治性慢性咳嗽属于超说明书用药，使用前需向患者告知并征得其同意。作为新兴的难治性慢性咳嗽的治疗药物，神经调节剂的适应证、剂量、疗程、远期疗效和不良反应方面的研究资料非常有限。部分对当前神经调节剂的治疗不起反应，且无法耐受药物不良反应的患者，需及时更换另一种神经调节剂或选择或加用非药物治疗。此外，由于神经调节剂存在耐药性和依赖性，需要在治疗 6 个月时进行风险 - 收益评估，考虑药物是否减量的问题。

14. 各种神经调节剂的疗效有何差别？临床如何选择?

对于间质性肺疾病相关、阿诺德神经反射性咳嗽（Arnold’s nerve cough reflex）或不明原因的难治性慢性咳嗽患者可考虑使用加巴喷丁治疗。对于喉部感觉神经病变引起的难治性慢性咳嗽，阿米替林和普瑞巴林可能有效，且耐受性也较加巴喷丁更好。难治性胃食管反流性咳嗽患者使用加巴喷丁或巴氯芬治疗效果相当，但前者不良反应更小。部分对当前神经调节剂的治疗不起反应，且无法耐受药物不良反应的患者，需及时更换另一种神经调节剂或选择或加用非药物治疗。此外，语言病理治疗可以联合神经调节剂，以提供更长持续时间的更强的治疗反应，改善患者症状及生活质量。

15. 神经调节剂治疗难治性慢性咳嗽的疗程如何制订？

（1）加巴喷丁：目前缺乏统一的加巴喷丁疗程，现有研究的疗程为 4 ~ 12 周。剂量方面，没有加巴喷丁禁忌证的患者可以从 300mg/d 开始；在耐受的情况下，每天可以增加额外的剂量，依次递增，最高可耐受 1 800mg/d，分 2 次或 3 次给予口服。临床决策中需要在治疗后第 6 个月重新评估该药物给患者带来的风险 - 收益比，调整用药剂量。

（2）普瑞巴林：以 50 ~ 75mg/d 作为初始剂量，后续每 2 天增加 1 次剂量（每次增加 75mg）直至最大治疗剂量（300mg/d，每天 2 次或每天 3 次），停药过程则采取剂量逐步递减的方式（每 2 天减 1 次，每次 75mg）。

（3）巴氯芬：推荐从 10mg/ 次，每天 3 次逐渐增加剂量至 20mg/ 次，每天 3 次，疗程 8 周。

（4）阿米替林：睡前 10mg/d，连续服用 10 天，具有较好的疗效。

16. 神经调节剂可以治愈难治性慢性咳嗽吗？

现有研究结果显示，神经调节剂短期可有效治疗难治性慢性咳嗽，其中普瑞巴林、阿米替林和巴氯芬在停药后患者仍有获益。存在中枢致敏和运动或感觉神经病变的患者，加巴喷丁和阿米替林的治疗效果可能更好，但是长期的疗效及获益仍需要更多的研究。不同的神经调节剂治疗难治性慢性咳嗽的效果并不一致，且存在相应的副作用，当患者对某一神经调节剂效果不佳时，可尝试换用另一种神经调节剂或选择或加用非药物治疗。目前新的有前景的治疗药物（P2X3 抑制剂）正处于临床研究中。

17. 加巴喷丁治疗难治性慢性咳嗽的疗效如何？

对于难治性慢性咳嗽患者，加巴喷丁是首选治疗的神经调节剂。2005 年一项研究，对 28 例慢性咳嗽患者使用加巴喷丁 4 周后，咳嗽症状改善，总改善率为 68%，其中有喉上或喉返神经病变的患者改善率达 80%。2012 年一项随机、双盲、安慰剂对照研究显示，加巴喷丁治疗在改善难治性咳嗽患者的症状及生活质量方面相比于安慰剂组效果更佳。但在停药后，患者咳嗽症状很快恢复到治疗前水平。另有一项回顾性研究结果显示，经加巴喷丁（600mg/ 次，2 次 /d）治疗后有过半数（20/35）的难治性咳嗽患者的咳嗽症状得到了改善，其中治疗前咳嗽严重程度评分高的和有气道感染病史的患者治疗效果更好。

18. 加巴喷丁的副作用有哪些？使用时要注意哪些问题？

加巴喷丁是神经递质 γ- 氨基丁酸的亲脂结构类似物，可透过血脑屏障发挥中枢作用，可能导致中枢神经系统副作用的发生，其主要的不良反应有嗜睡、头晕或头痛、共济失调、疲劳、体重增加、眼球震颤、复视、恶心呕吐和鼻炎，但均较轻微，持续时间短，且症状随治疗时间的延长或药物剂量减少而逐渐减轻。此外，在国外应用时，有出现横纹肌溶解或急性肾功能不全的罕见严重不良反应。加巴喷丁从小剂量开始逐渐增加剂量，可以减少不良反应的发生频率或降低其严重程度，进而提高患者对治疗药物的耐受性。

（陈 哲 王 刚）

第五节　其他慢性咳嗽病因

1. “慢性咳嗽”能否直接作为咳嗽的病因诊断？

“慢性咳嗽”不能直接作为咳嗽的病因诊断。根据咳嗽持续时间将咳嗽分为急性咳嗽、亚急性咳嗽和慢性咳嗽。急性咳嗽持续 < 3 周，最常见的病因为普通感冒、急性气管支气管炎。亚急性咳嗽持续时间为 3 ~ 8 周，感染后咳嗽是亚急性咳嗽尤为常见的病因。慢性咳嗽持续超过 8 周。

临床上通常将慢性咳嗽定义为以咳嗽为唯一症状或主要症状，持续时间超过 8 周、胸部 X 线或 CT 检查无明显异常者。慢性咳嗽最常见的病因是上气道咳嗽综合征（UACS）、咳嗽变异性哮喘（CVA）和胃食管反流性咳嗽（GERC）、嗜酸性粒细胞性支气管炎（EB）。

2. 胸部 CT 是否可以代替胸部 X 线片进行慢性咳嗽筛查？CT 的筛查价值是不是更大？

对于慢性咳嗽患者，指南均建议首选胸部 X 线检查，操作简单，价格便宜，可及性好，可以大致排除胸部影像异常者，但在临床应用中存在一定局限性。复诊慢性咳嗽患者或者临床医师认为必要的场合，可以选择胸部 CT 检查。在某些疾病早期，如早期的肺癌、间质性肺疾病早期等，由于病变较小或者较微细，胸部 X 线片显示不够清晰。且胸部 CT 检查有助于发现纵隔前后肺部病变、肺内小结节，气管支气管壁增厚、钙化、结石，气管狭窄、纵隔淋巴结肿大等，另外，对于一些胸部 X 线检查不易发现的病变，如复发性多软骨炎、支气管异物等少见的慢性咳嗽病因有重要的诊断价值。

3. 慢性支气管炎的定义是什么？如何与慢性咳嗽鉴别诊断？

慢性支气管炎是气管、支气管黏膜及周围组织的慢性非特异性炎症。临床以咳嗽、咳痰为主要症状，或有喘息，每年发病持续至少 3 个月，连续 2 年或

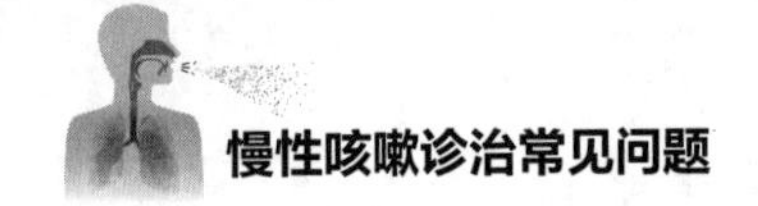

2年以上，并排除其他具有咳嗽、咳痰、喘息症状的疾病（如肺结核、肺尘埃沉着病、肺脓肿、心脏病、心功能不全、支气管扩张、哮喘、慢性鼻咽炎、胃食管反流等）。

需通过详细的病史询问、体格检查及相应的辅助检查（胸部CT、肺功能等）与其他慢性咳嗽，如上气道咳嗽综合征、咳嗽变异性哮喘、嗜酸性粒细胞性支气管炎、胃食管反流性咳嗽等相鉴别。

4. 慢性支气管炎患者的咳嗽如何处理？

慢性支气管炎患者轻度咳嗽不需要镇咳治疗。严重咳嗽，如剧烈干咳或频繁咳嗽影响休息和睡眠时，可适当镇咳祛痰治疗，可使用复方甘草合剂或复方氯化铵合剂。慢性支气管炎患者出现咳嗽多考虑急性发作。研究表明慢性支气管炎急性发作多为流感嗜血杆菌、卡他莫拉菌、肺炎球菌、肺炎克雷伯菌、铜绿假单胞菌和不动杆菌感染，有时候非典型病原体如支原体、衣原体感染也比较常见，应根据当地细菌耐药情况选择抗菌药物。有效抗生素治疗可缓解咳嗽症状。

5. 支气管扩张症的临床表现有哪些？如何进行诊断？

支气管扩张症典型临床表现为慢性或反复咳嗽、咳大量脓痰和/或反复间断咯血，常合并慢性鼻窦炎。

根据反复咳脓痰、咯血病史和既往呼吸道感染病史，X线检查或高分辨率CT（HRCT）显示支气管扩张的异常影像学改变，即可明确诊断为支气管扩张症。诊断支气管扩张症的患者还应进一步仔细询问既往史、评估原发病或其他基础疾病、根据病情完善相关检查以明确病因诊断。

6. 支气管扩张症患者仅表现为顽固性干咳如何处理？

镇咳药物分为中枢性镇咳药物和外周性镇咳药物。中枢性镇咳药物包括可待因、福尔可定、右美沙芬、喷托维林等。外周性镇咳药物包括那可丁、苯佐那酯、苯丙哌林、复方甘草片等。支气管扩张症患者仅表现为顽固性干咳者可考虑予以右美沙芬、那可丁或其复合制剂、复方甘草片等镇咳药物。合并感染时，可使用抗生素治疗。

7. 支气管扩张症患者咳嗽、咳痰严重，如何选择镇咳祛痰药？

支气管扩张症患者咳嗽有助于痰液排出，改善气道阻塞症状。轻微咳嗽不建议使用镇咳药物，剧烈咳嗽影响休息时可适当使用作用较缓和的镇咳药物，如复方甘草合剂或复方氯化铵合剂。

祛痰药物包括高渗制剂（如生理盐水、甘露醇），黏液溶解剂（如口服或雾化用乙酰半胱氨酸、桉柠蒎等），黏液动力剂（如氨溴索口服及雾化剂），黏液调节剂（如福多司坦等）。严重咳嗽、咳痰患者建议长期使用一种祛痰药或联合使用不同类型的祛痰药。为改善黏液纤毛清除功能和排痰作用，咳痰严重的支气管扩张症患者可在吸入支气管舒张剂后，再吸入祛痰药物。

8. 支气管扩张症合并哮喘或气道高反应性的患者，应如何考虑用药？

对于支气管扩张症合并哮喘或气道高反应性患者的治疗，应根据两者的病理特点与发病机制，实施两种疾病兼顾的治疗方案。建议在抗感染基础上联合应用吸入性糖皮质激素和支气管扩张剂（长效β受体激动剂或长效抗胆碱药物），以及抗组胺药物和祛痰药物。抗感染治疗应以抗革兰氏阴性杆菌为主。

9. 特发性肺纤维化引起的咳嗽所占比例是多少？其咳嗽有何特点？

咳嗽是特发性肺纤维化常见的临床症状，73% ~ 86% 患者存在慢性刺激性咳嗽。特发性肺纤维化引起的咳嗽多为持续性干咳，或咳少量黏液痰，继发感染时出现黏液脓性痰或脓痰，偶见血痰，以日间症状为甚，常伴有渐进性加重的劳力性呼吸困难。特发性肺纤维化引起的咳嗽对传统止咳药物疗效欠佳。

10. 如何治疗特发性肺纤维化引起的咳嗽？

咳嗽是影响特发性肺纤维化患者生活质量的主要症状，然而其对药物治疗效果欠佳。特发性肺纤维化病变本身是引起咳嗽的主要原因，因此治疗原发病是治疗特发性肺纤维化引起的咳嗽的主要方面。糖皮质激素、α干扰素和沙利度胺可缓解咳嗽症状。特发性肺纤维化患者常合并引起慢性咳嗽的其他因素，如上气道咳嗽综合征、慢性阻塞性肺疾病和胃食管反流性咳嗽、嗜酸性粒细胞性支气管炎等。针对合并症的治疗有利于控制特发性肺纤维化患者咳嗽症状。部分患者可考虑予以镇咳药物，如苯佐那酯和可待因等，或神经因子调节剂加巴喷丁。

11. 肺癌咳嗽的发生率如何？咳嗽有什么特点？

咳嗽常为中央型肺癌的早期症状和常见症状，其发生率为25%～86%。肺癌咳嗽多为持续性，呈高调金属音性咳嗽或刺激性呛咳。中央型肺癌患者咳嗽常为无痰或少痰的刺激性干咳，或有少量泡沫状黏痰，有时带血丝。肿瘤引起支气管狭窄后咳嗽可加重。周围型肺癌多发生在终末小支气管，患者早期很少有咳嗽的症状。

12. 肺癌咳嗽的发生机制是什么？

《2016 CHEST 指南：成人肺癌患者咳嗽的对症治疗》指出肺癌咳嗽发生的机制包括两个方面。一方面为原发肿瘤本身的浸润或阻塞中央大气道（咳嗽感受器分布密集）引起的咳嗽。另一方面为非原发肿瘤所致的咳嗽，包括肿瘤局部扩张引起的胸腔积液或心包积液、肺不张、感染、食管气管瘘、癌性淋巴管炎、上腔静脉压迫综合征等，以及合并引起其他慢性咳嗽的疾病，如胃食管反流病、慢性阻塞性肺疾病或慢性心力衰竭加重和肿瘤放疗后诱发的咳嗽。

13. 肺癌咳嗽患者是否需要镇咳治疗？如何选择用药？

肺癌患者轻度咳嗽不需要进行镇咳治疗，但剧烈干咳或频繁咳嗽影响休息和睡眠时，则可适当给予镇咳治疗。根据《2016 CHEST 指南：成人肺癌患者咳嗽的对症治疗》建议，应先根据已发表的循证管理指南进行综合评估，明确患者咳嗽相关原因并启动相应治疗。对于经过抗肿瘤治疗后仍有咳嗽的患者，建议将咳嗽抑制训练替代药物治疗或与药物治疗联合应用。由局限在气管内的病变引发的咳嗽，但不适合手术、化疗或体外放射治疗者，建议有条件的机构，选择适合的患者进行支气管内近距离放射治疗。

需要药物治疗的患者，建议先试用作用缓和的镇咳药。如果上述缓和制剂无效，建议改用阿片类药物，并调整剂量，使其副作用在可接受范围内。对于阿片类药物耐药性咳嗽，建议采用外周性镇咳药，如左羟丙哌嗪、莫吉司坦、左旋氯哌丁或色甘酸钠。如果阿片类药物或外周性镇咳药均无效，建议试用局部麻醉药，包括雾化吸入利多卡因、布比卡因或苯佐那酯。

14. 阻塞性睡眠呼吸暂停引起慢性咳嗽的比例是多少？机制是什么？

比例超过30%。可能的机制如下：

（1）胃食管反流：阻塞性睡眠呼吸暂停时胸腔内负压增加，影响包括食管在内的多种胸腔内结构，可能影响食管下括约肌功能，从而加重胃食管反流。研究表明，超过半数阻塞性睡眠呼吸暂停患者合并胃食管反流，而正压通气治疗可改善胃食管反流，从而缓解咳嗽。

（2）上气道和喉部损伤：阻塞性睡眠呼吸暂停导致咽和喉上区域反复塌陷，导致软腭、腭垂和喉上软组织水肿和炎症，从而引起咳嗽高敏感性。此外，阻塞性睡眠呼吸暂停患者还可合并声带感觉神经病变，也可引起咳嗽症状。

（3）加重气道炎症：阻塞性睡眠呼吸暂停患者下呼吸道炎症水平升高，加重哮喘、慢性阻塞性肺疾病等气道疾病的程度，从而加重咳嗽症状。

（4）增加呼吸道感染风险：阻塞性睡眠呼吸暂停患者睡眠不足，导致呼吸道感染风险增加，病程延长，故容易导致咳嗽迁延不愈。

15. 阻塞性睡眠呼吸暂停引起的咳嗽与上气道咳嗽综合征的咳嗽机制是否相同？

上气道咳嗽综合征的基础病因包括鼻炎、鼻窦炎、慢性咽喉炎、慢性扁桃体炎等。上气道分泌物倒流至鼻后和咽喉等部位，直接或间接刺激喉黏膜的咳嗽感受器，或咽喉部疾病引起喉咳嗽高敏感性，从而诱发咳嗽。而阻塞性睡眠呼吸暂停引起咳嗽的机制较为复杂，与上气道相关的机制主要为阻塞性睡眠呼吸暂停时咽和喉上区域反复塌陷而导致局部组织水肿和炎症，引起咳嗽敏感性增强。此外，胃食管反流、下气道炎症反应、睡眠不足导致感染风险增加等也是阻塞性睡眠呼吸暂停引起咳嗽的重要机制。

16. 非结核分枝杆菌感染与慢性咳嗽有无关系？

非结核分枝杆菌（nontuberculous mycobacterial，NTM）是指除结核分枝杆菌复合群和麻风分枝杆菌以外的一大类分枝杆菌总称。肺部是 NTM 最常累及的部位，占到 70% ~ 80%。NTM 感染与慢性咳嗽的关系概述如下：

（1）慢性咳嗽是 NTM 肺病的常见症状。NTM 肺病多为慢性病程，慢性咳嗽、咳痰是其常见症状。约 4% 慢性咳嗽患者的病因为支气管扩张，而多灶性支气管扩张常由慢性下呼吸道鸟分枝杆菌复合体感染引起。

（2）慢性咳嗽的基础疾病与 NTM 易感性升高相关。支气管扩张、慢性阻塞性肺疾病、囊性纤维化、肺尘埃沉着病、肺结核、变应性支气管肺曲霉病、胸部肿瘤等肺部基础疾病是 NTM 感染的危险因素。此外，胃食管反流病患者也更易感染 NTM。而这些疾病，也是引起慢性咳嗽的主要病因。慢性咳嗽的治疗涉及吸入性糖皮质激素、质子泵抑制剂等药物，这些药物的使用也与 NTM 病的患病风险升高相关。

17. 什么叫咳嗽晕厥综合征？

咳嗽晕厥（cough syncope）综合征是由 Chareot 于 1876 年报道而命名的一种良性综合征，属于情境性或反射性晕厥。它是由于剧烈咳嗽引起的一过性脑灌注不足，其特征为阵发性咳嗽、面部充血、发绀和意识丧失，通常在几秒内出现，随后迅速恢复而不留后遗症。咳嗽晕厥综合征好发于体型肥胖的中老年男性，常伴有阻塞性气道疾病。该症状发生迅速且不可预测，临床上常因晕厥而意外摔倒导致严重伤残，因此应引起临床医师的重视，并注意鉴别。

18. 咳嗽晕厥综合征的发生率如何？

咳嗽晕厥综合征在临床上较少见。有文献报道成人患者占所有晕厥病例的 2.6%（0.9% ~ 4.2%），其中男女比例为（10 ~ 12）：1。该疾病有明显的性别差异，有学者认为可能与男性咳嗽有力、迷走神经对刺激反应过度敏感有关。

19. 咳嗽晕厥综合征的发生机制是什么？

咳嗽晕厥综合征的发生机制尚未完全清楚，目前认为其可能涉及以下一种或多种机制：①持续剧烈咳嗽引起胸腔内压力升高，静脉回心血量及心输出量减少，导致脑血流灌注不足和意识丧失。②胸腹腔内压力快速升高，引起颅内压升高，直接压迫颅内动静脉使其脑血流暂时性中断；颅内压急剧增高亦可引起脑神经细胞除极，诱发脑震荡样效应。③急性剧烈咳嗽时，胸腔内压快速增加刺激颈动脉窦使其反应过度；或引起血管迷走神经兴奋，导致静脉回流障碍，心输出量减少。

20. 咳嗽晕厥综合征患者应如何抢救？

症状发生时，应立即协助患者平卧，松解患者衣服纽扣、领带，并将头偏向一侧，以免舌根后坠或者痰液堵塞气道。待症状缓解后，按需服用含有可待因的镇咳药，避免频繁剧咳致胸腔内压骤升再次发生晕厥。此外，应做好宣教工作，消除患者恐慌心理，特别要提醒患者及家属当发生剧烈咳嗽时要坐下或找一个依靠的地方，避免晕厥发生时摔倒而受伤等次生损害，预先做好安全保护措施。

21. 咳嗽晕厥综合征患者有何预防措施？

咳嗽晕厥综合征反复和不可预测性发作可能导致头部外伤和骨折。因此，最主要的治疗策略是积极治疗原发病，预防剧烈咳嗽的发生。第一，消除咳嗽。除了按需服用有效镇咳药控制咳嗽外，要积极寻找咳嗽病因，针对病因治疗，如慢性阻塞性肺疾病、哮喘、急慢性支气管炎、胃食管反流等，要根据咳嗽的病因，提供针对性治疗，并在治疗过程中注意优化止咳方案，对于部分难治性不明原因的咳嗽，必要时要给予神经抑制剂治疗。第二，改变用力咳嗽的习惯。感觉咽喉发痒时，可发长的“吭”音，减轻咽部刺激以控制咳嗽；或咳嗽时尽快进行减压动作，及时弯腰、坐下或平躺，这样可使肺容量减少，减轻呼气肌的力量；同时，坐下或平躺可以预防晕厥发生时摔倒。第三，要避免诱发因素。嘱患者戒烟、减重，同时注意预防上呼吸道感染。对于频繁咳嗽晕厥而尚未控制者，应避免驾车、操作机械、飞行等高危作业。

22. 气管支气管结核常见吗？有什么临床表现？

气管支气管结核在国内慢性咳嗽患者中并不罕见，多数合并肺结核，也有不少为单纯性支气管结核。气管支气管结核的主要症状为慢性咳嗽，可伴低热、盗汗、消瘦等结核中毒症状，部分患者仅有咳嗽症状。体格检查有时可闻及局限性吸气相干啰音。胸部X线片无明显异常改变，因此临床上容易误诊及漏诊。怀疑气管支气管结核时要做胸部CT检查，必要时做纤维支气管镜检查。

23. 气管支气管结核的定义是什么？如何诊断？

气管支气管结核是指发生在气管、支气管的黏膜、黏膜下层、平滑肌、软骨及外膜的结核病，是肺结核的一种特殊类型。

对怀疑气管支气管结核的患者应首先进行痰涂片找抗酸杆菌并进行痰结核分枝杆菌培养。胸部X线片的直接征象不多，可发现气管、主支气管的管壁增厚、管腔狭窄或阻塞等病变。CT检查（特别是高分辨率CT）显示支气管病变征象较胸部X线片更为敏感，尤其能显示叶以下支气管的病变，可间接提示诊断。支气管镜检查是确诊气管支气管结核的主要手段，镜下常规刷检和组织活检阳性率高。

24. 气管支气管结核如何治疗？

气管支气管结核的综合治疗包括非介入治疗及介入治疗。非介入治疗主要包括抗结核药物化学治疗、应用糖皮质激素、外科手术及营养支持等。介入治疗主要包括局部给药术、机械清除术、球囊扩张术、冷冻术、热消融术及支架置入术等，必须在抗结核药物全身化学治疗的基础上实施。治疗的重点在于预防，治愈由结核引起的中心气道狭窄、闭塞、软化及由此导致的气道引流不畅、肺不张等，并纠正肺通气功能不良、呼吸衰竭等。

25. 吸烟导致咳嗽的机制与治疗如何？

国外近年来基于社区流行病学调查发现，吸烟可以导致咳嗽，虽有个别研究发现吸烟可以提高成人辣椒素咳嗽敏感度，但大部分研究显示吸烟因分泌物覆盖咳嗽感受器，降低辣椒素咳嗽敏感性。戒烟后咳嗽会明显减轻，但咳嗽敏感性增加。多项研究也表明，吸烟环境与儿童咳嗽、呼吸道感染、哮喘均有关。国内呼吸界老前辈穆魁津、丁东杰等早在20世纪80年代就观察研究被动吸烟对人肺功能和小气道的损害作用，发现父母吸烟明显增加儿童呼吸道症状包括咳嗽的发生率。国外20年前由美国国家环境卫生科学研究所与新加坡国立大学联合进行的一项早期被动吸烟影响后来患呼吸系统疾病包括慢性咳嗽的大型研究，通过调查35 000名非吸烟成年人（新加坡籍华人）发现，幼年时期和吸烟者生活在一起，以后出现慢性咳嗽等呼吸问题的概率明显增加，而成年后多吃水果和豆类纤维素有一定的保护作用，可以减轻被动吸烟给健康带来的负面影响。

2019年赖克方等研究发现吸烟可能在慢性咳嗽患者的不同年龄和性别分布中发挥一定作用。同年Rice的研究也表明咳嗽和吸烟显著相关。新近的研究进一步表明吸烟导致慢性咳嗽患者肺功能及小气道功能降低，且吸烟患者呼出气一氧化氮值会出现“降低”现象。分析原因可能为吸烟导致气道上皮细胞及黏膜损伤脱落。由于小气道管腔纤细，管壁薄，使得烟草烟雾中的有害物质直接到达小气道，容易附着于小气道管腔壁上，导致小气道功能指标降低。同时吸烟导致气道上皮细胞坏死脱落，使产一氧化氮酶的数量减少，从而使呼出气一氧化氮值有所下降。因此，积极戒烟，尤其让儿童远离吸烟环境对呼吸道健康非常重要。

26. 吸烟相关咳嗽或者空气污染导致的慢性咳嗽就是慢性支气管炎吗？

吸烟相关咳嗽在日本被认为大多由慢性支气管炎引起，但先要排除其他慢性咳嗽病因。

吸烟相关咳嗽是一种慢性咳嗽，初期主要为晨起干咳，逐渐演变为有痰或湿性咳嗽，一般也常发生在晨起时间。慢性支气管炎是反复咳嗽连续2年、每年至少咳嗽3个月，除外其他常见病因，由支气管内壁炎症引起，患者有吸烟史，也可以没有吸烟史。另外长期吸烟者的慢性咳嗽，也往往提示很可能由诸如慢性支气管炎或肺癌等潜在疾病引起。慢性咳嗽的病因有很多，要综合判断。慢性咳嗽的常见病因为咳嗽变异性哮喘、嗜酸性粒细胞性支气管炎、上气道咳嗽综合征、胃食管反流性咳嗽等，这些病因占慢性咳嗽病因的77%，而慢性支气管炎仅占4%。吸烟相关的慢性气道疾病如慢性支气管炎、慢性阻塞性肺疾病等导致的咳嗽是一种排他性诊断，需要排除其他慢性咳嗽的常见病因。对于没有吸烟史者，要了解是否存在职业暴露史。

27. 部分患者戒烟后出现咽痒、咳嗽加重，吸烟后咳嗽缓解，如何解释？

出现这种现象的原因一般认为是戒烟时烟草刺激形成的气道分泌物减少，原来被分泌物覆盖的咳嗽感受器兴奋性增加，咳嗽加剧。戒烟会出现一过性咳嗽加剧，但戒烟2个月后咳嗽会逐渐消失。

28. 部分吸烟人群戒烟后出现咳嗽、气短症状，尤其是慢性阻塞性肺疾病患者咳嗽、气短加重，此类患者是否需要使用药物进行干预治疗？

有些吸烟者戒烟后的确出现咳嗽、气短症状加重，原因不明。

吸烟与慢性阻塞性肺疾病（COPD）关系密切，吸烟烟雾中的多种有害颗粒物所造成的气道慢性炎症在COPD发生、发展中起着非常重要的作用，戒烟可在一定程度上减缓COPD的进展。但临床也确实发现有一部分吸烟者在戒烟初期（半个月内）咳嗽、咳痰甚至气促加重，考虑这类患者长年吸烟后气道和肺会产生较多黏液滞留在肺内，在戒烟开始阶段黏液会松解，拟从呼吸道排出，纤毛也开始加强运动，故戒烟者有时出现暂时的咳嗽、咳痰或气促加重现象。这种情况下，应该加强支气管扩张剂的使用，并给予充分化痰药物例如乙酰半胱氨酸、氨溴索、桉柠蒎等，以促进痰液排出。如果伴有血嗜酸性粒细胞增多（例如 $> 300 \times 10^6/L$），则可以加用长效糖皮质激素（吸入性糖皮质激素）吸入治疗。

29. 甲亢患者出现慢性咳嗽的机制是什么？

甲状腺功能亢进症（简称甲亢）患者一般很少出现慢性咳嗽，个别人出现咳嗽，原因有两方面。一是炎性甲亢或伴随的甲状腺炎症引起的颈前局部刺激作用。二是甲亢患者如果长时间甲状腺功能未控制达标，可出现甲亢性心脏病，进而导致心功能不全或肺水肿，导致患者咳嗽，往往以干咳为主，部分患者可出现咳粉红色泡沫痰。

30. 甲状腺肿瘤对气管的压迫是否可以引起咳嗽？

可以引起咳嗽，一般程度较轻。

由于甲状腺肿瘤往往呈低度恶性、缓慢进展，逐渐压迫或挤压气管上段，甲状腺癌质地硬，可侵犯气管壁并有环形缩窄趋势。一般来说咳嗽症状相对较轻，但逐渐出现呼吸困难甚至发展至窒息。

31. 颈椎病引发的慢性咳嗽如何治疗？

积极治疗颈椎病才能缓解咳嗽。

颈椎病引起的慢性咳嗽称为颈源性咳嗽，一般认为系颈椎形态或曲度改变及颈部肌肉僵硬压迫、刺激气道及咽喉部神经，继而引起以干咳为主的咳嗽。国内报道时有发生，其中赖克方等报道 1 例患者慢性咳嗽长达 10 年之久。这些慢性咳嗽患者往往经一系列常规治疗及非常规治疗都无效，因伴有明确的颈椎病，经过相应治疗（局部封闭、牵引、推拿按摩或手术）后，颈椎病缓解，减轻了对咽喉及气管的压迫及刺激，咳嗽症状也自然缓解，从而证实了慢性咳嗽与颈椎病关系密切。

32. 部分慢性咳嗽患者存在复合病因，如果逐个病因去治疗，可能会拖延病程，导致依从性变差。存在两种或以上病因的咳嗽占的比例是多少？此类患者的治疗原则是什么？

综合国内不同地区的报道，存在两种或以上病因的慢性咳嗽比例在 10% ~ 17%。

北京地区林江涛等报道一组 103 例慢性咳嗽患者中约 17% 的患者同时存在两种及以上病因，其中胃食管反流性咳嗽合并咳嗽变异性哮喘者占 48%。上海地区周新等报道一组 94 例慢性咳嗽患者中约 13% 的患者同时存在两种病因。深圳地区徐晓峰等报道一组 136 例慢性咳嗽患者中约 17% 的患者存在复合病因。兰州地区余勤等报道 173 例慢性咳嗽患者中约 10% 的患者存在两种病因。针对此类具有复合病因患者的治疗原则在国内外咳嗽诊治指南中都有具体推荐，建议针对病因一个个治疗，才能确定各个病因有无作用及作用大小。

值得注意的是，国内外报道 4% ~ 8% 的慢性咳嗽患者病因不明。2019 年

《德国呼吸学会成人急性、亚急性和慢性咳嗽诊断和治疗指南》（简称2019版德国咳嗽指南）提到针对病因常规检查暂时未发现异常或原因不明的慢性咳嗽称之为慢性特发性咳嗽（chronic idiopathic cough，CIC），而针对病因治疗无效的慢性咳嗽称之为难治性慢性咳嗽（chronic refractory cough，CRC），但该分类法尚缺乏充分的依据。大多数CRC和CIC患者是绝经不久的中年女性，CIC患者的咳嗽持续时间更长，往往以呼吸道感染作为首发症状，主要表现为慢性刺激性干咳，伴咽痒或异物感，对油烟、灰尘、异味及冷空气敏感，有时讲话及紧张时亦会引起咳嗽，对目前的常规治疗无效，影响患者生活质量。这些患者普遍存在咳嗽高敏感性，又称为“咳嗽高敏综合征”，呼出气一氧化氮值较低，提示存在神经性病变，治疗应以降低咳嗽敏感性为目的，建议给予神经调节剂例如加巴喷丁、阿米替林、巴氯芬、卡马西平、普瑞巴林等，语言病理治疗或抑制性物理治疗对部分患者也有效。不过，神经调节剂治疗CRC属于超说明书用药，使用前需向患者告知并征得其同意。

33. 新疆地区沙尘暴多发，因沙尘暴引起的慢性咳嗽患者在治疗上有何特别之处？

首要任务是有效治理沙尘暴。

沙尘暴无疑是咳嗽的特殊原因之一，频发的沙尘暴类似严重的空气污染，必然会引起成人或儿童顽固性慢性咳嗽，患者应尽量避免接触，如戴口罩等，治疗上除了对症药物治疗之外，最主要和最根本性的治疗是要从治理环境的角度维护和恢复植被，改善人类赖以生存的生态环境。另外从针对沙尘暴形成的沙漠地表热力能量不稳定及空气、沙、尘漩涡效应的机制入手，把沙漠的“病灶”彻底“消除”。化被动为主动，及时把沙漠地表总能量转化为有用的电力，把沙漠变为沙宝。

34. 部分患者出汗后或洗澡后易出现咳嗽，应如何处理？

这种情况往往提示冲凉后发生了感冒或上呼吸道感染，以病毒感染为主，可以按照风寒感冒对症处理。另外不排除个别患者对冷水、凉水敏感，刺激皮肤感觉神经末梢或可能的咳嗽感受器而引起反射性咳嗽。一般注意改变生活习惯即可，避免凉水或冷水浴。

35. 常见的职业性咳嗽有哪些？

职业性咳嗽是指一类由接触职业性有害因素引起的咳嗽，常为职业性肺部疾病的一种临床表现。常见的职业性肺部疾病包括职业性哮喘、职业性COPD、肺尘埃沉着病、职业性变态反应性肺泡炎、职业性肺部肿瘤、重金属病等。此外职业性鼻炎（或职业性上气道咳嗽综合征）、职业性胃食管反流等疾病的症状亦可表现为咳嗽。

国内徐晓峰等报道一组136例慢性咳嗽患者中约6%的患者存在明确的职业接触因素，占慢性咳嗽病因的第4位，这些职业有害因素包括金属打磨、油漆喷雾、水泥碎石、电镀强酸和强碱、家庭装修、塑胶或苯酚气体等比率较高，且患者就诊时并无体征和胸部X线片异常。因此对于因慢性咳嗽就诊的患者，接诊医师要仔细询问其职业接触史，特别是对来自矿场或特殊工种的工人、养殖场的农民、收割机驾驶员等，患者本身往往意识不到职业性咳嗽的存在。

36. 职业性咳嗽如何诊断？需要进行哪些实验室检查？

没有单一的确诊手段，诊断依据多方面因素。根据确切的职业史，结合劳动卫生与流行病学调查及实验室资料，进行综合分析，排除其他咳嗽原因引起的肺部疾病后，方可诊断。

实验室检查如支气管激发试验、室内变应原激发试验、特异性IgE抗体测定、变应原皮肤试验等有助于诊断某些职业性咳嗽。

37. 职业性咳嗽患者若不能脱离职业环境，如何处理咳嗽？

一般以止咳对症处理为主，可以适当增加神经调节剂治疗。

38. 目前慢性咳嗽的少见病因有哪些？

慢性咳嗽的少见病因包括气管疾病（气管支气管软化症、骨化性气管支气管病、巨大气管支气管症、气管支气管淀粉样变、支气管结石病、气管异物）、心理性咳嗽、抽动秽语综合征、心律失常诱发的咳嗽、复发性多软骨炎、结节病、间质性肺疾病、自身免疫病、药物相关性咳嗽、腹膜透析、嗜酸性粒细胞增殖性肿瘤、阻塞性睡眠呼吸暂停等。

就心律失常诱发的咳嗽而言，慢性咳嗽除了可以起因于常见的心血管疾病，例如心脏扩大、慢性心功能不全、肺动脉高压等，也可起因于心律失常或期前收缩，包括房性期前收缩或室性期前收缩。一方面咳嗽可引起心动过速或过缓、期前收缩或心悸等；另一方面期前收缩等心律失常也可引起慢性咳嗽，一般以干咳为主，多为中老年患者，期前收缩与咳嗽几乎同时发生，虽然比较少见，但容易忽视，易被误诊为慢性支气管炎、哮喘、变应性咳嗽、胃食管反流或咽炎等，经反复治疗仍有咳嗽，有报道最长病程达 22 年，甚至发生咳嗽晕厥综合征，要注意寻找和处理心血管系统疾病。若排除了咳嗽常见病因，发现期前收缩与咳嗽相关，及时进行动态心电图监测（24h Holter）协助诊断，也可进行诊断性治疗，治疗后期前收缩缓解，咳嗽消失，则可明确诊断。

药物相关性咳嗽是指一类与使用不同种类的药物有关的慢性咳嗽，尤其以血管紧张素转换酶抑制剂诱导的咳嗽相对多见。国内林江涛等报道一组 103 例慢性咳嗽患者中药物性咳嗽比例为 5.7%，部分患者辗转多地未能确诊，应该引起重视。除了血管紧张素转换酶抑制剂，麦考酚酯、呋喃妥因、异丙酚、β 受体阻滞剂、来氟米特、辛伐他汀、γ 干扰素、奥美拉唑等亦可引起咳嗽。血管紧张素Ⅱ受体拮抗剂不会影响咳嗽反射，双膦酸盐或钙通道阻滞剂可能会加重原有的反流，使得咳嗽加重，前列腺素类滴眼液如拉坦前列腺素，会从泪腺管下流刺激咽部，引起咳嗽。

习惯性咳嗽，即心因性咳嗽，又称为躯体性咳嗽综合征或抽动性咳嗽，是儿童咳嗽的另一常见病因，其核心临床特征是紧张或焦虑，多为日间重复性干咳，专注于某一事物及夜间休息时咳嗽消失。需要进行广泛的评估排他后才能诊断，其中需要排除慢性咳嗽的罕见原因。

支气管扩张症、支气管肺癌、百日咳、气管支气管结核、早期肺实质或肺间质病变也是相对少见的慢性咳嗽病因，在排除了常见的慢性咳嗽病因后也需要仔细鉴别。选择性胸部高分辨率 CT、肺功能检查及支气管镜检查等有助于这些少见病因的诊断。

慢性咳嗽患者食管运动障碍的患病率很高，咳嗽的原因可能是咽喉反流，这属于高位胃食管反流。

39. 如何对慢性咳嗽患者进行少见病因的筛查？

咳嗽作为内科门诊最常见的主诉之一，一直为临床医师所关注。临床上通常将以咳嗽为唯一或主要症状、病程＞8周、胸部X线片无明显异常者称为慢性咳嗽。国内外咳嗽指南一般遵循的原则是先排除血管紧张素转换酶抑制剂药物、胸部X线片异常类咳嗽，对常见病因例如咳嗽变异性哮喘、嗜酸性粒细胞性支气管炎、胃食管反流性咳嗽、上气道咳嗽综合征先进行诊断或排除诊断，在排除常见病因后再进行少见病因的逐一筛查。

《中国儿童咳嗽诊断与治疗临床实践指南（2021版）》也明确提出儿童慢性咳嗽定义与成年人不尽相同。通常将咳嗽时间＞4周，并以咳嗽为主要症状或唯一症状、胸部X线片正常者称之为儿童慢性咳嗽。儿童慢性咳嗽病因分布和成年人也有所不同，不同年龄段儿童的病因分布也有所不同。建议使用儿童特定方案进行评估和管理。儿童常见的病因除了变应性鼻炎、鼻窦炎、腺样体肥大、哮喘或咳嗽变异性哮喘、感染后咳嗽外，还有气管软化、气管开口异常、大血管畸形、原发性纤毛运动不良症、支气管扩张症、迁延性细菌性支气管炎（protracted bacterial bronchitis，PBB）等。PBB目前采用欧洲呼吸学会（ERS）提出的定义：①慢性持续（时间＞4周）性湿性咳嗽/排痰性咳嗽；②不存在提示其他咳痰性疾病的症状或体征；③口服合适的抗生素2～4周后咳嗽缓解。PBB有可能发展为支气管扩张症。平素健康的学龄前儿童突发咳嗽需要排除异物吸入。如果没有特定指向，胸部X线片和肺功能正常，可以先观察4周。刺激物、变应原暴露或感染后咳嗽可能是慢性干咳的原因，如果是湿性咳嗽，应尝试痰培养。

《中国儿童咳嗽诊断与治疗临床实践指南（2021版）》首次以儿童咳嗽症状为主线，采用先进的GRADE（the grading of recommendations assessment, development and evaluation），在充分考虑患儿及家长意愿和价值观，综合衡量安全性、有效性、可行性、可及性和成本效益等因素后形成28条推荐意见，回答了儿童咳嗽病因诊断、评估、治疗及健康教育等19个重要问题。

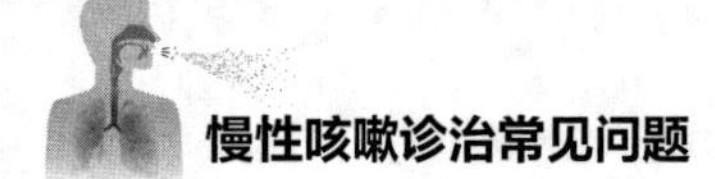

慢性咳嗽临床处理上也常常采用经验性治疗的方法，尤其在基层医院或没有足够检查条件的医疗机构，但经验性治疗一定要尽可能以病因诊断为导向，在了解当地的慢性咳嗽病因分布上进行，防止走到“慢性咳嗽—慢性支气管炎或咽喉炎—抗生素加镇咳药”的老路上去。经验性治疗无效者，应及时到有条件的医院进行相关检查明确病因，以免造成一些重要疾病的延误。

（赵建平　金美玲　程兆忠）

第五章

特殊人群咳嗽

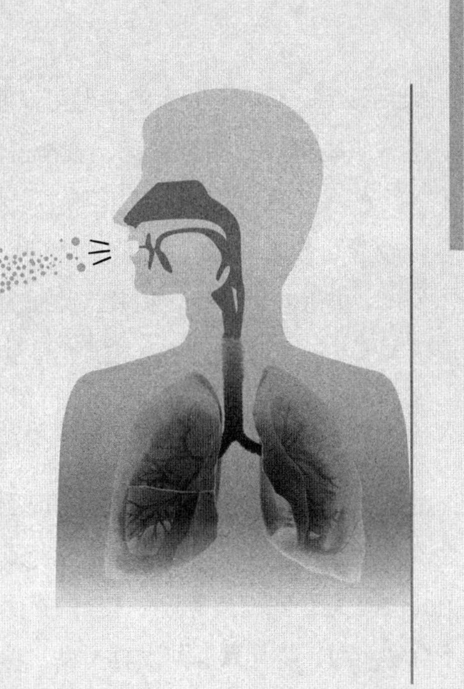

第一节　妊娠及哺乳期女性咳嗽

1. 对于早期妊娠期咳嗽患者应进行哪些实验室检查？

对于早期妊娠的咳嗽患者，尽量避免行有创性及放射性的检查，目前可行痰抗酸杆菌涂片检测、痰一般细菌涂片检测、痰真菌涂片检测、痰一般细菌/真菌培养及鉴定+药敏试验，必要时可行痰诱导检测，检测痰细胞分类，查明嗜酸性粒细胞的比例。对于早期妊娠的患者，同时也需行血常规、降钙素原、红细胞沉降率（简称血沉）、C反应蛋白等感染指标的检查，判断是否由于感染等原因引起的咳嗽。同时也可行肺功能和无创气道炎症（呼出气一氧化氮）检查。

2. 孕妇感染后咳嗽，有哪些安全的中药可以使用？

治疗孕妇感冒咳嗽可以使用金银花、黄芩、砂仁、紫苏叶、桔梗、浙贝母、川贝、麦冬、沙参、百合等消炎、止咳、润肺药物，相对安全、疗效较好。川贝安全性较高、效果较好，具有清热润肺、化痰止咳、散结消肿的功效，主肺虚、久咳、虚劳咳嗽、燥热咳嗽、肺痈。同时也可行食补，如川贝蜜糖炖雪梨，取雪梨4个，川贝末约24g，蜜糖适量，具有止咳、化痰、润肺之功效，如觉喉咙痒，可加少许姜汁同炖。

3. 孕妇急性咳嗽剧烈时，可以选择哪些镇咳药物？

孕妇急性咳嗽剧烈时，可以考虑选择镇咳药或者针对引起咳嗽的病因进行治疗。但目前并没有关于孕妇镇咳药物选择的指南。

妊娠期不合理用药，将导致胎儿发育不良、功能障碍、畸形、死亡等严重后果。选择镇咳药物时应该关注药物是否具有致畸性及是否会导致流产，同时须注意孕妇的反应。

常用的镇咳药包括可待因（C/D类）和右美沙芬（C类），联合围生儿研究显示，948 例服用镇咳药者中 71 例发生胎儿畸形（7.5%，相对危险度为 1.10，无统计学意义）。300 例服用右美沙芬者中 24 例发生胎儿畸形（8%，相对危险度为 1.24，无统计学意义）；563 例服用可待因者中 48 例发生胎儿畸形（8.5%，相对危险度为 1.27，无统计学意义）。一项 1 427 例胎儿畸形的对照研究（对照组 3 000 例）显示，妊娠早期应用麻醉性药物（包括可待因）与腹股沟疝、心脏缺陷及唇腭裂有关。波士顿联合药物监测研究显示，59 例右美沙芬暴露者中有 1 例发生胎儿畸形，认为右美沙芬是妊娠期可选择的镇咳药。其他资料也显示妊娠期应用右美沙芬是安全的，对人类胎儿无害。其他药物有待进一步临床考究。

4. 抗组胺药物注明了孕妇慎用，临床上应该如何治疗此类患者？

妊娠期妇女如何安全使用抗组胺药物尚无明确指导原则，一般认为该类药物对胎儿无明显的致畸影响，但是目前尚没有属于 A 类的推荐药物，经权衡利弊风险后可酌情应用氯雷他定和西替利嗪，而非索非那定、氮卓斯汀、奥洛他定和地氯雷他定属于 C 类，不能在孕期使用。

妊娠早期，应禁用抗组胺药物。妊娠中后期，可酌情应用 B 类抗组胺药物，如氯雷他定、西替利嗪，以及第一代抗组胺药物，如氯苯那敏、赛庚啶、苯海拉明等。但值得注意的是，在产前 2 周内使用抗组胺药物，可导致新生儿发生晶状体后纤维组织形成。因此，鉴于抗组胺药的药理作用及不良反应，哺乳期妇女应谨慎使用该类药物，不明确治疗指征不轻易使用任何抗组胺药，如必须使用需慎用。

5. 孕妇夜间咳嗽明显，遇冷空气、空调环境而加重，怀疑为咳嗽变异性哮喘。若不进行药物治疗，是否对患者肺功能及妊娠有影响？

孕妇咳嗽变异性哮喘是日常生活中比较常见的呼吸系统疾病，孕妇哮喘的发病因素比较复杂，除了其本身的免疫、精神、内分泌和健康状态等主观因素，还有变应原、病菌性感染、职业、气候变换、药物过敏等也是引起孕妇咳嗽变异性哮喘的重要因素。

咳嗽变异性哮喘患者的诱导痰细胞分类检查可见嗜酸性粒细胞增高，呼出

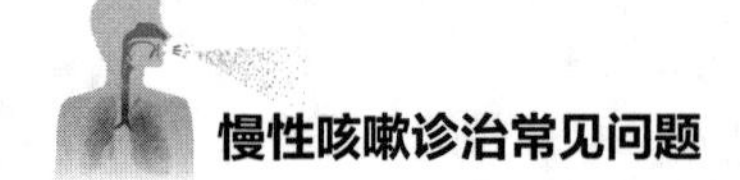

气一氧化氮增高，肺功能检查通气功能多正常，支气管激发试验阳性，或 PEF 平均每日昼夜变异率 > 10%，或支气管舒张试验阳性，但妊娠期妇女不建议行支气管激发试验。咳嗽变异性哮喘如果得不到控制，容易诱发下呼吸道和肺部感染、水电解质和酸碱失衡、气胸和纵隔气肿、呼吸衰竭、多脏器功能不全和多脏器衰竭等。未控制的妊娠哮喘会导致孕妇发生子痫或妊娠期高血压，增加围生期病死率、早产率等。

尽管对妊娠期哮喘用药存在顾虑，但妊娠期哮喘积极治疗的获益远超过常用控制与缓解用药的潜在风险。妊娠期哮喘治疗原则与典型哮喘相同，基于妊娠安全性考虑，药物选择应慎重并权衡利弊；常规剂量的吸入性糖皮质激素联合长效 $β_2$ 受体激动剂是有安全性证据的；分娩之前不应考虑降级治疗；备孕或妊娠期不应停用吸入性糖皮质激素；哮喘孕妇应在专科医师的指导下，合理选择安全性较高的治疗用药。同时，孕妇也要保持心态平和，平时要避免接触变应原，注意多休息，不要熬夜，适当做些运动，增强免疫力。

6. 妊娠期的慢性咳嗽患者如何治疗?

妊娠期慢性咳嗽患者因其生理、病理性质的特殊性，加大了临床诊疗难度，对治疗安全性的要求也更高。妊娠期咳嗽原因的诊断需要全面、准确地采集病史和体格检查。几种常见的慢性咳嗽，如感染后咳嗽、咳嗽变异性哮喘、上气道咳嗽综合征、嗜酸性粒细胞性支气管炎、变应性咳嗽、胃食管反流性咳嗽、慢性心力衰竭等，需要在明确病因基础上，针对病因给予相应治疗。

妊娠妇女的身体状况与常人存在一定差异，临床用药需要考虑对母体及胎儿的影响，因此常规镇咳药物和减充血剂等均不能正常使用。当发现轻微咳嗽时，可多喝凉开水，饮食上宜清淡，多吃蔬菜和水果，保持室内湿度，注意休息。治疗上可以选择中西医结合的方法。

蒲地蓝消炎口服液是一种中药制剂，其主要由蒲公英、板蓝根、苦地丁和黄芩制成，具有清热解毒、抗炎消肿的功效，对改善感染后咳嗽患者临床症状有很大帮助，孕妇可以遵医嘱服用。

布地奈德雾化吸入治疗妊娠期咳嗽变异性哮喘和嗜酸性粒细胞性支气管炎等激素敏感性咳嗽，可有效缓解患者咳嗽症状，改善肺部功能，提高治疗效果，不良反应较小，可在医师的指导下应用。相关研究表明，布地奈德的妊娠用药安全性为B级，与中医中药联合应用时通常能让患者的病情改善效果得到提升。

第一代抗组胺药物，如马来酸氯苯那敏，其进入人体后能有效穿透血-脑脊液屏障，进入中枢神经细胞并与组胺受体结合，并通过竞争性受体结合机制阻断过敏反应，能有效抑制抗过敏反应引起的毛细血管扩张，并降低毛细血管的通透性，对缓解气道炎症及减轻支气管平滑肌收缩有很大帮助。同时，马来酸氯苯那敏还能有效减少分泌物，让患者的咳嗽症状明显减轻。临床实践表明，马来酸氯苯那敏对妊娠患者的安全性为B级，妊娠中晚期的感染后咳嗽患者可在医师的指导下使用。

7. 孕妇慢性咳嗽若需要使用激素治疗，如何选择？

孕妇慢性咳嗽的治疗同一般慢性咳嗽，当血常规检查示嗜酸性粒细胞增高和/或呼出气一氧化氮增高提示嗜酸性气道炎症时，需要应用激素治疗，但孕妇是一个特殊的个体，治疗时应兼顾母体和胎儿的安全。糖皮质激素是目前治疗激素敏感性咳嗽比较有效的药物，对严重激素敏感性咳嗽的患者宜及早应用激素。据报道，口服或吸入激素治疗孕妇慢性咳嗽均可产生良好的治疗效果，但以吸入性激素为优选，副作用小。常用激素类药物分析如下：

布地奈德，FDA批准的唯一孕期B类吸入性糖皮质激素，是目前临床上应用最广泛的吸入性激素制剂。本品为局部应用的不含卤素的肾上腺皮质激素类药物，具有抗炎、抗过敏、止痒及抗渗出的作用，经雾化吸入或鼻腔内喷雾。目前研究显示布地奈德在孕期应用安全性较高。

泼尼松，又称强的松，FDA将其划分为C类，是目前临床上应用最广泛的激素制剂。据国外的监测资料，236例孕妇在孕早期应用泼尼松，结果显示对胎儿无明显致畸影响。由于胎盘内存在11β-羟基类固醇脱氢酶，大部分泼尼松在胎盘内被灭活，对胎儿少有影响。孕期每日服用泼尼松≤10mg，是一个较为通用的安全剂量。

地塞米松，又称氟美松，FDA将其划分为C类。目前尚无关于应用地塞米松致胎儿畸形的报道。因为11β-羟基类固醇脱氢酶对地塞米松的灭活作用

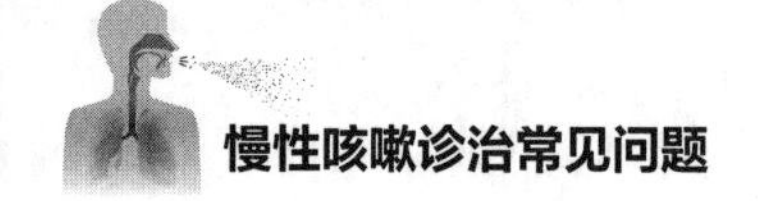

很弱，故地塞米松被广泛应用于孕周不足34周的早产儿，有明显的促胎肺成熟的作用。孕妇应用地塞米松可抑制雌三醇和皮质醇的生成，这些变化对胎儿有何影响尚缺乏研究。

倍氯米松，又称丙酸倍氯米松，FDA将其划分为C类。本品为卤化皮质激素，经雾化吸入或鼻腔内喷雾给药。动物实验发现本品有致畸作用。但在人类，并未观察到对胎儿有致畸作用。据国外的监测资料，回顾性分析在妊娠头3个月使用倍氯米松的孕妇395例，追踪新生儿的情况，未见明显的致畸作用。

曲安奈德，又称去炎舒松，FDA将其划分为C类。曲安奈德是人工合成的皮质类固醇，具有强力的抗炎作用。动物实验证实，小鼠和大鼠应用曲安奈德可引起胎仔腭裂，而对灵长类动物则可发现胎仔中枢神经系统的畸形和宫内发育迟缓。妊娠期妇女应用曲安奈德对胎儿安全性的资料很不充分。个案报道可致胎儿严重对称性宫内发育迟缓，长期应用曲安奈德的不良反应较多，故宜慎用。

总之，目前尚无确切证据表明孕早期使用激素对胎儿有致畸作用。

但孕妇不宜长期、大剂量应用激素，否则可导致过期妊娠、宫内发育迟缓，甚至宫内死胎，还可增加母婴感染的机会。每日吸入布地奈德或倍氯米松200～800μg的剂量，一般认为对胎儿无副作用，可以作为吸入糖皮质激素的首选药物。如果病情未能控制，可加用口服泼尼松，一般采用每日或隔日顿服。如果孕妇因病情需要应用口服泼尼松、泼尼松龙或静脉滴注氢化可的松，对孕妇和胎儿来说还是安全的，但地塞米松和曲安奈德则不宜用。

8. 孕妇上呼吸道感染后咳嗽迁延不愈，呼出气一氧化氮水平增高，血嗜酸性粒细胞水平增高，应如何处理？

孕妇上呼吸道感染后咳嗽迁延不愈，呼出气一氧化氮水平升高，血嗜酸性粒细胞水平增高，提示气道嗜酸性炎症存在，同时需警惕其他嗜酸性粒细胞增多的疾病。症状轻微时，可以注意调整生活方式缓解咳嗽，比如清淡饮食、喝一些冰糖梨水等，注意观察症状变化。症状明显时要及时到医院就诊，明确诊断，可使用吸入性糖皮质激素布地奈德，同时应警惕存在过敏性哮喘、咳嗽变异性哮喘的可能。

9. 肺炎支原体感染的孕妇，怎样应用阿奇霉素治疗？

肺炎支原体感染的孕妇应用阿奇霉素治疗，目前尚未有统一的治疗规范。阿奇霉素是新一代的大环内酯类药物，在孕期药物分类中属于 B 类药物，是比较安全的，目前尚未有明确证据证明阿奇霉素对胎儿发育有明确的不良影响。但是在受孕后 12 周内——即胚胎、胎儿各器官处于高度分化、迅速发育的阶段，这个阶段用药可能导致某些系统和器官畸形，故此期用药应特别谨慎。如果女性孕早期发生感染，特别是在受精后的 3 ~ 12 周内服用药物，对胎儿的发育会造成全或无的影响，导致胚胎停育、自然流产；如果胎儿能够继续发育，女性对胎儿的期望值较高，也可以先继续妊娠定期复查，若有异常再做处理也可以。在孕 3 个月后，如果有支原体感染发生，可根据患者的病情适当使用，建议在使用时经专科医师评估后明确存在需要使用阿奇霉素适应证的情况下，可以采用口服间断疗法：阿奇霉素 0.5g/d，服 3 日停 4 日为 1 周，疗程 2 周。如病情相对较重，可采用序贯疗法，先静脉滴注 2 ~ 3 日，再进行如前的口服治疗。

10. 对于哺乳期的慢性咳嗽患者，布地奈德吸入的剂量该如何控制？是否可以将布地奈德与 β_2 受体激动剂合用？

布地奈德干粉吸入剂的有关数据显示，婴儿经乳汁每日口服摄入的布地奈德总量为母亲的 0.3% ~ 1%。对于使用吸入用布地奈德混悬液的哺乳期妇女尚无研究，但布地奈德可排泄入人体乳汁，因此婴儿通过吸食乳汁，会从母体获得一定百分比的布地奈德。只有当临床治疗需要时，哺乳期妇女才可以使用吸入用布地奈德进行治疗。短效 β_2 受体激动剂的吸入制剂可以迅速直接作用于支气管靶点，规避了吸收入血而入乳汁的过程，因此适用于哺乳期妇女，但是口服制剂无法规避，因此在哺乳期短效 β_2 受体激动剂吸入制剂可以使用，口服制剂慎用，而长效 β_2 受体激动剂也应慎用。

11. 妊娠及哺乳期女性，如何选择镇咳药物？有哪些副作用？

妊娠期女性，不建议使用镇咳药物，妊娠期不合理用药，将导致胎儿发育不良、功能障碍、畸形、死亡等严重后果。当孕妇急性咳嗽剧烈时，可以考虑选择镇咳药或者针对引起咳嗽的病因进行治疗。常用的镇咳药包括可待因（C/D类）和右美沙芬（C类）。妊娠期女性禁用可待因，目前研究认为妊娠中、晚期应用右美沙芬是安全的，对人类胎儿无害，妊娠早期禁用，但仍应在医师指导下使用。

一般情况下，不建议哺乳期女性服用镇咳药，这是考虑到药物成分对母乳的影响，药物可通过乳汁排泄。在哺乳期内，除非遇到特殊情况，应尽量避免使用此类药物预防或治疗疾病，但可根据具体情况遵医嘱使用镇咳药物治疗。哺乳期女性在使用镇咳药物之前应先尝试吸入疗法、湿化疗法和祛痰药治疗，如果症状严重不能缓解，再考虑应用镇咳药。哺乳期可以单次给予右美沙芬或可待因进行治疗，重复给药应严密观察乳儿嗜睡症状。可待因可通过乳汁排泄，哺乳期慎用，如需使用建议短期最低有效剂量使用，同时观察乳儿是否存在嗜睡、呼吸困难等症状。哺乳期女性应用镇咳药应在医师指导下使用。

12. 妊娠及哺乳期女性，如何选择抗菌药物？有哪些副作用？

妊娠期女性，抗菌药物应考虑药物对母体和胎儿两方面的影响。对胎儿有致畸或明显毒性作用的药物，如奎宁、利巴韦林，妊娠期禁用。对母体和胎儿均有毒性作用的药物，如氨基糖苷类、四环素类等，妊娠期避免应用；但在有明确应用指征，经权衡利弊，用药时患者的受益大于可能的风险时也可在严密观察下慎用。药物毒性低，对胎儿及母体均无明显影响，也无致畸作用者，妊娠期感染时可选用，如青霉素类、头孢类等。

哺乳期患者接受抗菌药物后，某些药物可自乳汁分泌，通常母乳中药物含量不高，不超过哺乳期患者每日用药量的1%；少数药物乳汁中分泌量较高，如氟喹诺酮类、四环素类、大环内酯类、氯霉素类、甲氧苄啶、甲硝唑等。青霉素类、头孢类、氨基糖苷类等在乳汁中含量低。然而无论乳汁中药物浓度如何，均存在对乳儿潜在的影响，并可能出现不良反应，如氨基糖苷类可导致乳儿听力减退，氯霉素可致乳儿骨髓抑制，四环素类可致乳齿黄染，青霉素类可致过敏反应等。因此治疗哺乳期患者时应避免应用氨基糖苷类、喹诺酮类、四环素类等。哺乳期患者应用任何抗菌药物时，均宜暂停哺乳。

13. 女性咳嗽伴尿失禁的比例有多少?

尿失禁（urinary incontinence，UI）是指确定构成社会和卫生问题，且客观上可以被证实的不自主的尿液流出。尿失禁主要分为压力性、急迫性、混合性和充溢性 4 类，其中压力性尿失禁（stress urinary incontinence，SUI）是最常见类型，是指喷嚏、咳嗽、大笑或运动等腹压增高时出现不自主的尿液自尿道口漏出；尿动力学检查表现为充盈性膀胱测压时，在腹压增高而无逼尿肌收缩的情况下出现不随意的漏尿。中国成年女性 SUI 的患病率高达 18.9%，在 50 ~ 59 岁年龄段，SUI 的患病率最高，为 28.0%。国内一项研究调查表明，有 50% 女性患者由于慢性咳嗽而导致压力性尿失禁，国外一篇非正式报道亦显示，女性慢性咳嗽患者中尿失禁比例高达 54%。

14. 女性咳嗽致尿失禁的原因有哪些?

咳嗽导致的尿失禁通常为压力性尿失禁，是指咳嗽、喷嚏、体位改变和重体力活动等腹压增加情况下引起不自主溢尿，是由于突然升高的腹压传到膀胱，膀胱内压升高并超过了膀胱颈和尿道括约肌产生的阻力，而导致的漏尿。常见病因有尿道内括约肌功能障碍，盆底支持结构异常（盆底肌肉、筋膜韧带松弛）和尿道高活动性等。盆底肌肉、结缔组织和神经构成一个平衡系统，在维护盆底功能中均发挥重要的作用，咳嗽、便秘等使腹压增高的疾病长期存在可造成盆底支撑结构功能障碍，引起尿失禁的发生。另外，尿道由其下方的筋膜所支撑，而筋膜还连接了阴道内的肌肉纤维及结缔组织，使尿道保持闭合状态。它们与尿道内括约肌一同起作用，即使在膀胱内压力增加时，也能有效地闭合尿道并防止尿液的不自主溢出。然而慢性咳嗽、便秘等增加腹压因素会导致腱膜、筋膜或阴道旁组织的损伤，从而减少膀胱颈和尿道的解剖支撑，这种支撑的丧失可导致尿道高活动性，使得腹内压增加时本该闭合的尿道向下移动，导致尿道内压低于膀胱内压，从而导致尿液漏出。压力性尿失禁的病因是多方面的，目前较明确的相关因素有年龄、生育情况、盆腔脏器脱垂、肥胖、种族和遗传因素，其中肥胖、年龄和分娩过程中的产道损伤是最重要的3个危险因素。其他相关的危险因素有慢性咳嗽、便秘等增加腹压的疾病，雌激素低下、既往子宫切除史、吸烟、喝咖啡，增加腹压的体力活动等不良行为。

15. 女性咳嗽伴尿失禁患者行妇科B超有何特征性表现?

压力性尿失禁主要病理生理机制可能为膀胱颈及近端尿道下移，盆底肌肉及结缔组织功能下降，尿道封闭功能减退，尿道固有括约肌功能下降等。经会阴盆底超声能够动态、实时地观察盆底器官的活动，清晰显示尿道、阴道、膀胱及其周围组织的结构关系和相互运动状态，是目前诊断压力性尿失禁的主要方法。其主要参数如下：①膀胱颈及尿道活动度，正常情况下盆腔脏器的活动度有限，仅能在既定的小范围内移动，运动方向或幅度出现改变即提示盆腔结构功能出现异常。如做瓦尔萨尔瓦（Valsalva）动作时，若膀胱颈、宫颈、直肠向盆底的位移超过耻骨联合连线，提示盆腔脏器活动性增高。②膀胱尿道后角，由于压力性尿失禁患者膀胱尿道复合体结构的支撑作用较为薄弱，其膀胱尿道后角通常大于正常。③尿道旋转角度，平静状态下及做Valsalva动作时，尿道倾斜角度的改变情况可以提示膀胱颈活动性。④膀胱颈旋转角度，为耻骨联合下缘和中线到尿道内口连线的夹角，可反映膀胱的活动性；尿道动态“漏斗”化形成，即在Valsalva动作下尿道内口与膀胱颈部改变呈“漏斗”状，提示尿道周围结构支撑作用减弱。女性咳嗽伴尿失禁患者进行盆底超声检查可以发现残余尿量在正常范围、膀胱逼尿肌厚度小于5mm，膀胱颈的活动度增加、膀胱尿道后角增大、尿道倾斜角增大、尿道内口开放呈漏斗状、尿道括约肌松弛致尿道扩张，以及膀胱的膨出等超声影像学改变。

16. 如何改善女性慢性咳嗽患者的尿失禁情况?

持续剧烈的咳嗽可导致腹压升高、腹壁肌肉及盆底肌肉张力受损，最终导致尿失禁。因此，改善女性慢性咳嗽患者尿失禁发生的首要措施是尽早明确病因进行针对治疗，从而尽快改善咳嗽。咳嗽消失，压力性尿失禁自然解除。

另外应结合患者的病史及临床表现尽早进行盆底功能检查，充分评估尿失禁病因、程度和分型。首先要考虑非手术治疗，积极对吸烟、喝咖啡等不良生活方式进行干预，治疗慢性咳嗽、便秘等慢性腹压增高疾病。非手术治疗主要包括：①盆底肌训练，通过自主的、反复的盆底肌肉群的收缩和舒张，增强支持尿道、膀胱、子宫和直肠的盆底肌张力，增加尿道阻力、恢复盆底肌功能，达到预防和治疗尿失禁的目的。②生物反馈，借助置于阴道或直肠内的电子生物反馈治疗仪，监视盆底肌肉的肌电活动，指导患者进行正确、自主的盆底肌肉训练，并形成条件反射。③电刺激治疗，电流反复刺激盆底神经和肌肉，增加盆底肌的收缩力，反馈抑制交感神经反射，降低膀胱活动度。研究表明盆底肌训练、生物反馈联合盆底电刺激疗法能有效改善女性慢性咳嗽患者的尿失禁情况。

亦有不少研究表明干细胞治疗压力性尿失禁有很大的潜力，有望更多关于干细胞治疗压力性尿失禁的基础研究能转化为临床应用，使压力性尿失禁成为可以被治愈的疾病。以下患者可同时行抗压力性尿失禁手术治疗：①非手术治疗效果不佳或不能坚持、不能耐受、预期效果不佳的患者；②压力性尿失禁较重，严重影响生活质量者；③盆腔器官脱垂伴有压力性尿失禁需行盆底重建术者。

（张　捷　杨存珍）

第二节 儿童咳嗽

1. 儿童迁延性细菌性支气管炎的患病率如何？有什么特点？

迁延性细菌性支气管炎（protracted bacterial bronchitis，PBB）是引起儿童慢性湿性咳嗽的常见原因之一。目前国内外还没有精确的PBB患病率报道，国外慢性咳嗽调查结果提示PBB是引起儿童慢性湿性咳嗽的主要原因，比例高达42%，国内PBB在儿童慢性湿性咳嗽病因中占10.27%，1岁内者占40%。PBB为咳嗽>4周的湿性咳嗽，为细菌引起的支气管内膜持续感染和慢性化脓性肺疾病。发病以幼儿及学龄前期儿童多见，临床表现为湿性咳嗽，可伴有喘息，肺部查体可闻及湿啰音和/或哮鸣音。全身症状轻微或缺乏，无杵状指、发绀、继发性胸廓畸形等提示其他慢性肺疾病的体征。胸部影像学多无特异性改变，部分患儿胸部X线片可见肺纹理增多、增粗。支气管镜检下近一半患者存在气管软化，伴较多分泌物。病原多以肺炎链球菌、未分型的流感嗜血杆菌和卡他莫拉菌常见。治疗原则为抗感染、对症治疗，大部分患儿抗生素治疗2周有效。如果抗生素治疗4周后湿性咳嗽持续，建议进一步检查。

2. 儿童迁延性细菌性支气管炎如何诊断及治疗？

在临床实际工作中不可能对每个慢性湿性咳嗽的患儿进行支气管镜检查，为避免延误诊断及治疗，更方便临床医师在实际操作中对PBB及时诊断，《中国儿童咳嗽诊断与治疗临床实践指南（2021版）》提出了基于微生物与临床的儿童PBB诊断标准。①微生物诊断标准：湿性咳嗽>4周；存在下呼吸道感染（经痰培养或支气管肺泡灌洗液培养，单一细菌培养菌落计数>10^7CFU/L）；经2周抗生素治疗有效（推荐使用阿莫西林-克拉维酸钾）。②临床诊断标准：湿性咳嗽>4周；除外其他原因引起的咳嗽；咳嗽经2周抗生素治疗有效（推荐使用阿莫西林-克拉维酸钾）。如果只满足上述诊断标准的前两条，但需4周抗感染治疗咳嗽才可缓解的为难治性PBB；若PBB一年发作>3次为反复发作性 PBB。对于难治性或反复发作性 PBB，需进一步检查，了解有无免疫功能缺陷、支气管扩张、呼吸道结构异常、囊性纤维化等疾病。

PBB 治疗：诊断明确的患儿使用适当的抗生素有助于改善咳嗽症状。对于无相关基础疾病和特异性指征者，给予 2 周的抗生素治疗，抗生素选择主要应考虑针对常见的引起 PBB 的病原（如肺炎链球菌、流感嗜血杆菌、卡他莫拉菌）和当地抗生素的敏感性。若经适当的抗生素治疗 2 周后症状持续，可以再给予 2 周的适当抗生素治疗。若经过 4 周抗生素治疗后，湿性咳嗽无改善，应考虑进一步检查以寻找基础疾病。除了抗生素治疗外，针对气道痰液黏稠性、黏液高分泌和黏液排除动力下降等，可使用祛痰类药物。存在免疫紊乱或免疫低下者可适当给予免疫增强剂辅助治疗。

3. 儿童咳嗽变异性哮喘如何诊断？

咳嗽变异性哮喘是儿童慢性咳嗽的主要病因，尤其在学龄前期及学龄期儿童。表现为咳嗽 > 4 周，干咳，常常在运动、夜间或凌晨明显，无感染征象。临床上可以根据临床特点进行诊断，进行肺功能及变应原等检查有助于诊断和鉴别诊断。若不能完成辅助检查，可给予抗哮喘药诊断性治疗，并经过随访—观察—等待—随访的过程来确定诊断。诊断咳嗽变异性哮喘的同时也要注意是否存在合并症，尤其是合并上气道疾病。诊断咳嗽变异性哮喘的标准：①咳嗽持续 > 4 周，常在运动、夜间和 / 或凌晨发作或加重，以干咳为主，不伴有喘息；②临床上无感染征象，或经较长时间抗生素治疗无效；③抗哮喘药物诊断性治疗有效；④排除其他原因引起的慢性咳嗽；⑤支气管激发试验阳性和 / 或 PEF 平均每日昼夜变异率（连续监测 2 周）≥ 13%；⑥个人或一、二级亲属有过敏性疾病史，或变应原检测阳性。以上① ~ ④项为诊断基本条件。

4. 儿童感染后咳嗽伴鼻部症状选用第几代抗组胺药物比较好？

感染后咳嗽是儿童慢性咳嗽的常见原因，多继发于呼吸道感染后咳嗽症状持续 4 周以上，病程一般不超过 8 周。部分儿童同时伴有鼻部症状，对于这类患者抗组胺药物有一定益处，如患儿急性咳嗽起病，同时伴有鼻塞时，为了缓解咳嗽和鼻塞症状推荐首选第一代抗组胺药和减充血剂治疗，多数患者在初始

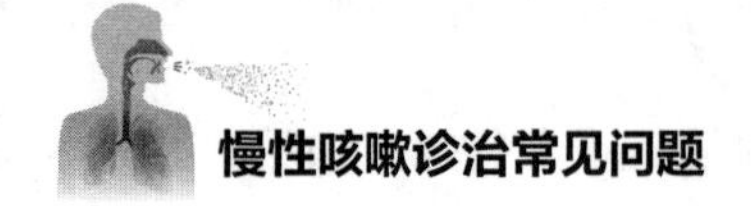

治疗后数天至 2 周内起效，一般使用不超过 2 周；合并变应性鼻炎者首选第二代抗组胺药物和 / 或鼻腔吸入糖皮质激素治疗，第二代抗组胺药物疗程不少于 2 周。若以鼻塞为主要症状者可单独使用孟鲁司特，或者鼻用激素或鼻用激素联合孟鲁司特使用，疗程 2 ~ 4 周。

5. 支原体感染致迁延性感染性咳嗽的儿童如何判断抗生素停药时机？

支原体感染目前首选的抗生素药物为大环内酯类抗菌药物，包括第一代红霉素，第二代阿奇霉素、克拉霉素、罗红霉素等；明确支原体感染，可给予 10 天至 2 周的治疗；如果阿奇霉素耐药或临床效果不佳，在患者知情情况下，可以选择四环素类或喹诺酮类抗生素，但要注意使用此类药物时应进行风险 / 利益分析。支原体感染导致的迁延性咳嗽应注意肺炎支原体（*Mycoplasma pneumoniae*, MP）感染导致的非感染性气道炎症，可引起气道高反应、咳嗽高敏感性等问题，治疗上除急性期抗感染治疗外，迁延期应积极查找有无存在气道非感染性炎症而给予的抗气道炎症治疗。

是否停用抗生素由临床症状结合支原体的病原是否存在及气道炎症指标决定，不宜以肺部实变完全吸收和抗体转阴作为停药指征。如果支原体病原学阴性、气道感染性炎症指标正常、临床症状不重，可以考虑停用抗生素。

6. 儿童感染后咳嗽使用中成药治疗有没有效果？

儿童有其特殊生理特征，在调护不当及呼吸道感染流行等因素下，容易出现感冒及呼吸道感染。急性期症状消失后，常有咳嗽症状，从而易出现感染后咳嗽。以婴幼儿及学龄前儿童为主要人群。中医通过辨证论治，在治疗该病方面具有独特优势，在缩短病程、缓解症状方面效果确切。应用于儿童的中成药多是经过长期临床验证的有效方药，临床应用广泛。需要说明的是，众多止咳药物的说明书中并未标明感染后咳嗽的功能主治，但临床多可辨证应用。

7. 用于治疗儿童咳嗽的中成药有哪些？分别针对哪些类型的儿童咳嗽？

根据《中医儿科学》与《儿童咳嗽中西医结合诊治专家共识（2010 年 2 月）》中儿童咳嗽辨证分型，儿童咳嗽临床常见证型为风寒咳嗽证、风热咳嗽证、痰热咳嗽证、痰湿咳嗽证、痰食积滞咳嗽证、阴虚咳嗽证、肺脾气虚咳嗽证。参照2020年版《中华人民共和国药典》（一部）中治疗儿童咳嗽的中成药，列举如下：

（1）风寒咳嗽证：宝咳宁颗粒、杏苏止咳颗粒、小儿至宝丸、清宣止咳颗粒等。

（2）风热咳嗽证：小儿热速清口服液、小儿咽扁颗粒、小儿豉翘清热颗粒等。

（3）痰热咳嗽证：小儿咳喘灵口服液、强力枇杷露、小儿肺热咳喘口服液、小儿清热化痰口服液、牛黄蛇胆川贝液等。

（4）痰湿咳嗽证：消咳喘胶囊、止咳橘红口服液等。

（5）痰食积滞咳嗽证：小儿消积止咳口服液、一捻金等。

（6）阴虚咳嗽证：川贝止咳露、川贝枇杷露、养阴清肺口服液等。

（7）肺脾气虚咳嗽证：玉屏风散、童康片等。

8. 儿童咳嗽常在用药初期效果比较好，后期效果则不明显，该如何处理？

咳嗽是儿童就诊的最常见症状之一，根据儿童咳嗽持续时间，咳嗽在2周之内为急性咳嗽，多为呼吸道感染所致，通常具有自限性；咳嗽超过4周为慢性咳嗽，引起儿童慢性咳嗽的病因具有多样性与重叠性，通过检查与诊断性治疗明确咳嗽病因十分重要，因此必要的观察和等待非常重要。有些家长发现患儿咳嗽，急切希望病情快速好转康复，自行予其服用止咳化痰类药物，虽然暂时缓解了症状，但可能掩盖病情，延误诊治，导致患儿未能及时得到正规治疗。这也是儿童咳嗽常常在用药初期效果较好、后期效果不明显的原因。

针对咳嗽患儿治疗效果不佳的问题，家长需要理解：①咳嗽是机体的一种保护性生理反射，超过50%的儿童急性呼吸道感染所致咳嗽自然持续时间会超过10日。②避免擅用滥用药。咳嗽症状持续不缓解、影响患儿日常活动时，应及时就医，在医师的指导下正确用药。③按照医嘱足疗程服用药物。有些家长因担心药物的副作用，在病情好转时突然停药，导致疗程不够，出现病情反复。④定期随访对儿童咳嗽的诊治至关重要。医师要做到：①提高对儿童咳嗽的认识，及时跟进最新的咳嗽指南和专家共识；②进行治疗后随访和再评估，调整治疗方案，积极寻找病因，针对病因合理用药；③和患儿家属加强沟通，加强咳嗽自然病程教育，缓解家属焦虑情绪，避免频繁就诊和抗菌药物滥用。

9. 8岁以下的咳嗽患者禁用复方甲氧那明胶囊，是否与儿童不能用胶囊有关，如果把胶囊打开是否可以使用？

8岁以下的咳嗽患者禁用复方甲氧那明胶囊，与儿童不能用胶囊无关。8岁以下患儿禁用复方甲氧那明胶囊主要是出于其成分的安全性考量：复方甲氧那明胶囊是含有氨茶碱、盐酸甲氧那明、那可丁、马来酸氯苯那敏四种药物的复方制剂。该药于1984年在我国上市，主要用于哮喘、慢性支气管炎及其他呼吸系统疾病引起的咳嗽、咳痰和喘息等症状的治疗。由于那可丁在8岁以下儿童的安全性尚未被评价，且复方甲氧那明胶囊作为复方制剂，更易引发不良反应，考虑到儿童的生理特殊性，故不推荐复方甲氧那明胶囊用于8岁以下儿童。

10. 部分小儿仅在清晨咳嗽几声，其余时间不咳嗽，是否需要进行相应的检查或者治疗？

咳嗽是一种保护性生理反射，部分小儿仅在清晨咳嗽几声，其余时间不咳嗽，可能为晨起时体位改变，咽喉部有分泌物，咳嗽作为清理呼吸道分泌物的保护性反射；也有一些过敏体质的患儿，在夜间或清晨受到冷空气刺激出现轻微咳嗽。此类咳嗽程度不重，不影响患儿生活质量，不需要进行特殊干预。当患儿咳嗽程度加重，持续时间较长，出现其他伴随症状如流涕、咳痰等，或影响患儿生活质量时，应及时就诊，进行进一步评估，警惕上气道咳嗽综合征或咳嗽变异性哮喘可能。

11. 对于儿童咳嗽，酮替芬和孟鲁司特联用的疗程和注意事项有哪些？

酮替芬是肥大细胞膜稳定剂，具有组胺 H_1 受体拮抗作用，可以用于各类过敏性疾病或过敏性症状的治疗；孟鲁司特是白三烯受体拮抗剂，通常用于慢性呼吸道疾病的控制，如哮喘或变应性鼻炎。已有临床研究表明，酮替芬和孟鲁司特联用较单用孟鲁司特或酮替芬可以更好地缓解咳嗽变异性哮喘患儿的症状，且安全性良好。目前无指南推荐酮替芬和孟鲁司特联用治疗儿童咳嗽，因此当临床上使用时，需在专业医师的指导下，个体化给药，并注意：

（1）疗程不能过长，通常不超过3个月。

（2）3岁以下儿童不推荐使用酮替芬，6个月以下儿童不推荐使用孟鲁司特。

（3）剂量剂型的选择。孟鲁司特（每日1次）：6月龄至2岁推荐4mg颗粒剂型；2～5岁推荐4mg咀嚼片，6～14岁推荐5mg咀嚼片，≥15岁推荐10mg薄膜衣片。酮替芬（每日2次）：<6岁每次0.5mg，≥6岁每次1mg。

（4）不良反应：使用孟鲁司特可能出现上呼吸道感染、出血倾向、荨麻疹等，需警惕精神障碍及神经系统不良反应，如噩梦、非特定性焦虑、攻击性、睡眠障碍、失眠、易怒、幻觉、抑郁、过度兴奋和人格障碍。使用酮替芬可能出现中枢抑制作用（如嗜睡、乏力、头痛、头晕、迟钝、眩晕），胃肠道不良反应（如恶心、呕吐、腹痛、口干），以及过敏症状，如皮疹瘙痒、局部皮肤水肿等。

（5）孟鲁司特稳定性较差，对光、湿、热均不稳定，见光后有效药物成分容易被分解。因此，使用孟鲁司特颗粒剂型时应配合牛奶、果汁等不透光的溶媒，不能使用白开水；在服用时才打开包装袋，且打开后应立即服用全部剂量（15分钟内）。

12. 儿科用药注意事项多，儿童咳嗽应如何恰当使用激素？

儿童咳嗽的治疗原则是明确病因，针对病因进行治疗。吸入性糖皮质激素是控制气道炎症的最有效药物之一，常用药物包括布地奈德、倍氯米松和氟替卡松。使用糖皮质激素治疗儿童咳嗽，需遵循以下原则：①急性咳嗽患儿通常不建议常规使用糖皮质激素；②尽量使用低剂量吸入性糖皮质激素，避免使用全身糖皮质激素；③考虑咳嗽变异性哮喘引起的慢性咳嗽可以试用吸入性糖皮质激素作诊断性治疗，2～4周后对患儿进行重新评估，一旦明确咳嗽变异性哮喘诊断，吸入性糖皮质激素疗程至少8周；④变应性鼻炎引起的上气道咳嗽综合征应选择鼻腔吸入糖皮质激素。

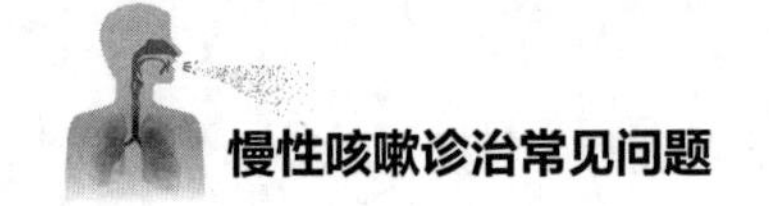

13. 儿童咳嗽诊治的流程是什么？

首先应对咳嗽患儿进行系统评估，有针对性地采集病史、体格检查，根据咳嗽病程将咳嗽分为急性咳嗽（<2周）、迁延性咳嗽（2～4周）、慢性咳嗽（>4周）。在评估时，需鉴别是否有严重和有危险征象的咳嗽，如急性喉炎（喉梗阻）、哮喘急性发作和异物吸入等，如果有以上情况需紧急处理。

对于急性和迁延性咳嗽，应积极寻找病因，合理使用抗菌药物，避免不合理使用祛痰药、镇咳药、支气管舒张剂。若症状未缓解，可调整治疗方案，等待1～2周后再评估；若症状缓解，可随访，嘱患儿及其家属远离吸烟环境，并对家长进行自然病程教育，缓解家属的焦虑情绪，避免频繁就诊。

对于慢性咳嗽，建议常规行胸部X线片和肺功能检查，基于获得的信息将咳嗽分为非特异性咳嗽（初步评估未发现病因）、慢性湿性咳嗽（咳嗽有痰时间和病程接近）和特异性咳嗽（有明确病因）。对于特异性咳嗽，针对病因进行治疗。对于非特异性和慢性湿性咳嗽，若根据病史倾向考虑为咳嗽变异性哮喘、上气道咳嗽综合征或迁延性细菌性支气管炎，则分别进行下一步检查或诊断性治疗；若症状缓解可观察随访；若经治疗2周及以上效果不佳者或提示有基础疾病或潜在严重疾病时应及时转诊，必要时进一步完善胸部CT、支气管镜等检查，以免延误病情。

（郝创利　刘恩梅　史利卿）

第三节 老年人咳嗽

1. 老年人咳嗽的患病率如何?

急性咳嗽是呼吸科门诊最常见的症状，也是老年人就医的常见原因。各国咳嗽的发生率非常高，欧美咳嗽的患病率在 7.2% ~ 18%。亚急性咳嗽及慢性咳嗽在老年人中也较普遍。慢性咳嗽的总体患病率约为 10%，欧洲、美洲、非洲和亚洲分别为 12.7%、11.0%、2.3% 和 4.4%，欧美的患病率较其他地区为高。

慢性咳嗽在国内也是一个常见的症状，但目前尚缺乏全国性的流行病学调查。广州呼吸健康研究院分析 2003—2017 年咳嗽门诊就诊患者年龄分布发现，50 岁以上的中老年人占整体比例约 1/3。2013 年国际咳嗽登记中心对 2003—2013 年就诊于专科咳嗽诊所的 10 032 名慢性咳嗽患者进行的一项回顾性研究显示，慢性咳嗽最常见的发病年龄为 60 ~ 69岁，60 岁以上者占慢性咳嗽患者总数的 44%，70 岁以上者占慢性咳嗽患者总数的 18%。韩国的研究显示，老年人咳嗽的患病率为 9.3%，慢性咳嗽所占的比例随年龄增长逐年上升，这种增长与人口老龄化的趋势一致。此外，国外的研究显示咳嗽的患病率存在性别差异，老年女性的患病率普遍明显高于男性，约占 2/3；国内相关研究表明该病患病率的性别差异不明显。

2. 老年咳嗽患者的人口学特征如何?

咳嗽是老年人常见的症状，慢性咳嗽在老年人中也较普遍。一项咳嗽专科诊所的调查发现慢性咳嗽最常见的发病年龄为 60 ~ 69 岁。韩国一项针对全国普通人群的国家健康和营养调查发现，亚急性和慢性咳嗽在老年人中更为普遍。在欧美针对老年人咳嗽的大部分研究中，老年咳嗽患者的性别分布普遍是女性咳嗽的发生率高于男性；在中国进行的多数相关研究显示性别分布无显著偏倚。

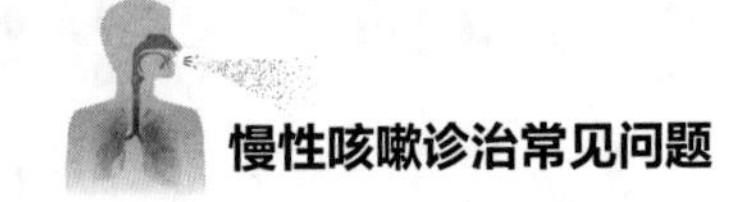

而在区域分布上，沙尘暴频繁发生的地区、空气污染严重的地方、生活于交通枢纽附近的人口相比于其他区域者更易出现长期咳嗽。空气污染能够导致机体上呼吸道和下呼吸道疾病，进而可能诱发老年人咳嗽。空气污染在嗜酸性粒细胞增多等相关慢性咳嗽的发病机制中也起着关键作用。瑞士有研究报道，老年咳嗽发生率降低与当地环境中可吸入性颗粒浓度的下降有关。

3. 老年咳嗽患者是否有特别的临床特征?

老年咳嗽的病因较多，既可单独存在，亦可合并存在。老年急性咳嗽的主要病因是呼吸道感染，包括普通感冒、流感、急性支气管炎等；但其临床表现差异较大，既可表现为咳嗽合并精神差、胃纳差，亦可表现为呼吸道症状轻微而全身中毒症状明显，病情进展迅速。因此对于老年急性咳嗽患者，需要排除重症感染等。

而对于老年慢性咳嗽，一方面受到检查手段及患者配合程度的限制，另一方面由于老年患者胸部影像学多存在肺纹理增粗的表现，更易以慢性支气管炎进行治疗。实际上，老年慢性咳嗽病因谱主要是咳嗽变异性哮喘、上气道咳嗽综合征、嗜酸性粒细胞性支气管炎、胃食管反流性咳嗽。但老年群体中血管紧张素转换酶抑制剂等药物相关性咳嗽发生率较非老年人常见。此外也有研究发现，存在慢性便秘或血糖控制欠佳的老年糖尿病（HbA_{1c} > 8%）患者咳嗽的发生率较一般老年人高。其中，糖尿病或糖尿病神经病变的老年患者多有食管功能障碍，推测此类老年咳嗽患者可能存在胃食管反流性咳嗽。

老年咳嗽患者需要特别关注药物诱发的咳嗽。老年人基础疾病多，尤其是高血压、冠心病等较为常见，不少需要服用血管紧张素转换酶抑制剂类药物，或长期服用阿司匹林，导致更多的花生四烯酸进入脂氧化酶代谢，致使白三烯合成大量增加，从而诱发咳嗽；部分老年人长期使用β受体阻滞剂也可使其气道内β_2受体功能减退，打破呼吸道原有的受体平衡，进而发生咳嗽。这一类型的咳嗽往往以干咳常见，分泌物不多，多数停药1～2周症状即可缓解。

老年人鼻黏膜随年龄增长逐步萎缩，局部腺体功能退化，黏液分泌减少，纤毛摆动减弱，局部细胞免疫功能下降，易发生炎症，所以老年上气道咳嗽综合征与鼻炎、鼻窦炎关系更为密切。但老年患者咽喉部神经末梢感觉功能呈不同程度退化，部分患者鼻后滴漏感不明显易漏诊，需详细询问鼻部症状，必要时行鼻部专科检查。对老年上气道咳嗽综合征患者的治疗常需兼顾针对鼻部的特异性处理。

老年人食管下括约肌松弛，食管动力和酸清除能力下降，其胃食管反流性咳嗽的发病率高于非老年群体；老年人常因慢性疾病合并使用多种药物，易损伤胃、食管黏膜，造成消化功能紊乱，增加胃食管反流发生机会。老年患者由于神经感觉功能退化，往往烧心、反流等特征性症状不明显，病因更为隐匿。

老年咳嗽变异性哮喘表现不典型，缺乏气道高反应性的相应症状及体征。老年人机体免疫力低下，易反复发生呼吸道感染；部分因患心血管疾病使用β受体阻滞剂，诱发或加重病情。再者，老年人常因理解能力欠佳，较难配合完成肺功能检查，增加了诊断难度。

此外，老年人由于脑血管疾病和中枢神经退行性疾病，伴有吞咽功能障碍，易发生误吸，进而导致咳嗽迁延不愈。老年女性尿道松弛，咳嗽易导致尿失禁，对其生活质量和心理影响更大。

4. 老年人咳嗽敏感性降低易引起误吸，导致老年人咳嗽敏感性降低的原因有哪些？

咳嗽是由于延髓咳嗽中枢受刺激引起的。咳嗽反射弧包括咳嗽感受器、传入神经、咳嗽中枢、传出神经及效应器。咳嗽反射弧的传出神经包括第3～5颈神经、胸神经、迷走神经和喉返神经。咳嗽反射的效应器由气道平滑肌、呼气肌、膈肌和声门组成。咳嗽反射弧中各个环节受损都将影响整个咳嗽反射，改变咳嗽敏感性。

部分咳嗽敏感性的种族差异性研究中显示高加索地区、印度及中国受试者的咳嗽敏感性没有明显种族差异。老年人咳嗽敏感性降低的根本原因尚不清楚，但可能是多因素的。

首先，从咳嗽效应器的解剖基础看，老年人气道平滑肌、呼气肌、膈肌等随着机体年龄的增长其肌张力逐步降低，从而削弱了咳嗽反射的效应。老年受试者咳嗽频率降低的部分原因可能是肺功能降低。一项年龄为83岁的健康非吸烟老年人的研究发现，其咳嗽敏感性较青年组明显减低。但年龄对咳嗽敏感性的影响方面目前意见尚不统一，亦有研究认为年龄对健康老年人的咳嗽敏感性并无影响。

其次，咳嗽中枢受损也直接抑制咳嗽反射，降低咳嗽敏感性。老年人常有脑动脉硬化、腔隙性脑梗死、帕金森病、认知障碍等中枢神经系统疾病，基底节受损的老年人多巴胺代谢降低、舌咽神经和迷走神经感觉纤维P物质减少，进而削弱咳嗽反射。老年群体中，镇痛药、镇静催眠药的使用抑制咳嗽中枢，降低咳嗽敏感性。

另外，咳嗽感受器的破坏也可阻断咳嗽反射。部分老年人有长期吸烟史，咳嗽敏感性受损则可能与局部有效咳嗽感受器破坏或减少有关。

5. 伴有基础疾病的老年胃食管反流性咳嗽患者，该如何治疗？

老年胃食管反流性咳嗽患者的治疗原则不变，药物治疗可根据患者反流的严重程度和经济能力，分别采用奥美拉唑 + 多潘立酮或者雷尼替丁 + 多潘立酮治疗，疗程一般3个月以上。非药物治疗包括停止吸烟，抬高床头10cm，减肥，高蛋白低脂饮食，避免暴食，禁忌某些能降低食管下括约肌张力的食物（如巧克力、咖啡、含薄荷类食物和乙醇）。伴有基础疾病的老年胃食管反流性咳嗽患者要看基础疾病对胃食管反流性咳嗽的影响情况。脑梗死、慢性阻塞性肺疾病、糖尿病等疾病存在微量误吸、食管 - 支气管反射、食管运动功能失调、自主神经功能失调与气道神经源性炎症等机制参与胃食管反流的形成，治疗基础疾病的同时对改善胃食管反流性咳嗽有很重要的治疗作用。高血压病、冠心病、风湿病等虽然没有直接参与胃食管反流性咳嗽的发生，但是在治疗过程中由于使用药物种类和数量较多，个别药物如阿司匹林等可能对胃食管黏膜造成损害而导致胃食管反流性咳嗽，因此减少药物种类和数量，调整治疗方案是重要的干预手段。

6. 如何帮助长期卧床的老年患者排痰？

很多老年人由于某些疾病如脑血管疾病、慢性心肺疾病而不得不长期卧床，而且这些患者因常年卧病在床而导致体质衰弱、咳嗽无力、痰液黏稠，很容易引起呼吸道感染。因此，如何帮助长期卧床的老年患者排痰并保持呼吸道通畅具有十分重要的意义。可以采取以下措施：①适当多饮水。老年人由于神经中枢不敏感，经常因为不觉得口渴，没有及时补充水分造成体内缺水和痰液黏稠，建议患者按时补充水分，每天约 1 500ml。②以清淡饮食为主，尽量少进食辛辣、煎炸类食物，多进食蔬菜和水果。③虽然长期卧床，但建议经常改变体位，定时拍背引流有利于痰液的排出。④水蒸气吸入。将开水倒入广口的茶杯 / 茶缸中，口、鼻对杯中吸入蒸气，每次持续 15 ~ 30 分钟，每日 2 ~ 4 次，能够帮助湿化气道，但注意防止烫伤。也可以使用高流量湿化仪，可以进一步稀释痰液，促进排痰。⑤应用简易吸痰器。痰液较多时，用一根较粗的消毒导尿管接在 50ml 注射器上，将导尿管一端插入患者口腔深部，利用注射器负压吸出痰液。⑥紧急情况下，如果患者突然黏痰堵塞、影响呼吸时，立即用手绢或纱布包住示指，伸向患者咽部，协助掏出痰液，或者将患者置于头低脚高位拍击胸背部促使痰液排出。

7. 镇咳后咳嗽反射减弱，防御功能下降，容易造成误吸导致吸入性肺炎，对于老年患者如何平衡镇咳与祛痰？

老年人自身免疫功能差，大多合并有慢性阻塞性肺疾病、冠心病等慢性基础疾病，加之咳嗽等保护性反射不灵敏，容易继发呼吸道感染。其症状多以咳嗽、咳痰为主，但在临床处理时还是要根据具体情况加以区分。如果患者以咳嗽为主，无痰或痰量很少且以白痰为主，那么治疗上以镇咳、舒张气道为主，突出改善症状；如果患者以咳痰为主，痰量多而且有脓性痰，伴有咳嗽，那么治疗以化痰、抗感染为主，突出舒张气道，引流痰液，降低气道高反应性，镇咳需要在感染得到控制、痰液充分引流之后进行。对于合并有慢性基础疾病的患者，还应该注意基础疾病的诊治，并改善老年患者的免疫功能。

8. 老年人急性咳嗽迁延不愈，是否与老年人的基础疾病相关？

咳嗽是常见的呼吸道症状，但部分老年人出现急性咳嗽后迁延不愈，这时就要对患者进行全面评估，尤其要对基础疾病的情况进行仔细鉴别。

（1）若患者咳嗽超过 3 周，但不到 2 个月，可能是亚急性咳嗽，最常见的原因是感染后咳嗽。多数患者不需要治疗，数周后可自愈。咳嗽明显者可服

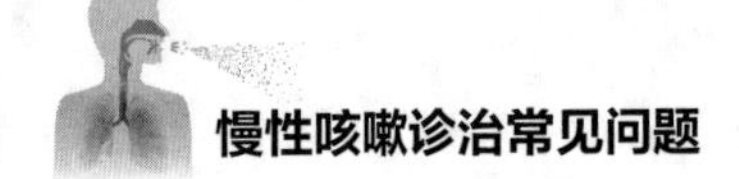

用止咳药。但老年人抵抗力差，可能存在感染因素，必要时需使用抗生素治疗。

（2）需要做影像学检查如胸部 X 线片、胸部 CT 等，鉴别该患者是否存在基础慢性炎症性疾病如支气管扩张、慢性阻塞性肺疾病，或者非感染性疾病如肺部肿瘤、肺间质性疾病等，并针对性治疗。

（3）详细询问患者有无过敏性疾病病史如变应性鼻炎、特应性皮炎、哮喘等，有则要考虑咳嗽是否与之相关。

（4）详细询问患者有无明显的消化道症状如反酸、腹胀、烧心，是否随着进食油腻或酸性食物而症状加重，有则要考虑是否为胃食管反流性咳嗽。

（5）老年患者咳嗽反射减弱，吞咽动作不协调，容易误吸，一定注意询问有无异物吸入病史。

（6）老年人容易合并心血管问题，如高血压、冠心病，注意询问患者有无端坐呼吸、夜间阵发性呼吸困难发作，注意慢性心力衰竭的存在。

（7）如果患者正在进行降压治疗，一定注意询问有无使用血管紧张素转换酶抑制剂类降压药的病史，排除药物相关性咳嗽。

（李斌恺　周宇麒）

第六章

实验室检查

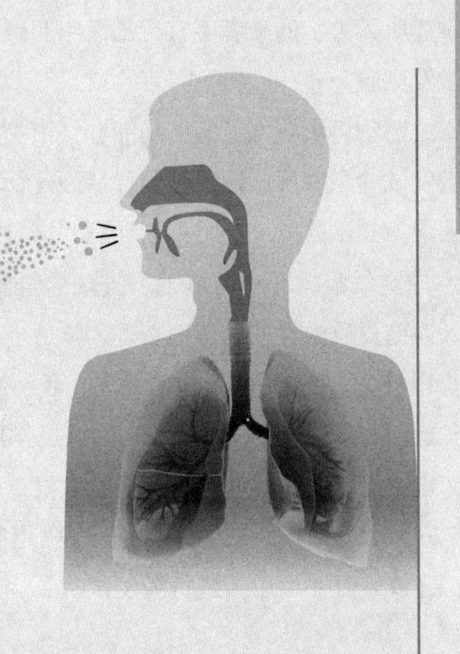

第一节　肺功能检测

1. 支气管激发试验检查前需要做些什么准备？

支气管激发试验是通过物理、化学、生物等人工刺激，诱发气道平滑肌收缩，然后借助肺功能指标的改变来判断支气管缩窄及其程度的方法，常用于评估慢性咳嗽患者的气道反应性，辅助咳嗽变异性哮喘的诊断与鉴别诊断。

检查前，应详细了解受试者的病史和用药史，询问受试者是否曾经做过支气管激发试验及其结果，以排除激发试验的禁忌证。若受试者对激发剂有明确超敏反应、曾经发生过致死性哮喘大发作、处于哮喘急性发作期、存在不能解释的荨麻疹等增加试验风险的情况，则禁忌行激发试验。正在使用胆碱酯酶抑制剂（治疗重症肌无力）的患者不宜行乙酰甲胆碱激发试验。妊娠和哺乳期妇女也不宜行激发试验。

有些因素或药物可影响气道舒缩功能和气道炎症，从而干扰气道反应性，可能会导致激发试验出现假阳性或假阴性。因此，在试验前需要停用这些药物或避免这些因素。如试验前 4 小时不能饮酒，试验前 1 小时停止吸烟，并且避免剧烈运动、冷空气吸入 2 小时以上。支气管舒张剂应按药物半衰期进行洗脱。对于吸入性糖皮质激素（如布地奈德、氟替卡松、倍氯米松）和白三烯调节剂（如孟鲁司特），单剂量几乎没有效果，不需要洗脱；如果维持规律用药 4 ~ 8 周，当试验目的是评价这两种药物的抗炎作用、监测对治疗的反应时，可继续使用，也不需要洗脱。如果进行组胺激发试验，抗组胺药物（如氯雷他定）需停用 72 小时以上。如果近期曾发生呼吸道感染，可能会引起一过性气道高反应性，建议恢复 4 周后再进行激发试验。

影响气道反应性的支气管舒张剂及洗脱时间

药物	最少洗脱时间
速效 β_2 受体激动剂（如沙丁胺醇、特布他林）	6 ~ 8 小时

续表

药物	最少洗脱时间
长效 $β_2$ 受体激动剂（如沙美特罗、福莫特罗）	36 小时
超长效 $β_2$ 受体激动剂（如茚达特罗、维兰特罗、奥达特罗）	48 小时
短效抗胆碱药物（如异丙托溴铵）	12 小时
长效抗胆碱药物（如噻托溴铵、格隆溴铵）	1 周
口服茶碱缓释片	12 ~ 24 小时

2. 支气管激发试验安全吗？会导致患者哮喘大发作甚至死亡吗？该如何避免？

在支气管激发试验过程中，可导致气道平滑肌收缩、气道陷闭等气道反应，诱发患者发生哮喘大发作和过敏性休克，甚至存在导致死亡的风险。尽管检查中急危重症的发生率极低，但是仍应引起医护人员的重视，做好安全防范措施。

（1）严格掌握激发试验的指征。试验前应详细了解病史，排除试验的禁忌证，如曾有过致死性哮喘发作；对吸入的激发剂有明确的超敏反应；不能解释的荨麻疹；处于哮喘急性加重期；近期呼吸道感染（< 4 周）；妊娠和哺乳期妇女等。如果受试者激发前已存在气流受限，那么激发时发生哮喘大发作的风险也会增加。尤其是基线肺通气功能已显著下降，第 1 秒用力呼气容积（FEV_1）已低于 60% 预计值（成年人或儿童）或者 1.0L（成年人），不宜进行支气管激发试验，以避免或减少不良事件的发生。

（2）实验技术人员需经过良好的培训，使用激发剂的方法需恰当。支气管激发试验有标准的操作程序，实验技术人员应严格按照标准程序进行操作。吸入激发剂时，刺激的强度需从小剂量开始，逐渐增加剂量。当机体反应达到一定的强度（如肺功能指标 FEV_1 较基础值下降达到阈值以上）时即终止激发试验，而无须达到反应最大值。试验过程中除观察肺功能指标的改变外，还应密切观察受试者的反应，如有无出现呼吸困难、喘息及其配合检查的程度等。激发阳性后应及时给予速效支气管舒张剂，以快速扩张已收缩的气道。

（3）试验时需有经验的临床医师在场，及时发现并处理可能出现的危险。

（4）肺功能室的地点最好设在易于抢救受试者的地方，并配备相关的监护设备、急救物品和药品（如速效支气管舒张剂和1∶10 000注射用肾上腺素）、氧气、雾化吸入和输液装置。

（5）肺功能室对可能发生的危险备有应急预案，一旦发生急危重症须及时积极处理。

只要严格掌握激发试验的指征，实验技术人员操作方法恰当，以及对受试者的病情进行密切观察，支气管激发试验是非常安全的。

3. 用组胺和乙酰甲胆碱做支气管激发试验分别有哪些不良反应？该如何处理？

组胺和乙酰甲胆碱是国内最为常用的两种激发剂，作用机制均属于直接激发，可诱发气道痉挛收缩，可能会引起咳嗽、胸闷、喘息等症状，查体可闻及呼气相哮鸣音，通常伴有通气功能下降。一般情况下，通过定量气雾剂予以吸入支气管舒张剂，如速效 β_2 受体激动剂（沙丁胺醇）200μg和/或短效抗胆碱药物（异丙托溴铵）40μg后，数分钟内即可缓解。如果20～30分钟仍不缓解，可增加舒张剂的吸入剂量，或联合两种舒张剂予以雾化吸入，必要时还可增加吸入性糖皮质激素，待受试者肺功能恢复至接近试验前水平才让受试者离开。罕见的情况是出现严重的气道痉挛，导致哮喘急性重度发作，应积极治疗。

此外，还可能出现一些因咽喉部及声带受刺激充血水肿而引起的不良反应，一般较轻微，如咳嗽、声嘶、咽痛、头痛、面红等非气道痉挛症状，不伴有通气功能降低。吸入组胺引起的这些症状较乙酰甲胆碱稍多，可用凉水漱口，多数经休息15～30分钟后可自行缓解，小部分可延长至2.5～4小时。

4. 支气管激发试验可能会有不良反应，如果不做支气管激发试验，有无替代方法？

支气管激发试验主要用于评估受试者的气道反应性。对于某些不适宜或没有条件做激发试验的受试者，以及怀疑某些激发试验呈假阴性的患者，可让受试者采用呼气峰值流量仪进行居家自我监测。通过观察用力呼气峰值流量（peak expiratory flow，PEF）的动态变化，同样可证实可变性的气流受限。

呼气峰值流量仪目前主要有机械式和电子式两种类型。机械式呼气峰值流量仪利用呼气气流推动仪器上的滑杆游标，通过游标在相应流量刻度表上的位置标识出 PEF 的测量值。每天早晚各测定 1 次，当出现咳嗽、喘息、胸闷、气促等症状时再随时测定。每次测定至少用力呼气 3 次，取最大值记录。各时间点的 PEF 数值可人工记录在日记卡表格中，描绘出 PEF 随时间变化的曲线。电子式呼气峰值流量仪采用电子式流量传感器测量呼气流量，并用电子数字方式记录，具备自动存储和计算、低流量报警、实时传输等物联网设备的功能，可远程动态监测数据并打印报告。

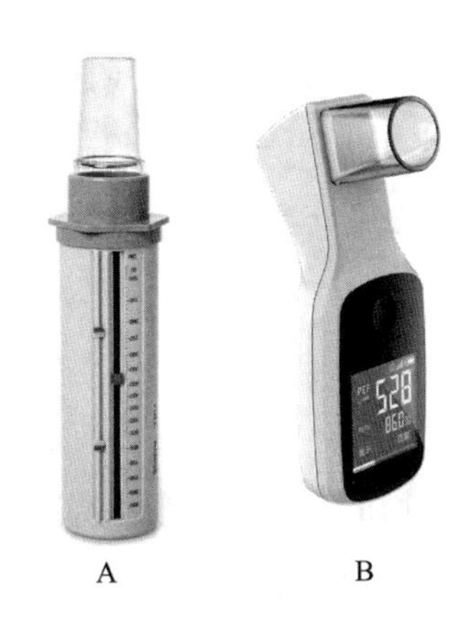

机械式呼气峰值流量仪（A）和电子式呼气峰值流量仪（B）

由于呼气峰值流量仪构造简单、携带方便、价格便宜、易教易学，且能居家自我监测，故使用呼气峰值流量仪连续测量 PEF 已成为临床上哮喘辅助诊断与监测病情变化的常用手段之一。

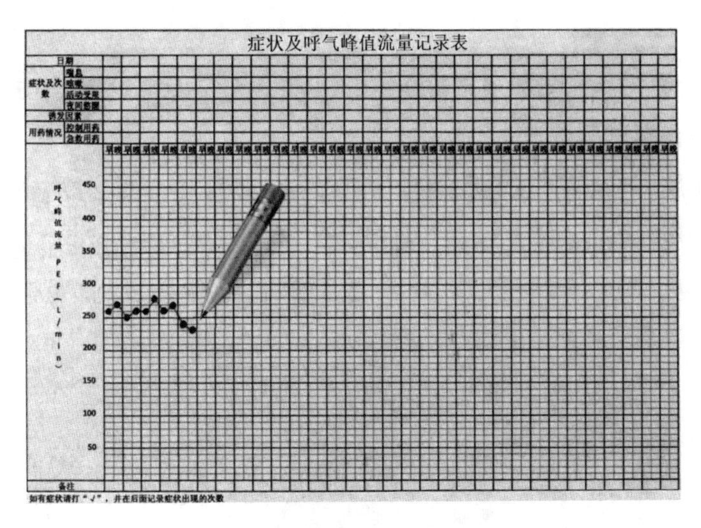

呼气峰值流量记录表

表中可记录症状变化和发生的次数、诱发因素、控制用药情况和急救用药次数，呼气峰值流量（PEF）可同步记录在 X 轴为时间、Y 轴为 PEF 数值的坐标图上，描绘出 PEF 随时间变化的曲线。

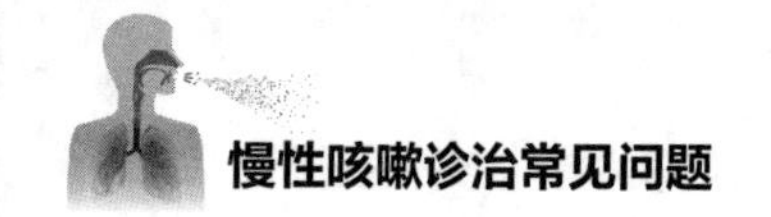

5. 呼气峰值流量平均每日昼夜变异率 > 10% 或者周变异率 > 20% 可以诊断咳嗽变异性哮喘吗?

2021 版咳嗽指南指出，可变性气流受限是诊断咳嗽变异性哮喘的客观条件之一，其中包括支气管激发试验阳性，或支气管舒张试验阳性，或呼气峰值流量（PEF）平均每日昼夜变异率 > 10%（儿童 > 13%）。

在《支气管哮喘防治指南（2020 年版）》中，除了 PEF 平均每日昼夜变异率 > 10% 之外，PEF 周变异率 > 20% 也是诊断哮喘标准之一。值得注意的是，PEF 平均每日昼夜变异率与 PEF 周变异率的计算方式不同，临床应用时需仔细区别。PEF 平均每日昼夜变异率是指连续监测 1 ~ 2 周，每日 PEF 昼夜变异率的平均值。例如，连续监测 7 日，首先要计算每日 PEF 昼夜变异率 {（当日最高 PEF 值 – 最低 PEF 值）/[（当日最高 PEF 值 + 最低 PEF 值）× 1/2] × 100%}，然后再把连续 7 日 PEF 昼夜变异率相加，得到 7 日 PEF 昼夜变异率的总和，最后把 PEF 昼夜变异率总和除以总日数 7，即为这 7 日的 PEF 平均每日昼夜变异率。PEF 周变异率（如 2 周）={（2 周内最高 PEF 值 – 最低 PEF 值）/[（2 周内最高 PEF 值 + 最低 PEF 值）× 1/2] × 100%}。

6. 目前国内支气管激发试验所用的组胺和乙酰甲胆碱为化学试剂，还有其他替代的诊断试剂或方法吗?

乙酰甲胆碱、组胺支气管激发试验从 20 世纪 50 年代开始被应用于测定气道反应性。经过多年的发展，这两种试验均已有严谨、规范、可靠的试验方法与流程，也有明确的阳性判定指标及标准。2022 年，吸入用氯醋甲胆碱（别名：氯化乙酰甲胆碱、乙酰甲胆碱）获得国家药品监督管理局批准上市，成为国内首个获批用于支气管激发试验的激发剂，将助力支气管激发试验的广泛开展，推动哮喘的规范化诊断。

如果医疗机构尚未引进合法试剂，可考虑选择其他激发试剂进行试验，例如高渗盐水。高渗盐水注射液，临床上常用于静脉输注或口服，用于吸入性支气管激发试验属于合法试剂。不同研究者开展高渗盐水激发试验使用的高渗盐水浓度不同，较为常用的浓度是 4.5%。不同文献报道高渗盐水激发的具体操作方法亦不相同，较为常用的方法为 Anderson 法。具体方法如下：吸入高渗盐水前测定肺功能指标，如 FEV_1、比气道传导率（sGaw）等，第一次吸入 30 秒，间隔 60 ~ 90 秒复测肺功能指标。如果 FEV_1 下降 > 10%，则重复吸入时间；如 FEV_1 下降 < 10%，则加倍时间吸入，继续吸入 1 分钟、2 分钟、4 分钟、8 分钟。若任一时间 FEV_1 下降 ≥ 15% 或 sGaw 下降 ≥ 35%，则为高渗盐水激发试验阳性，终止试验，给予支气管舒张剂舒缓症状。若吸入时间大于 8 分钟后 FEV_1 下降仍 < 10%，则激发试验阴性，终止试验。

7. 支气管激发试验使用的激发剂有乙酰甲胆碱、白三烯、高渗盐水，这三种激发剂的阳性率如何？阳性结果如何判断？选择哪一种激发剂更好？

乙酰甲胆碱属于直接激发剂，吸入后可直接与平滑肌细胞上的乙酰胆碱受体结合使平滑肌收缩。高渗盐水和半胱氨酰白三烯（简称白三烯）属于间接激发剂。高渗盐水主要使气道表面液体层离子浓度和渗透压升高，刺激肥大细胞释放炎症介质组胺、白三烯、前列腺素及神经递质乙酰胆碱、速激肽等，引起继发性的气道收缩。而白三烯能够引起强烈的气道炎症，促进黏液分泌、收缩血管、增加血管通透性，可引起支气管平滑肌收缩反应。

对支气管激发试验的阳性结果，临床上常以肺功能指标的改变率来判断，而不同激发剂、不同指标的阳性判断标准亦各有不同。目前公认 FEV_1 是最合适的判断指标，因其重复性较好。近年来，由于脉冲振荡技术的发展，气道阻力的变化也逐渐用于激发试验的结果判断。乙酰甲胆碱、白三烯和高渗盐水三种激发试验的阳性判断标准见下表。激发试验阳性，表示气道反应性增高，累积激发剂量（PD）或浓度（PC）可用于定量判断气道反应性，如 FEV_1 下降 20% 时的累积吸入激发剂剂量（$PD_{20}FEV_1$）或浓度（$PC_{20}FEV_1$），sGaw 下降 35% 时的累积吸入激发剂剂量（$PD_{35}sGaw$）或浓度（$PC_{35}sGaw$）。

三种激发试验的比较

特点	乙酰甲胆碱	高渗盐水	白三烯
阳性判断标准	FEV_1 下降 ≥ 20% sGaw 下降 ≥ 35% Fres 上升 ≥ 100%	FEV_1 下降 ≥ 15% sGaw 下降 ≥ 35%	FEV_1 下降 ≥ 20% sGaw 下降 ≥ 35%

续表

特点	乙酰甲胆碱	高渗盐水	白三烯
最大激发阈值	剂量：2.5mg，或浓度：16mg/ml	8min	4.800nmol
敏感性	高	中	高
特异性	中	高	高
重复性	高	高	高

注：Fres，响应频率。

乙酰甲胆碱激发试验的优点是对哮喘的诊断敏感性高，对现患哮喘诊断的敏感性几乎可达100%，因此广泛应用于临床。但其应用仍有一定的局限性，特别是对哮喘诊断的特异性不足，不能区分运动性哮喘并判断其严重性、不能区分气道高反应性与气道重塑、对激素治疗效果的评估不准确等。因此，乙酰甲胆碱激发试验阳性并非都是哮喘，病毒性上呼吸道感染、慢性支气管炎、慢性阻塞性肺疾病、变应性鼻炎、支气管扩张症等气道炎症性疾病对乙酰甲胆碱激发试验也可呈阳性反应，并不能很好地区分这些气道疾病。

高渗盐水激发试验，与乙酰甲胆碱激发试验相比，对哮喘的敏感性偏低，有报道其阳性率低于50%；但其特异性较高，可达90%以上，如果结果为阳性，预测哮喘的价值较高。高渗盐水激发试验的结果与临床症状的一致性较好，当试验由阳性转为阴性后，提示哮喘病情好转及治疗有效。当哮喘得到控制，高渗盐水激发试验转阴的概率较乙酰甲胆碱激发试验更大，因此可作为评价哮喘严重程度及药物治疗效果的手段。高渗盐水激发试验有助于鉴别咳嗽变异性哮喘，如吸入高渗盐水后其咳嗽明显增多，但不伴有通气功能的下降，提示其为非哮喘性的咳嗽。此外，高渗盐水吸入也广泛应用于诱导痰炎症细胞及细胞因子的检查，故高渗盐水激发试验与诱导痰的收集可同时进行，是高渗盐水激发试验的一大特点。高渗盐水激发试验是生理性刺激，安全性好，也可用于不适宜进行药物激发的孕妇。近年来，由于其他药物激发剂的合规性问题，高渗盐水激发试验由于安全、经济、设备要求低、操作简单等优点受到越来越多的关注。

白三烯激发试验仍处于探索阶段，目前国内外尚未建立一套标准的白三烯激发试验流程。笔者研究团队曾开展白三烯激发试验的相关研究，结果发现：白三烯激发试验能较好地区分不同控制状态哮喘患者的气道反应性，特别对未控制和部分控制哮喘患者均具有较高的诊断学价值。利用白三烯的累积激发剂量和白三烯 / 乙酰甲胆碱累积激发剂量的效价比联合指标能够有效地甄别白三烯高 / 低反应性哮喘患者。然而，对白三烯激发试验阳性的哮喘患者进行为期 1 个月的白三烯受体拮抗剂疗效跟踪，试验结果提示的预期疗效与实际疗效不完全一致，白三烯激发试验尚不能作为评估短期白三烯受体拮抗剂治疗实际疗效的有效手段。白三烯具有高度的热敏性、强还原性和低水溶性等特点，因此试剂的配制与保存尤为烦琐，而且价格昂贵，目前主要用于科研，不适合临床广泛应用。

8. 支气管激发试验出现假阴性、假阳性的比例分别是多少？如果是阴性，多大概率可以排除咳嗽变异性哮喘？

不同研究对支气管激发试验在哮喘患者中真假阴阳性率的报道并不一致，这可能与众多影响因素有关，如研究对象是否典型哮喘、哮喘是否完全控制、检查前是否停药、对照组设置是否合理、激发试验操作流程是否规范等。一般而言，乙酰甲胆碱支气管激发试验对诊断哮喘的敏感性较高但特异性较低。

一方面，临床上除哮喘外，变应性鼻炎、慢性支气管炎、病毒性上呼吸道感染、变应性肺泡炎、热带嗜酸性粒细胞增多症、肺囊性纤维化、结节病、支气管扩张症、急性呼吸窘迫综合征、心肺移植术后、左心衰竭等患者，以及长期吸烟、接触臭氧等受试者均可能出现气道高反应性，导致假阳性结果，故激发试验对哮喘诊断的阳性预测值较为有限。

另一方面，如果应用非深吸气法吸入乙酰甲胆碱至最高浓度或剂量，其诊断哮喘（包括咳嗽变异性哮喘）的敏感性接近 100%。因此，阴性预测值是乙酰甲胆碱激发试验最有用的部分，其结果阴性基本可排除咳嗽变异性哮喘。前提是需要除外以下因素可能导致假阴性结果的可能：

（1）药物影响，如曾使用 β_2 受体激动剂、抗胆碱药、抗组胺药、抗白三烯药、茶碱类药物、糖皮质激素等降低气道反应性的药物且停药时间不足。

（2）激发试验设备未达要求，如雾化装置的压力、流量、雾粒的大小及雾化量等指标未能达到质量控制标准。

（3）操作者的操作不规范，如用手捏式雾化吸入法时，未能充分捏满橡皮球，使受试者吸入雾化液量不足。

（4）受试者配合不佳，吸气与雾化给药不同步，因而未能完全吸入激发剂。

（5）激发剂效价下降，如试剂已过期或未给予低温避光保存导致有效成分分解。

（6）部分运动诱发哮喘患者可能对组胺、乙酰甲胆碱等吸入性支气管激发试验不敏感，需通过过度通气激发试验、冷空气激发试验或运动激发试验等才能诱导出来。

（7）对于当前无症状的受试者，可能空气源性变应原暴露的季节已过。

（8）少数职业性哮喘的患者，仅对单一的抗原或化学致敏剂有反应，可能只能用特定变应原刺激才能激发出阳性反应。

9. 有的地区支气管激发试验阳性率非常低，检测者在操作过程中需注意什么？

首先要确保受试者在检查前进行药物洗脱，需停用 β_2 受体激动剂、抗胆碱药、抗组胺药、抗白三烯药、茶碱类药物、糖皮质激素等降低气道反应性的药物且停药时间足够。

其次要注意支气管激发试验整体流程是否规范。试验用的雾化器装置和压缩空气动力源都必须有严格的规定和标准，因为采用的射流雾化器及其相匹配的压缩气体产生的压力、流量、雾粒的大小及雾化量等都对检查结果有明显的影响。压力和流量需要根据各种不同设备的释雾量标准来进行调节。雾化器释放的颗粒直径以 1 ~ 5μm 最理想。平时要注意激发剂的配制和保存，过期的一定要丢掉，否则会严重影响检查结果。在给予激发剂时，应注意观察受试者吸入激发剂是否恰当和充分，若吸气深度不足、时间过短或与释雾不同步，都会影响试验效果。不同的激发剂有不同的起效和达峰时间，因此应根据不同试剂的不同特性而制定不同的检测时间。例如，用组胺或乙酰甲胆碱进行激发试验时，一般在给药后 1 ~ 2 分钟测定肺功能。

最后需注意部分运动诱发哮喘患者或职业性哮喘患者可能对组胺、乙酰甲胆碱等吸入性支气管激发试验不敏感，需进行过度通气激发试验、冷空气激发试验、运动激发试验或是特定变应原刺激才能激发出阳性反应。

10. 不停用激素去做支气管激发试验，会有什么影响呢？

按照 2017 版 ERS 乙酰胆碱激发试验技术标准，在进行支气管激发试验前，普通吸入激素需停用 6 小时，长效吸入激素需停用 24 小时，口服激素需停用长达 2～3 周。但对于难治性哮喘患者，激素难以达到以上停用时间，故在检查前必须考虑进行支气管激发试验的必要性及效用性。

支气管激发试验在临床上主要用于哮喘的辅助 / 鉴别诊断和疗效 / 病情的评估。对于典型哮喘患者，单靠症状和体征即可作出临床诊断，不需要支气管激发试验结果进行辅助。对于不典型的哮喘患者，大多能达到以上停药要求，故其结果仍然可靠。对于症状不典型但又实在无法完全停用激素的患者，可尝试在仍使用激素时测定其基础 FEV_1 水平，之后停药至其症状重新出现时重复测定 FEV_1。若前后 FEV_1 变化达到支气管激发或舒张试验的阳性标准，则可成为患者存在可变性气流受限的证据，辅助哮喘的诊断。

若哮喘患者诊断已明确，支气管激发试验仅用于其疗效 / 病情的评估，而患者又无法达到激素的停药时间和要求，则可尝试在不停药的状态下进行支气管激发试验，并在检查报告中注明患者的长期用药方案和最后一次药物使用的时间和剂量，以供临床医师结合用药情况进行分析。其结果主要用于该患者自身前后对比，故每次进行激发试验前的用药情况应尽量保持一致。

11. 在咳嗽变异性哮喘的诊断中，支气管激发试验和呼气峰值流量监测哪个更重要些？可以相互替代吗？

因为支气管激发试验需要在医院的标准实验室进行，检查质量全程由专业技术人员进行控制，其检查结果相较于患者自我监测的呼气峰值流量（PEF）更为可靠。因此 2021 版咳嗽指南认为，支气管激发试验对慢性咳嗽的病因诊断具有重要价值，推荐作为常规检测项目。其结果阳性是诊断咳嗽变异性哮喘的重要标准。尚未具备条件开展支气管激发试验的医院也可监测 PEF 变异率，PEF 平均每日昼夜变异率 > 10% 则支持咳嗽变异性哮喘的诊断。

此外，根据 2017 版《肺功能检查指南——呼气峰值流量及其变异率检查》的推荐，若成人 PEF 周变异率 > 20%、儿童 PEF 平均每日昼夜变异率 > 13% 也可证实存在可变的呼气气流受限，从而支持咳嗽变异性哮喘的诊断。

需要注意的是，“PEF平均每日昼夜变异率”指最少连续7日内每日PEF昼夜变异率的平均值；“PEF周变异率”指2周内PEF最高值和最低值的变异率，两者有明显的区别。具体计算方法详见问题5。

12. 用组胺和乙酰甲胆碱做支气管激发试验有什么不同？两个试剂的敏感性和特异性有没有差异？

组胺与乙酰甲胆碱是直接支气管激发试验的两种常用试剂，其作用机制相似。目前已经明确组胺是引起炎症和变应性疾病的主要介质。组胺广泛存在于人体组织的自身活性物质，组织中的组胺主要在肥大细胞及嗜碱性粒细胞中，与靶细胞上特异性受体结合产生生物效应，激活中性粒细胞、嗜酸性粒细胞，尤其可引起嗜酸性粒细胞明显增多，并兴奋平滑肌，使支气管平滑肌收缩，引起支气管痉挛。有研究报道组胺的炎症前期作用明显，主要是对腺体、血管及感觉神经影响较大。乙酰甲胆碱可激动M胆碱能受体，对心血管系统的选择性较强，对胃肠道及膀胱平滑肌作用较弱，可以收缩支气管平滑肌，使支气管分泌增加。按照两种试剂的特性，均能直接或反射性地引起支气管平滑肌收缩，并且组胺与乙酰甲胆碱在等效剂量时对平滑肌刺激的反应程度一致，但在大剂量时组胺的不良反应较乙酰甲胆碱大。另外，组胺试验后有一短暂不应期，在此期间重复试验则支气管平滑肌不起反应，而乙酰甲胆碱则无此现象。有研究通过对哮喘、感染后咳嗽患者和正常人群按随机自身交叉对照原则先后进行组胺和乙酰甲胆碱支气管激发试验，证实两者均对哮喘有较高的诊断价值，其中乙酰甲胆碱激发试验的特异度、准确度、阳性预测值高于组胺，而组胺激发试验的敏感度、阴性预测值则高于乙酰甲胆碱。

13. 支气管激发试验、呼出气一氧化氮检测和诱导痰细胞分类检查可以放在同一天一起做吗？该注意些什么？

在临床上为了更全面地对慢性咳嗽患者进行病因诊断，常常需要进行支气管激发试验、呼出气一氧化氮检测和诱导痰细胞分类检查。三个项目可按先呼出气一氧化氮、后激发、最后诱导痰的顺序在同一天或同一时段先后完成。这是因为呼出气一氧化氮在人体气道中的含量非常低，进行激发试验需要患者反复多次用力呼气，一氧化氮也会随之排出，造成呼出气一氧化氮检测结果下降。而诱导痰细胞分类检查需要吸入高渗盐水稀释痰液以帮助其排出体外，这个过程可能会引起患者的支气管痉挛，影响支气管激发试验的准确性。因此三项检查需严格按照上述顺序进行检测，不可调转。若三个项目分别在不同日期进行检查，先后顺序可不作限定。

14. 患者疑诊咳嗽变异性哮喘，基础通气基本正常，若不能做支气管激发试验，可以用支气管舒张试验代替吗？还有没有其他方法可以诊断？

2021 版咳嗽指南认为，支气管激发试验对慢性咳嗽的病因诊断具有重要价值，推荐作为常规检测项目。其结果阳性是诊断咳嗽变异性哮喘的重要标准。目前部分医院未能常规开展支气管激发试验，而改行支气管舒张试验，若结果为阳性，则仍可辅助咳嗽变异性哮喘的诊断。但由于咳嗽变异性哮喘患者的基线肺功能较高，常常还在正常水平，气道可舒张的程度不大，大多数表现为舒张阴性，当结果为阴性时，并不能排除咳嗽变异性哮喘。此时，可尝试改用高渗盐水或运动等方式进行激发试验。如结果仍为阴性，还可让受试者用家用简易肺功能仪或呼气峰值流量仪进行自我监测，并计算其每日（昼夜各 1 次或每 6 小时 1 次）、每周或发病前后的肺功能变化率，若 FEV_1 或 PEF 值的变异率≥ 20%，说明受试者的气道变化较为敏感，存在气道高反应性，支持咳嗽变异性哮喘的诊断。

15. 患者有典型的咳嗽变异性哮喘症状，中度阻塞性通气功能障碍，舒张试验阴性，但使用吸入性糖皮质激素加长效 β_2 受体激动剂治疗效果非常显著，这种现象该如何解释？

若患者具有典型咳嗽变异性哮喘症状且存在呼气气流受限，但支气管舒张试验结果阴性，需考虑以下可能原因：

（1）轻度气道缩窄者，因其肺功能接近正常，用药后气道舒张的程度较小。

（2）狭窄的气道内有较多的分泌物堵塞气道，如重症哮喘患者支气管腔内常有大量黏液栓，影响吸入药物在气道的沉积和作用。

（3）药物吸入方法不当，致使药物作用不佳，为保证药物的吸入，可采

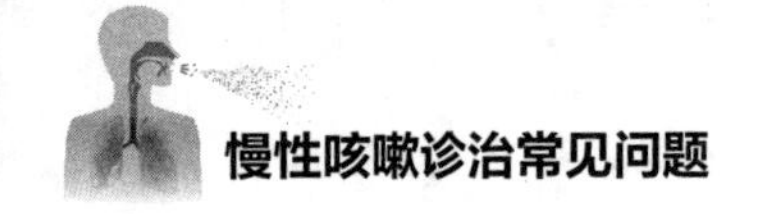

用雾化吸入方法。

（4）使用药物剂量不足。为明确了解支气管的可舒张性，常用较大剂量的支气管舒张剂，如储雾罐吸入 400μg 沙丁胺醇。

（5）缩窄的气道对该种支气管舒张剂不敏感，但并不一定对所有的支气管舒张剂都不敏感，此时应考虑改用别的支气管舒张剂再做检查，如由 β_2 受体激动剂（沙丁胺醇）转为胆碱能受体拮抗剂（异丙托溴铵）。

（6）在做支气管舒张试验前数小时内已经使用了舒张剂，气道反应已达到极限，故此时再应用舒张剂效果不佳，但并不等于气道对该舒张剂不起反应。

因此，当支气管舒张试验出现阴性结果时并不表示支气管狭窄程度一定是不可逆或对支气管舒张剂治疗无效，且一次阴性结果不能除外气道的可逆性欠佳，需仔细分析，必要时重复检查。有时支气管舒张试验阴性，可联合使用吸入性糖皮质激素和长效 β_2 受体激动剂或口服糖皮质激素，连续 1～2 周后再做检查。若治疗前后 FEV_1 变化达到支气管舒张试验阳性的标准，表明存在可变性气流受限，则仍可支持咳嗽变异性哮喘诊断的确立。

16. 为什么有些患者哮喘症状典型，但支气管舒张试验却是阴性？这种情况该如何处理？

当支气管舒张试验出现阴性结果时并不表示支气管狭窄程度一定是不可逆的或对支气管舒张剂治疗无效，需仔细分析，排除各项影响因素。而且，一次舒张试验阴性并不能除外气道的可逆性，必要时可强化治疗，连续 1～4 周后再重复检查。

还有一种特殊情况：在吸入舒张药物后，患者肺功能不但没有改善，反而不断下降，甚至 FEV_1 下降超过 20%，达到激发试验阳性的标准，这时首先考虑的是患者气道存在高反应性，结合肺部呼吸音听诊、血氧监测等进行评估，及时予以处理；其次，患者可能对该种舒张药物或其辅助成分过敏，可更换不同种类和剂型的舒张药物重新给药（如将 β 受体激动剂改为 M 受体胆碱拮抗剂，将定量气雾吸入改为雾化吸入等），若肺功能可恢复并达到舒张试验阳性标准，则可证实气道高反应性和可逆性同时存在，从而支持哮喘的诊断。

（高　怡　谢燕清）

第二节 诱导痰细胞分类检查

1. 诱导痰细胞分类检查的操作流程是什么？

（1）标本收集：湿性咳嗽患者可自行咳嗽咳痰，干咳患者可采用高渗盐水超声雾化诱导咳嗽咳痰（详见本节第 10 ~ 12 题），全部患者在咳痰前均需擤鼻、用清水漱干净口咽部、吐干唾液、用力咳嗽咳痰吐在培养皿中。使用金属镊子将痰液挑取出来，通过显微镜观察痰液中炎症细胞和口腔鳞状上皮细胞的数量对标本进行质控，选取炎症细胞为主的痰标本放入 5ml EP 管中，置 4℃冰箱等待处理，存放时间应控制在 8 小时以内。

（2）标本处理：在痰液样本中加入痰液 2 ~ 4 倍体积的裂解液（0.1% 二硫苏糖醇，dithiothreitol，DTT），漩涡震荡至痰液悬浮后，置于 37℃水浴箱中（可加速痰黏蛋白的裂解），水浴 10 分钟，水浴期间每隔 3 分钟将标本取出漩涡震动 3 ~ 5 秒，10 分钟后痰液得到充分裂解。采用 300 目的尼龙滤网过滤未裂解完全的痰栓及其他杂质，过滤后细胞悬液使用常温离心 2 500r/min × 10min，离心后弃上清液，磷酸盐缓冲液（phosphate buffer saline，PBS）重悬沉淀细胞，进行细胞总数计数和细胞涂片，自然风干后置于 10% 中性甲醛液或者 95% 乙醇液中固定 5 分钟。

（3）标本染色：细胞涂片可选用苏木精 - 伊红染色（HE 染色）或瑞氏 - 吉姆萨染色或迪夫快速染色（Diff-Quik 染色），可使用 65℃恒温烤箱脱水 20 分钟，亦可使用梯度酒精和透明剂脱水，最后用中性树脂盖玻片封固。

（4）阅片：在显微镜下随机选择 20 个视野，每个视野固定区域计数约 20 个炎症细胞，共计数 400 ~ 500 个炎症细胞，计算中性粒细胞、嗜酸性粒细胞、巨噬细胞及淋巴细胞的比例。

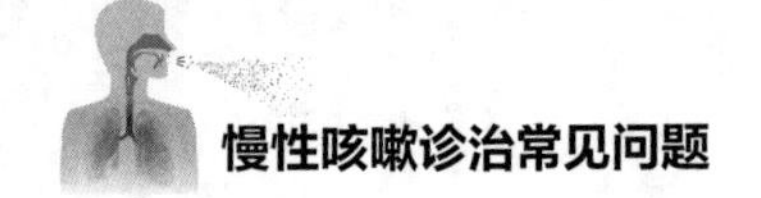

2. 诱导痰细胞分类检查如何进行质控？

（1）痰样本质控要求

1）采样：在显微镜下选取炎症细胞为主的痰液，尽量减少口腔鳞状上皮细胞的污染，口腔鳞状上皮细胞比例应＜ 20%。

2）标本量：一般取 0.3 ~ 0.6g。

3）细胞活力：细胞活力应＞ 75%。

（2）细胞分类质控要求：由两名有经验的技术人员在显微镜下进行细胞计数，均计数 400 个炎症细胞，两名技术员之间的结果差异应＜ 10%。

3. 诱导痰细胞分类检查的正常值范围是多少？

目前国际上没有统一的诱导痰细胞分类检查的正常参考值，各国研究报道的正常人痰细胞分类参考值：细胞总数为（2.1 ~ 4.8）$\times 10^6$/g，中性粒细胞为 21.7% ~ 37.3%，巨噬细胞为 39.3% ~ 71.3%，嗜酸性粒细胞为 0 ~ 0.3%，淋巴细胞为 0.4% ~ 3.0%。广州呼吸健康研究院咳嗽课题组的一项大样本研究显示中国人的嗜酸性粒细胞比例参考值范围（95% 置信区间的上限值）为 0 ~ 2.0%，但嗜酸性粒细胞比例随年龄增长而增加，60 岁以上老年人的痰嗜酸性粒细胞比例最高，参考值范围为 0 ~ 2.5%。因此将中国人的痰嗜酸性粒细胞比例的异常值定义为≥ 2.5% 比较合适。

广州呼吸健康研究院的诱导痰细胞分类检查正常值范围：中性粒细胞比例为＜ 65.0%，巨噬细胞比例为＜ 91%，嗜酸性粒细胞比例为＜ 2.5%，淋巴细胞比例为＜ 3.0%。

4. 基层医院常规开展诱导痰细胞分类检查是否可行？应该如何开展该检查项目？

诱导痰细胞分类检查不需要昂贵的专用仪器，检测流程简单可行，基层医院可以常规开展。开展诱导痰细胞分类检查可以采取两种方式：①呼吸科设置独立的检查室；②与医院病理科或检验科合作开展。

开展诱导痰细胞分类检查的两种方式优缺点比较

开展方式	优点	缺点
呼吸科设置独立的实验室	自主性强,可全程操控确保标本质量	需要设置场地,购置全套仪器设备,配备专业技术人员
与医院病理科或检验合作开展	有现成的场地、仪器设备和相关工作人员	需要在病房或门诊部设置雾化咳痰室,及时转运标本,标本质量可控性较差

5. 诱导痰细胞分类检查可以使用自然咳出来的痰标本吗?

可以。高渗盐水雾化诱导痰主要是针对无法自然咳痰或无法咳出合格痰标本的患者采取的方法，如患者能自然咳出合格痰标本则无须进行高渗盐水雾化。有研究显示，经雾化咳出的痰标本与自然咳痰的标本相比，炎症细胞比例方面，嗜酸性粒细胞水平差异不大，但巨噬细胞比例会有所增加，同时在细胞总数和细胞存活率方面有更大优势。

6. 诱导痰中性粒细胞比例升高是否就提示存在气道感染?

中性粒细胞作为固有免疫中的重要效应细胞，在气道细菌总负荷或某些致病菌的负荷显著增加时，会被活化并募集到气道中发挥宿主防御功能。研究显示大约 60% 的有气道中性粒细胞浸润增加表现的哮喘患者，其支气管肺泡灌洗液中可以培养出致病菌。在诱导痰中性粒细胞 > 65% 的中性粒细胞型哮喘患者中具有更高的气道细菌总负荷。哮喘患者中诱导痰中性粒细胞百分比与细菌总负荷之间呈现显著正相关。

诱导痰中性粒细胞比例升高如同时有痰细胞总数的显著增高则高度提示存在气道感染。

7. 咳出来的痰标本混有不少唾液，会影响诱导痰细胞分类检查的质量吗? 该如何避免?

由于唾液中有大量口腔鳞状上皮细胞，会影响痰液炎症细胞的分辨，从而对细胞分类结果的准确性造成影响。

避免唾液污染标本的方法：

（1）在患者咳痰前先用清水漱口 2～3 次，吐干净唾液后，再咳痰到培养皿中，可减少痰液中口腔鳞状上皮细胞的数量。

（2）在显微镜下挑取炎症细胞多而鳞状上皮细胞少的痰标本进行检测。

8. 患者进行诱导痰细胞分类检查时，咳痰前总是习惯吸鼻子然后再咳，这样的动作会对结果有影响吗？

会有影响，鼻涕为上气道分泌物，与下气道分泌物的炎症细胞比例存在差异。吸鼻动作可能会将鼻分泌物倒流入口腔随痰液一齐咳出，无法区分，从而造成结果的差异。应避免咳痰前出现吸鼻动作，若患者有鼻分泌物或者有此习惯，可先嘱其先擤干净鼻腔分泌物后再进行漱口咳痰。

9. 诱导痰细胞分类检查常用的雾化仪器有哪些？有何优缺点？

目前市面上医用雾化器主要有两种，分别是超声雾化器和压缩雾化器（也称射流式雾化器），两种雾化器的参数比较见下表。超声雾化器的雾粒直径较大，气雾量较大，雾粒在肺内主要分布于 0～2 级支气管，因而起到湿化大气道和诱导咳嗽排痰的作用。而压缩雾化器的雾粒直径较小，气雾量较小，雾粒可达终末细支气管，更适合应用于下呼吸道疾病的雾化吸入治疗。因研究显示痰标本主要来源于0～2级支气管，所以诱导痰细胞分类检查推荐使用超声雾化仪器。

超声雾化器和压缩雾化器参数比较

项目	超声雾化器	压缩雾化器
原理	超声原理	文丘里喷射原理
雾粒直径	5 ～ 8μm	1 ～ 5μm
气雾量	较大	较小
雾粒特点	易相互碰撞结合	不易碰撞结合
雾粒在肺内的分布情况	分布于 0 ～ 2 级支气管为主	可到达 0 ～ 16 级支气管

10. 诱导痰细胞分类检查时采用高渗盐水雾化的机制是什么？

高渗盐水雾化的机制：①盐水造成气道渗透压增加，导致血管通透性升高，气道内水分外渗；②刺激黏液腺分泌增加；③刺激气道纤毛加速摆动，促进排痰；④刺激咳嗽反射，排出痰液。

11. 诱导痰细胞分类检查时采用高渗盐水雾化的浓度有哪些？雾化时间如何设定？

高渗盐水是最常用的诱导物，具有较高的诱导成功率和安全性。雾化可采用单一浓度法或梯度浓度法。中、重度哮喘或慢性阻塞性肺疾病等肺通气功能情况较差的患者和年龄较小的儿童患者，建议采用0.9% NaCl雾化以增加安全性，减少不良反应的发生。

雾化时间设定：高渗盐水雾化可引起气道平滑肌收缩，从患者的安全性出发，总的雾化时间应控制在30分钟内，雾化期间的时间间隔可动态调节。

（1）单一浓度法：NaCl浓度采用3%或4.5%。一般患者在雾化7～10分钟后即可尝试主动咳痰，若患者无痰或痰量不足则重复上述步骤，直至咳出足量合格痰标本或雾化总时间达30分钟或患者出现不良反应时终止雾化。

（2）梯度浓度法：NaCl浓度采用3%、4%、5%或3%、5%、7%。在雾化过程中依次递增雾化吸入盐水的浓度，每种浓度雾化时间为7～10分钟，总雾化时间控制在30分钟以内。

笔者研究显示：单一浓度法和梯度浓度法的诱导成功率相近，咳出的痰量、痰炎症细胞总数和鳞状上皮细胞比例亦无显著差异，但梯度浓度法诱导后患者的呼气峰值流量及外周血氧饱和度均出现显著下降，推荐使用单一浓度法。

12. 诱导痰细胞分类检查时高渗盐水雾化有禁忌证吗？是什么？

有禁忌证：①近3个月患心肌梗死、休克者；②近4周出现严重心功能不稳定，心绞痛、大咯血、癫痫大发作者；③严重的未被控制的高血压患者（收缩压 > 200mmHg，舒张压 > 100mmHg）；④胸腹部主动脉瘤；⑤近期脑血管意外；⑥严重甲状腺功能亢进（心率 > 120次/min）；⑦哮喘发作期或肺功能 FEV_1 < 70%，使用沙丁胺醇气雾剂吸入后无法恢复正常者；⑧当天做完支气管镜检查或气管镜检查后仍有出血者；⑨气胸、巨大肺大疱且不准备手术治疗者；⑩各种原因引起的大量胸腔积液或心包积液。

13. 诱导痰细胞分类检查时高渗盐水雾化后可能会发生什么不良反应？该如何处理？

由于高渗盐水的吸入可引起气道内衬液的渗透压改变，引起气道平滑肌收缩，对存在气道高反应性的哮喘患者通气功能的影响尤其显著，因此实施高渗盐水雾化诱导咳痰时必须严格排查患者是否存在禁忌证，高渗盐水雾化前需了解患者的病史、近期症状、肺功能和外周血氧饱和度情况，评估患者是否适合进行雾化。

当肺功能 $FEV_1 < 70\%$ 时，可先予吸入速效 β_2 激动剂（沙丁胺醇气雾剂）200～400μg，静坐 10 分钟后进行雾化，高渗盐水雾化期间，必须注意观察患者是否存在不良反应，现场应配备抢救设备及药物。

高渗盐水雾化期间较常见的不良反应：

（1）常见不良反应为恶心、呕吐、咽干、咽痒等不适，大多数患者暂停休息几分钟后可缓解，继续雾化时方可适应。

（2）若患者出现眩晕、面红、轻微手颤、手或足麻木感等不适，与过度通气有关。大多数患者暂停雾化休息几分钟后可缓解。注意嘱患者切勿用力呼吸，按平常的呼吸节奏，只是吸气时间稍微延长一点进行雾化吸入即可。

（3）若患者出现气管痒感、剧烈咳嗽、喘息、胸闷、呼吸困难等症状，立即终止雾化，监测外周血氧饱和度变化，借助储雾罐吸入速效 β_2 激动剂（沙丁胺醇气雾剂）200～400μg，必要时给予鼻导管氧气吸入。心动过速的患者禁止使用沙丁胺醇气雾剂，应使用异丙托溴铵气雾剂 40μg 吸入。吸入药物后观察 10 分钟，若症状缓解，外周血氧饱和度恢复正常，继续休息半小时后方可自行离开。若症状不缓解或有加重趋势，则轮椅或车床送往急救室以备后续的抢救处理。

14. 是否可以用生理盐水代替高渗盐水进行诱导痰细胞分类检查？

诱导痰细胞分类检查时，常需要对患者进行高渗盐水雾化，以诱导患者咳出合格的痰标本进行检查。高渗盐水作为最常使用的诱导物，其诱导机制包括：①盐水造成气道内衬液的渗透压增高，导致气道黏膜的血管通透性升高，水分从血管内渗透到气管管腔；②刺激气道的黏液腺细胞、杯状细胞等分泌黏液增加；③刺激气道上皮细胞的纤毛加速摆动，促进排痰；④诱发机体咳嗽反射，促进痰液排出。与高渗盐水相比，雾化生理盐水同样具备湿化气道、刺激机体咳嗽排痰的作用，但效果不及高渗盐水明显。由于生理盐水为等渗性液体，雾化吸入不会造成气道渗透压改变，从而引起气道平滑肌的收缩，因此安全性较高，常用于中、重度哮喘和慢性阻塞性肺疾病等肺通气功能情况较差的患者和年龄较小的儿童患者的雾化诱导。

15. 诱导痰细胞分类检查除了高渗盐水雾化诱导外还有其他什么方法？不同方法有何适应证？

大多数患者均无法通过自然咳痰留取到合格的痰标本进行诱导痰细胞分类检查，需要采取促排痰的手段协助患者进行咳痰。常用的促排痰手段包括物理和化学两大类。

（1）物理方法：①用力深咳法，患者缓慢深吸气后屏气 2 ~ 3 秒，然后张口连续咳嗽 2 ~ 3 声，咳嗽时腹肌用力，腹壁内缩，重复上述动作 2 ~ 3 次，将痰排出；②叩背排痰法，通过叩击背部，促进气管、支气管内和肺部的分泌物松动以利于排出。叩击方式又可分为人工叩击和振动排痰仪叩击。叩背排痰法适用于神志较清醒、配合及理解度较好的患者；不适合未经引流的气胸、肋骨骨折、胸骨骨折、咯血、肺水肿、血栓高危人群、低血压，以及近期心肌梗死、肺栓塞等患者。

（2）化学方法：通过雾化吸入刺激物诱导患者咳痰，常用的激发物为高渗盐水，高渗盐水浓度多采用 3% 或 4.5%，具有较高的诱导成功率和安全性，盐水浓度不应超过 7%。其他的激发物还包括生理盐水、甘露醇及痰液溶解剂、支气管扩张剂等。生理盐水常用于中、重度哮喘和慢性阻塞性肺疾病等肺通气功能情况较差的患者和年龄较小的儿童患者的雾化诱导。甘露醇能提高纤毛黏液系统的清除能力，具有较佳的排痰能力，但由于有较明显的刺激支气管收缩作用，对于哮喘患者不适用，临床通常将其作为激发试验的刺激物使用。

16. 诱导痰标本在不影响细胞检测准确性的前提下可以存放多久？有什么措施可以延长诱导痰标本的储存时间？

痰标本离体几分钟后，痰细胞即开始启动变性及坏死的程序，表现为细胞

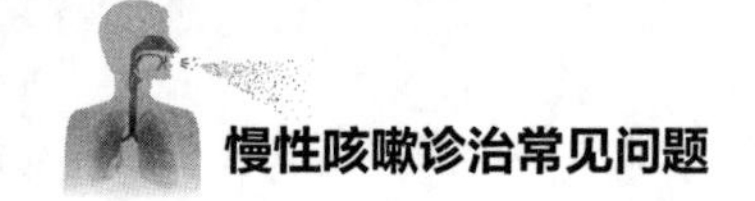

膜通透性增高，致使细胞肿胀，细胞器变形或肿大，溶酶体酶释放，最终细胞自溶并与崩解的间质融合成一片模糊的颗粒状、无结构的红染物质。痰标本随着离体时间的增加，坏死的痰细胞将不断增加，大量的细胞自溶，将使细胞形态出现变化，影响细胞检测结果。因此痰标本获取后应立即进行处理。

研究显示 4℃环境中能一定程度地延缓细胞的变性及坏死，但也应在 3 小时内进行处理，否则细胞形态会逐渐发生变化，从而影响细胞的准确辨别。如需要延长痰标本的储存时间超过 1 天，可将挑取后的痰标本先使用 0.1% 二硫苏糖醇（DTT）裂解均匀化，再加入含 10% 二甲基亚砜（DMSO）或甘油、10%～20% 小牛血清的冻存培养液 4℃环境保存。另外，在痰标本中加入裂解剂使之均匀化的同时加入中性甲醛等固定液或防腐剂后进行冷冻保存，可以延长标本的存放时间至数天。

17. 痰细胞涂片的染色方法有哪些？

染色剂的选择很大程度上取决于样本的来源及研究者的经验和偏好。痰细胞常用的染色方法包括苏木精 - 伊红染色法（hematoxylin and eosin staining，又称 HE 染色法）和瑞氏染色法（Wright staining）两大类。

苏木精 - 伊红染色剂主要由碱性染料苏木精和酸性染料伊红组成，细胞核被苏木精染成鲜明的蓝色，细胞质被伊红染成深浅不同的粉红色至桃红色，胞质内特征性的碱性蛋白颗粒（嗜酸性颗粒）的着色较特异，呈反光强的橘红色，辨认效果较其他染色方法有优势。

瑞氏染料是由酸性染料伊红和碱性染料亚甲蓝组成的复合染料，细胞核染紫蓝色，嗜酸性颗粒染粉红色，中性颗粒染淡紫色。在瑞氏染色法的基础上结合吉姆萨（Giemsa）染色法可提高细胞质的着色，结构更清晰。瑞氏 - 吉姆萨复合染色法优点在于其多色性，各类细胞均可呈现不同的着色，对于不同种类细胞的辨别较 HE 染色具有优势。目前应用较多的迪夫快速染色法（Diff-Quik staining）是在瑞氏染色基础上改良而来的一种快速染色方法，染色结果与瑞氏染色极其相似，但迪夫快速染色所需的时间极短，一般 90 秒内即可完成染色。

18. 诱导痰细胞分类检查在哮喘诊断中的价值如何？

临床上，哮喘诊断主要依靠患者的临床症状结合肺功能检查。但由于咳嗽变异性哮喘等特殊类型的哮喘患者缺乏喘息等特征性的哮喘症状，而支气管激发试验存在一定比例的假阴性和假阳性结果，部分临床医师认识不足，容易造成误诊。有研究将痰嗜酸性粒细胞和肺功能检查对疑似哮喘患者的诊断作用进行了评价，发现以诱导痰嗜酸性粒细胞比例 > 3% 为标准，诊断哮喘的敏感度、特异度分别为 86%、88%，阳性预计值和阴性预计值分别为 80%、92%。表明诱导痰嗜酸性粒细胞计数对于诊断哮喘具有较高参考价值。而且哮喘的完整诊断不仅要确认是否为哮喘，还包括哮喘的表型（临床和炎症表型）。因此，从广义的角度，诱导痰细胞分类检查将丰富哮喘的诊断手段，尤其在区别哮喘气道炎症的类型方面。

职业性哮喘的诊断：职业性哮喘是指与职业有关的哮喘，包括工作中诱发并加重的哮喘，其占哮喘总人数的比例达 2% ~ 7%，已证实，诱导痰嗜酸性粒细胞计数可能对部分致敏物引起的职业性哮喘有协助诊断意义。有研究表明，在离开工作环境至少 2 周后职业性哮喘患者的诱导痰嗜酸性粒细胞计数会较工作期间明显减少。

19. 诱导痰细胞分类检查在慢性咳嗽病因诊断中的价值如何？

慢性咳嗽的病因复杂多样，但气道炎症是此类患者的共同特征。明确气道炎症类型对于慢性咳嗽病因诊断十分重要，诱导痰细胞分类检查作为无创的气道炎症检查技术，被我国的 2021 版咳嗽指南作为慢性咳嗽诊断流程中的一线检查手段。临床医师可根据患者的诱导痰中嗜酸性粒细胞比例正常与否，将慢性咳嗽病因初步分为两大类：①嗜酸性粒细胞气道炎症，如嗜酸性粒细胞性支气管炎、咳嗽变异性哮喘、变应性鼻炎、变应性咽炎等；②非嗜酸性粒细胞气道炎症，如胃食管反流性咳嗽、鼻炎、鼻窦炎、慢性支气管炎和支气管扩张症等。然后再结合患者的临床症状及其他检查结果进行病因诊断。

嗜酸性粒细胞性支气管炎作为我国慢性咳嗽的主要病因之一，由于缺乏气道高反应性和气流阻塞等哮喘特征而常被误诊为慢性支气管炎，因此其诊断主要依靠诱导痰细胞分类检查，在排除其他嗜酸性粒细胞增多性疾病的基础上，痰嗜酸性粒细胞比例≥2.5%是目前确诊嗜酸性粒细胞性支气管炎的关键依据。

泡沫细胞是吞噬大量脂肪颗粒的巨噬细胞，由于其与胃食管反流病具有相关性，临床上可利用油红O（oil-red-O）染液对痰细胞进行染色，以染色颗粒占泡沫细胞面积的多寡作为载脂巨噬细胞指数（lipid-laden macrophage index，LLMI）进行分析，对于胃食管反流性咳嗽的诊断具有一定提示作用。

20. 诱导痰细胞分类检查在职业性咳嗽诊断中的价值如何?

职业性咳嗽是指由于接触职业环境中的致敏物质后引起的咳嗽。典型的职业性咳嗽常表现为工作期间或工作后出现咳嗽等症状。作为慢性咳嗽的常见病因，嗜酸性粒细胞性支气管炎的发病诱因多与过敏因素有关，如尘螨、花粉、蘑菇孢子等，但亦有研究报道显示因职业性接触某些化学试剂或化学制品致病，如乳胶手套、丙烯酸盐、苯乙烯等。诱导痰嗜酸性粒细胞对此类因致敏物引起的职业性咳嗽有协助诊断意义，患者通常在离开工作环境一段时间后咳嗽明显减少，同时患者的诱导痰嗜酸性粒细胞计数亦较工作期间明显减少，当回到工作岗位后，患者的咳嗽症状重新出现，痰嗜酸性粒细胞水平亦会增高，因此可以通过动态分析诱导痰嗜酸性粒细胞的水平变化来协助诊断职业性咳嗽。

另外，变应性咳嗽的临床表现与嗜酸性粒细胞性支气管炎极为相似：慢性刺激性干咳，阵发性为主，油烟、灰尘、冷空气、讲话等易诱发及加重咳嗽，通气功能正常，无气道高反应性，糖皮质激素及抗组胺药治疗有效。患者具有特应质，变应原皮试阳性，血清总IgE或特异性IgE增高，诱导痰嗜酸性粒细胞正常是两者鉴别要点。

21. 诱导痰细胞分类检查对抗哮喘药物剂量调整的作用有哪些?

哮喘的症状、可逆的气流受限和气道高反应性均与气道炎症密切相关。哮喘的气道炎症类型可分为嗜酸性粒细胞性、中性粒细胞性、混合性及寡粒细胞性。不同炎症表型的哮喘患者对吸入性糖皮质激素治疗反应并不一致，个体化治疗中选择最优的吸入性糖皮质激素剂量对于减少药物不良反应，同时维持哮喘控制和减少急性加重风险非常重要。鉴于在气道疾病中嗜酸性粒细胞性炎症和激素治疗反应间存在相关性，因此监测痰嗜酸性粒细胞水平有助于判定哮喘个体对激素治疗的反应性及临床医师对哮喘气道炎症严重程度进行监测，以指导临床用药。

与传统的以临床症状和肺功能变化为依据评价疗效及调整用药的方式相比，单纯以痰嗜酸性粒细胞比例 > 3% 作为判断哮喘是否得到控制及增加抗炎药物的标准的哮喘患者，在随访中的哮喘发作次数、口服激素使用次数、急性发作需要雾化吸入支气管扩张剂的次数及需要住院的次数均显著降低。在变应性哮喘及职业性哮喘患者中，痰嗜酸性粒细胞水平的变化先于肺功能的变化，在哮喘症状发作前数周，痰嗜酸性粒细胞已出现增高，相反，激素治疗后诱导痰嗜酸性粒细胞水平降低迟于临床症状的改善。因此，痰嗜酸性粒细胞水平增高常提示病情控制不佳；对于中重度哮喘患者，痰嗜酸性粒细胞可以作为吸入激素减量过程中哮喘未控制或病情复发的标志；对于症状控制的哮喘患者，连续监测痰嗜酸性粒细胞对判断疾病复发或活动可能有指导作用。

22. 诱导痰细胞分类检查对于慢性咳嗽的治疗有何提示作用？

慢性咳嗽的病因复杂多样，我国慢性咳嗽的常见病因分别为咳嗽变异性哮喘、上气道咳嗽综合征、嗜酸性粒细胞性支气管炎、胃食管反流性咳嗽和变应性咳嗽，五大病因占慢性咳嗽病因的 87%。根据气道炎症特征，可以将上述病因分为两大类：具有嗜酸性粒细胞炎症的咳嗽病因（咳嗽变异性哮喘、嗜酸性粒细胞性支气管炎）与非嗜酸性粒细胞炎症的咳嗽病因（上气道咳嗽综合征、胃食管反流性咳嗽、变应性咳嗽）。因此，通过分析患者的痰嗜酸性粒细胞水平有助于鉴别哪些慢性咳嗽病因患者适用于激素治疗，且能够判定患者个体对激素治疗的反应性。根据哮喘患者的气道炎症情况（痰嗜酸性粒细胞比例）调整糖皮质激素剂量可取得更好的疗效，而且动态监测痰嗜酸性粒细胞水平对于调整激素用药水平，乃至提示咳嗽变异性哮喘吸入激素减量过程中哮喘未控制或病情复发的标志及嗜酸性粒细胞性支气管炎出现复发等具有作用。诱导痰嗜酸性粒细胞水平升高常提示病情控制不佳；对于症状控制的哮喘患者，连续监测痰嗜酸性粒细胞对判断疾病复发或活动可能有指导作用。

（陈桥丽　罗　炜）

第三节　呼出气一氧化氮检测

1. 目前临床应用的呼出气一氧化氮检测仪器有哪些？正常参考值是否有差异？

目前临床常见的呼出气一氧化氮检测仪器有两类，一类为化学发光分析仪，包括美国的 NOA280i® 和瑞士的 CLD 88sp®；另一类为电化学分析仪，主要有英国的 NIOX VERO®，国内的呼出气一氧化氮检测仪器主要也是采用电化学分析技术。电化学分析仪因操作相对简便、使用寿命长等特点，在国内得到了广泛的应用。

目前，不同仪器在正常人的对比调查或正常值差异的研究尚未见报道，是否存在差异尚不清楚。不同国家、地区健康人群呼出气一氧化氮正常值结果报道不一，结果受年龄、性别、种族及体重等多种因素影响。现在国际上正常值主要以 2011 年版美国胸科协会（ATS）呼出气一氧化氮指导哮喘治疗的临床实践指南所推荐标准为参考。

2. 呼出气一氧化氮检测的注意事项有哪些？

（1）选择合适的检测对象。呼出气一氧化氮主要反映过敏性气道炎症或 2 型（T2）炎症，临床主要应用于哮喘、慢性阻塞性肺疾病、慢性咳嗽、亚急性咳嗽及支气管扩张症等慢性气道疾病的诊治评估，其在肺癌、间质性肺疾病等病因及预后判断的临床价值仍需进一步探讨。

（2）认识影响呼出气一氧化氮结果的主要因素：①疾病（如哮喘 T2 炎症）与治疗药物是所有因素中最为主要的影响因素，伴 T2 炎症的疾病呼出气一氧化氮值增加，药物如糖皮质激素、抗 IgE 及靶向 T2 炎症的生物治疗显著降低呼出气一氧化氮值；②肺功能检查尤其是支气管激发试验会降低呼出气一氧化氮的检测值，因此，呼出气一氧化氮检测需在肺功能检查之前完成；③环境变应原暴露会明显增高呼出气一氧化氮水平，很多正常人呼出气一氧化氮值增高，往往提示有过敏相关问题；④长期吸烟或被动吸烟使呼出气一氧化氮的检测值降低。其他因素如男性呼出气一氧化氮值高于女性，儿童呼出气一氧化氮值与年龄呈正相关，摄入西蓝花、芥蓝、生菜、莴苣、芹菜，以及熏腌制或烧烤类等富含硝酸盐或亚硝酸盐的食物会增加呼出气一氧化氮值。但相对于主要影响因素，这些因素一般对呼出气一氧化氮的影响不大。

（3）具有良好的检测质量控制。测试环境应避免高温、闷热，避免阳光直射及紫外线灯照射。电化学分析仪应避免使用酒精类消毒剂、洗手液等清洁，以避免对传感器的损伤，可选择非酒精类消毒剂，如 84 消毒液。受试者在检查前 1 小时内应避免饮食、烟酒、剧烈运动，3 小时内避免食用富含硝酸盐或亚硝酸盐食品，同时询问并记录用药等情况。采样过程严格按照质量控制要求，测试过程中吸气及呼气应连续进行，不可屏气及停顿，采样或分析仪应具有对呼气压力、呼气流速、时间三项指标进行质量控制的功能。

（4）正确解读呼出气一氧化氮结果。按照规程完成的呼出气一氧化氮检测，结果可靠，具有可重复性，不需要重复检测。同一患者多次检测主要用于疾病的跟踪随访和长期优化管理。不同水平的呼出气一氧化氮值均具有临床参考价值，高水平呼出气一氧化氮值主要作为过敏性气道炎症的支持证据，低水平呼出气一氧化氮值主要作为排除证据。当与临床判断不符合时，需结合其他指标如诱导痰细胞分类、支气管激发试验等进一步判断。

3. 同一位患者利用不同品牌的一氧化氮检测仪器的检测结果是否会存在差异？如果有，目前国际使用的呼出气一氧化氮检测正常值范围是否都适用？

不同仪器呼出气一氧化氮检测结果在同一患者是存在一定差异的，提示同一患者前后使用的检测仪器应尽量保持一致，但各仪器检测结果具有高度一致性，系统评价亦显示，不同分析仪所得出的呼出气一氧化氮值存在一致性。

在哮喘、慢性咳嗽和慢性阻塞性肺疾病患者对比使用 CA2122 和 NIOX VERO 仪器测定呼出气一氧化氮值，国内研究显示，CA2122 略高于 NIOX VERO（中位数 45.5ppb *vs.* 42.9ppb）。在呼出气一氧化氮 > 50ppb 组，两仪器结果有显著差异；在呼出气一氧化氮 < 50ppb 组，两者结果无显著差异。2019 年国外研究纳入疑似哮喘病例 1 369 例，结果显示，呼出气一氧化氮值在

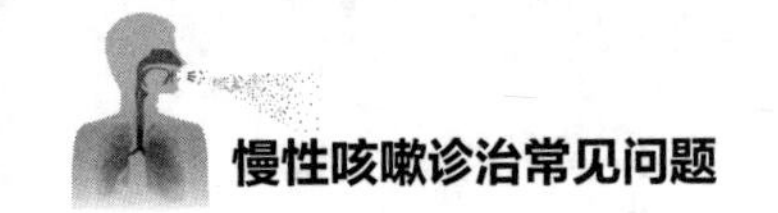

NIOX VERO 组显著低于 NOA280i 组（中位数 29ppb *vs*. 41ppb），但两者亦高度一致（R=0.942）。同时也需注意到，亦有不一致甚至相反的研究报道，这与检测技术和纳入对象等多种因素有关。

不同仪器检测存在一定差异，在疾病诊断和治疗评估上参考值理应有所不同。有研究使用转换公式处理后既可评估分析仪的准确性，又可用于判断患者的真实呼出气一氧化氮水平，这种转换公式未来值得进一步评估和验证。

当前临床为了统一评估标准，国际使用的“正常值”主要采用 2011 年版 ATS 呼出气一氧化氮指导哮喘治疗的临床实践指南推荐的标准：健康儿童 5～20ppb，成年人 5～25ppb。全国多中心研究提出中国健康儿童及成年人的呼出气一氧化氮参考值为健康儿童（6～14 岁）5～24ppb，成年人 5～30ppb，较欧美推荐的正常参考值均偏高，考虑可能与种族有关。基于现有临床证据，认为现有国际采用的正常值标准适用于各种仪器，但这尚须进一步临床观察验证。

4. 呼出气一氧化氮检测对慢性咳嗽各病因的诊断价值如何？

共识观点认为，咳嗽变异性哮喘和嗜酸性粒细胞性支气管炎的呼出气一氧化氮水平明显高于其他慢性咳嗽患者。咳嗽变异性哮喘患者呼出气一氧化氮水平（41～61ppb）高于嗜酸性粒细胞性支气管炎患者（31～35ppb）。多个国际指南认为呼出气一氧化氮水平增高有助于辅助诊断咳嗽变异性哮喘和嗜酸性粒细胞性支气管炎。

中 - 高水平的呼出气一氧化氮考虑诊断咳嗽变异性哮喘和嗜酸性粒细胞性支气管炎，由于咳嗽变异性哮喘和嗜酸性粒细胞性支气管炎的呼出气一氧化氮值相互重叠，呼出气一氧化氮不能确定患者是否有气道高反应性，因此，呼出气一氧化氮并不能常规应用于鉴别咳嗽变异性哮喘和嗜酸性粒细胞性支气管炎，两者鉴别有赖于气道反应性或可逆性气流受限的测定。

呼出气一氧化氮结合肺通气功能检查中小气道功能障碍，如最大呼气中期流量（maximal mid-expiratory flow，MMEF）降低，可帮助预测气道高反应性，这也便于咳嗽变异性哮喘与慢性咳嗽其他病因包括嗜酸性粒细胞性支气管炎的鉴别。

在未能开展支气管激发试验和诱导痰细胞分类检查的单位，呼出气一氧化氮检测更显得重要。一方面呼出气一氧化氮水平增高可作为病因判断指标，同时呼出气一氧化氮亦可作为吸入性糖皮质激素治疗选择的重要参考依据之一。

其他病因如胃食管反流性咳嗽、上气道咳嗽综合征及变应性咳嗽的呼出气一氧化氮值则多在正常范围。少数变应性鼻炎引起上气道咳嗽综合征的患者呼出气一氧化氮水平可增高。

5. 患者的呼出气一氧化氮和血、痰嗜酸性粒细胞水平不一致，可能的原因是什么？

多数情况下，呼出气一氧化氮与血、痰嗜酸性粒细胞水平是一致的，呼出气一氧化氮水平升高的哮喘患者，血和痰嗜酸性粒细胞水平往往也增高。

如果出现不一致，临床表现为中 - 高水平呼出气一氧化氮仅伴有中性粒细胞炎症，或者低水平呼出气一氧化氮患者痰嗜酸性粒细胞水平明显增高，考虑原因如下：

（1）对于初始诊断的患者：①主要与两者的产生机制不完全一样有关。呼出气一氧化氮和血、痰嗜酸性粒细胞均是 T2 炎症标志物。气道 IL-4、IL-13 表达增高，促进上皮诱导型一氧化氮合酶（iNOS）表达增加，进而促进呼出气一氧化氮的产生。嗜酸性粒细胞水平主要受 IL-5 调控，研究发现 IL-5 拮抗剂可以降低重度哮喘患者嗜酸性粒细胞水平，但并不影响呼出气一氧化氮值。提示两者具有不同的调控机制。②哮喘和咳嗽变异性哮喘等均存在不同的病理生理表型，每种表型可能有不同的表现，这些不一致表型的临床意义也值得进一步研究。③呼出气一氧化氮和嗜酸性粒细胞炎症本身受很多因素影响，如机体过敏状态及合并症，这也增加了不一致的可能性。

（2）对于正在接受治疗的患者，因呼出气一氧化氮水平和嗜酸性粒细胞计数对糖皮质激素，尤其在使用系统性糖皮质激素治疗中的敏感性不同，导致即使最初两者趋势一致，在治疗一段时间以后两者可能出现分离现象。部分患者治疗后呼出气一氧化氮水平短期内可以明显降低，而嗜酸性粒细胞缓慢恢复；反之亦然，表现为呼出气一氧化氮与痰或血嗜酸性粒细胞计数无相关性或呈负相关。因此，临床上同时结合呼出气一氧化氮和痰、血嗜酸性粒细胞水平分析更有利于病因的判断。

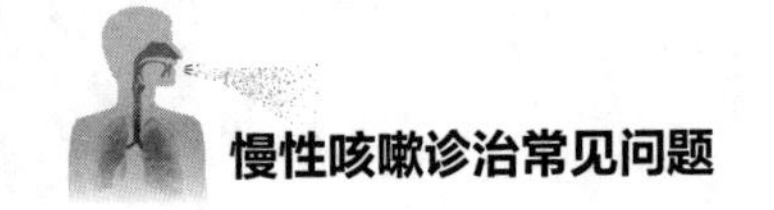

6. 如何保证呼出气一氧化氮检测结果的准确性?

(1)需要对检测进行严格的质控，包括对检测环境的要求、检测对象的准备及技术人员的培训。

(2)技术人员严格按照仪器操作规程完成检查。现有的仪器均有标准的操作步骤和质控要求，能够对呼气采样与呼气分析进行规范与监控，具有较高的准确性、稳定性与一致性，对于不符合要求的呼气不采样、不分析。

(3)不同仪器的定标要求各异。化学发光分析仪的定标频率是每周一次，而对电化学分析仪并无此要求，因其传感器内含次数较少，短时间内会进行传感器更换，能够在规定次数或有效期内保证其准确性和重复性。

(4)尽量减少操作带来的误差。采样过程中最常发生的问题是呼气时漏气，漏气时受试者部分呼气样本未进入分析仪内部，使得受试者呼气流速实际大于分析仪设定的质控指标，从而使测试结果偏低，如出现多次吹气且有明显漏气的情况，建议在报告中说明。

因此，在良好质控下完成的呼出气一氧化氮检测，一般认为是准确和可重复的，可以反映气道炎症水平。

7. 有的哮喘患者症状很明显，但呼出气一氧化氮水平不高，有的症状不明显，但呼出气一氧化氮水平却很高，如何看待这种情况?

呼出气一氧化氮等炎症指标与临床症状具有相关性，但临床需注意到，呼出气一氧化氮只是哮喘严重程度或症状评估的一个维度或间接指标。

哮喘症状轻重与众多因素有关，肺功能受损是其中重要的原因。对于初治症状明显的哮喘患者，其肺功能往往明显下降，呼出气一氧化氮处于低水平，这种情况多考虑中性粒细胞炎症表型。部分正在接受吸入性糖皮质激素等治疗的患者，呼出气一氧化氮可降为低水平，同时患者可因气道重塑等原因，存在持续气流受限，症状仍然表现明显。

哮喘初始症状不明显伴高水平呼出气一氧化氮临床亦常见，患者肺通气功能一般正常或仅表现为小气道功能障碍，尤其见于伴有变应性鼻炎等过敏性疾病的哮喘患者。

还有少部分患者经过规范治疗后临床症状控制良好，但呼出气一氧化氮始终处于高水平，一般考虑与持续性变应原暴露、鼻炎、鼻息肉、鼻窦炎及嗜酸性粒细胞增多症等有关。

上述提示呼出气一氧化氮在用于哮喘诊治评估时，需要尽量避免干扰因素，同时结合患者的病史、临床表现、治疗反应等因素综合判断。

8. 关于上气道、外周气道、肺泡部位的一氧化氮水平在气道炎症疾病诊治中的作用，这些指标与临床使用的呼出气一氧化氮指标有何差异？是否已经可以进行临床应用？

近年来越来越多的研究关注上气道鼻呼气一氧化氮（FnNO）、肺泡一氧化氮（CaNO）在气道疾病的应用。显然，FnNO、呼出气一氧化氮（FeNO）及 CaNO 存在明显不同，三者反映气道不同部位一氧化氮水平，FeNO 主要反映气管支气管大气道炎症，FnNO 反映鼻腔及鼻窦等上气道炎症，CaNO 主要反映肺泡或腺泡区的小气道炎症。

很多临床观察显示，变应性鼻炎患者 FnNO 常明显增高，慢性鼻窦炎、鼻息肉 FnNO 水平则降低，因此，FnNO 有利于鼻部炎性疾病的病因诊断和评估。

虽然目前尚无指南推荐 CaNO 在哮喘的应用，但 CaNO 在小气道炎症评估中扮演重要角色，尤其在重度哮喘及未控制的哮喘，CaNO 与嗜酸性粒细胞炎症及小气道指标密切相关。研究表明，患者在接受超微颗粒吸入性糖皮质激素、系统性糖皮质激素、孟鲁司特及生物靶向药物治疗后，CaNO 水平会有所降低。

CaNO 亦与慢性阻塞性肺疾病严重程度、小气道功能障碍及较差的体能和运动后低氧饱和度相关。对慢性阻塞性肺疾病患者进行 FeNO 与 CaNO 联合检测，可以更好地反映气管和肺泡炎症水平、疾病进展，预测及评估抗炎治疗反应。

现有证据支持结合 FeNO、FnNO 及 CaNO 值将更精确地诊治慢性呼吸道疾病，2017 版 ERS《肺部疾病呼气标志物技术标准》推荐上、下气道一氧化氮呼气联合检测（FnNO+FeNO），用于鼻炎、哮喘、鼻炎合并哮喘的综合评估及联合管理。

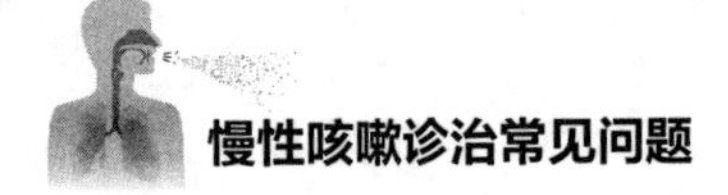

目前 FnNO、CaNO 虽然缺少正常参考值，不同仪器存在差异，但是基于现有的临床证据，非常值得临床重视和进一步完善、推广使用。

9. 部分单位未开展诱导痰细胞分类检查，能否用呼出气一氧化氮检测代替？

首先需强调呼出气一氧化氮不能代替诱导痰细胞分类检查，呼出气一氧化氮和诱导痰细胞分类在应用范围和操作流程上均有自己的优缺点，二者相互补充，不能被彼此所取代。诱导痰细胞分类检查是气道炎症评估最直接的办法，较呼出气一氧化氮检测更能灵敏、直接、客观地反映气道炎症状态，有条件的单位应常规开展。

如单位未开展诱导痰细胞分类检查，则呼出气一氧化氮检测是一种比较理想的替代方法。一方面呼出气一氧化氮检测操作简单、客观、无创且快速出结果，同时呼出气一氧化氮和诱导痰嗜酸性粒细胞均是 T2 炎症生物标志物，可以作为气道炎症表型区分的重要标志，呼出气一氧化氮反映诱导痰嗜酸性粒细胞水平时具有中度敏感性；另一方面，由于外周血嗜酸性粒细胞可以帮助预测诱导痰嗜酸性粒细胞，因此，呼出气一氧化氮结合外周血嗜酸性粒细胞可以帮助判断疾病表型。

如果呼出气一氧化氮检测符合预期，比如初诊症状典型的哮喘，呼出气一氧化氮水平较高，往往反映嗜酸性粒细胞型哮喘，这种支持性证据比较充足。如果是典型哮喘，呼出气一氧化氮表现为低水平，此时一方面考虑为中性粒细胞表型，同时提醒需排除其他疾病。

因此，呼出气一氧化氮结合诱导痰细胞分类可以更清晰地反映疾病炎症表型，如单位未开展诱导痰细胞分类检查，呼出气一氧化氮检测可以作为有效的替代工具，但需要注意对结果进行正确的解读与判断，必要时结合其他检查及建议患者至上级医院进一步诊治。

10. 肺通气功能检查、支气管激发（支气管舒张）试验、呼出气一氧化氮检测、诱导痰细胞分类检查、咳嗽激发试验，这些检查的先后顺序需注意什么？

（1）呼出气一氧化氮检测应放在第一个检查，因肺通气功能、支气管激发试验及诱导痰细胞分类检查中高渗盐水雾化后均会显著降低呼出气一氧化氮值，而支气管舒张试验后呼出气一氧化氮值显著增高。

（2）基于病情及实际情况选择合适的检查项目。医师一般会根据单位开展的检查项目情况、所考虑的疾病及病情程度选择不同检查项目。从疾病管理的角度，检查项目越完善越好，可以准确判断疾病的表型并进行针对性治疗。对于症状型哮喘、慢性阻塞性肺疾病或慢性咳嗽患者，一般先后进行呼出气一氧化氮检测、肺通气功能 + 支气管舒张试验，再完成诱导痰细胞分类检查。如症状轻微，呼出气一氧化氮检测后将选择支气管激发试验。对于慢性咳嗽患者，在完成前述呼出气一氧化氮及肺功能检查项目、诱导痰细胞分类检查后可能进行咳嗽激发试验，以评估咳嗽程度和评价镇咳药物的疗效。

（3）对于症状不典型或者哮喘可能性不大的患者，作为筛查手段，一般选择呼出气一氧化氮和肺通气功能检查，必要时行支气管激发试验和诱导痰细胞分类检查。

（4）部分慢性咳嗽患者想尽快获得诊断又不愿意详细检查，医师可以开具呼出气一氧化氮检测和胸部 X 线检查，结合临床可以做出初步判断。

（5）部分抽烟患者仅考虑慢性阻塞性肺疾病，最主要的筛查手段为肺通气功能 + 支气管舒张试验和弥散功能。

（赵海金）

第四节　食管动态反流监测

1. 胃镜诊断胃食管反流性咳嗽的价值如何?

咳嗽是胃食管反流病的重要食管外症状，胃镜是反流性食管炎疾病诊断中的重要检查手段，但目前并没有胃镜用于诊断胃食管反流性咳嗽的相关研究，并且各个国家的慢性咳嗽指南中提及胃镜也较少。仅部分胃食管反流病患者伴有咳嗽症状，患者同时存在咳嗽与食管炎的表现也并非一定是胃食管反流性咳嗽，反流和咳嗽症状的关联是胃食管反流性咳嗽诊断过程中的重要考量，而胃镜无法判定反流和咳嗽的关联性。

此外，相较于食管动态反流监测，胃镜检查仅能发现已经存在食管黏膜病变的反流，敏感性较差，部分胃食管反流性咳嗽患者的食管在胃镜下往往无异常表现。因此，胃镜用于诊断胃食管反流性咳嗽有一定价值，但其价值低于食管动态反流监测。

2. 钡餐检查能诊断胃食管反流性咳嗽吗?

上消化道钡餐造影检查，是让受检者吞噬硫酸钡及产气剂，X 线照射下通过钡剂在经食管到达胃、十二指肠部位的显影过程来诊断上消化道疾病的方法。食管钡餐造影能够发现胃食管反流病及其并发症（食管狭窄、Barrett 食管等），还能区分胃食管反流病与其他食管相关性病理状态，有助于在选择额外诊断性检查及内镜或手术治疗方面给予参考。

但钡餐检查诊断胃食管反流病的价值较低，在当今的医疗实践中一直未被广泛利用。部分胃食管反流病患者无法通过钡餐检查观察到胃食管反流的显影过程，该检查手段灵敏度较低，且有放射性，因此在各类消化系统疾病指南或共识及各国咳嗽诊治指南中均不推荐使用食管钡餐造影作为胃食管反流病的一线检查方法，用于胃食管反流性咳嗽的诊断价值较低。

3. 进行食管动态反流监测前和检查过程中有何注意事项？

（1）检查前注意事项

1）停药要求：质子泵抑制剂（如埃索美拉唑、奥美拉唑、雷贝拉唑、兰索拉唑、泮托拉唑、艾普拉唑等）和钾离子竞争性酸阻滞剂停用7天以上；影响胃酸分泌或胃动力的药物，如H_2受体拮抗剂（如法莫替丁、西咪替丁、雷尼替丁等）、促胃肠动力药（如多潘立酮、莫沙必利、西沙必利等）停服72小时以上；抗酸药物（如铝碳酸镁、硫糖铝等）停服24小时以上。

2）检查当天早上禁食6小时。对于有明显吞咽困难的患者，检查前1天晚餐应进流食，必要时延长禁食时间。

3）检查前需向患者了解病情、病史、症状，回顾检查前的上消化道造影和胃镜检查，了解是否存在解剖异常，排除禁忌证。

4）检查前向患者充分说明检查步骤、检查的意义和安全性，消除患者恐惧感，取得患者配合并签署知情同意书。

（2）检查过程中注意事项

1）检查期间可正常饮食，忌辛辣、酸性、碳酸饮料、酒精等饮料和咖啡、零食、口香糖等，禁止抽烟。

2）检查期间禁食酸性或碱性食物（如泡菜、番茄等）和刺激性食物，禁饮酸性饮料、果汁和刺激性饮品（如咖啡、酒精等），可保持日常活动和进餐，但不得洗澡，以免损坏记录仪。

3）检查期间降压药、降糖药、降脂药等药物可以正常服用。

4. 进行食管动态反流监测的适应证和禁忌证有哪些？

（1）适应证：①需明确症状或食管黏膜损伤是否与反流相关；②具有反流相关症状，但抑酸剂治疗效果不佳；③评估反流的严重程度，以指导患者用药和预测疗效；④胃食管手术相关的评估，如抗反流手术的术前和术后评估，以及经口内镜下食管下括约肌切开术（peroral endoscopic myotomy, POEM）术后评估等；⑤功能性胃肠病的鉴别，如嗳气症、癔球症等。

（2）禁忌证：①鼻咽部或食管存在解剖结构明显异常的患者；②无法耐受导管的患者；③患有精神心理疾病或意识不清无法合作者，以及自行拔管不

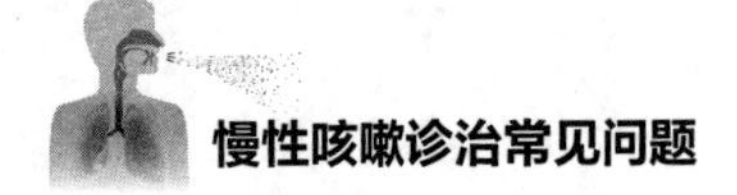

配合检查的患者；④严重凝血功能障碍、重度食管静脉曲张、心肺功能不全者，应慎重进行检查。

5. 进行食管动态反流监测的不良反应及处理方法有哪些?

（1）不良反应：恶心、呕吐等不适症状；导管进入气管导致呛咳、呼吸困难；激发三叉神经痛；拔管困难；鼻、咽喉、食管、胃黏膜损伤出血，甚至有食管或胃穿孔的可能；哮喘患者有诱发哮喘发作、哮喘持续状态或喉痉挛等可能，严重者危及生命；心脑血管意外或其他不可预测的并发症，甚至危及生命；检查不成功、检查过程中出现机器故障导致数据丢失；胃食管手术后局部解剖结构改变等原因不能达到预期检查的目的。

（2）处理方法：如患者出现恶心、呕吐等不适症状，应暂停插管，嘱患者深呼吸并做吞咽动作，多和患者交流，多鼓励、安慰患者，增强患者的信心；为让患者更容易咽下导管，可让患者通过吸管吸水数口，同时应保持端坐位，并让患者低头下颌碰到胸部，待导管到达指定位置后，妥善固定；在插管过程中，监测患者生命体征变化，并备好急救药品及急救器材；如果插管过程中患者出现强烈的呛咳，警惕导管可能误入气管，应将导管迅速拔出，待患者休息片刻后再行插管。

6. 进行食管动态反流监测时 pH 下电极的定位方法有哪些?

（1）食管测压法：通过食管测压检查确定食管下括约肌（LES）高压带，此处距鼻孔的长度即为 LES 的位置，该位置近口侧 5cm 即为放置 pH 电极的准确位置。该方法能准确定位 LES，因此首要推荐有条件的单位在反流监测前先进行食管测压以准确定位 LES。

（2）pH 梯度法：检查时利用胃和食管内 pH 值的显著差异来确定 pH 电极的放置位置。先将导管插入至 55 ~ 60cm 处，胃内 pH 值为 1 ~ 2；随后往外牵拉导管，当 pH 值从 1 ~ 2 升至 4 ~ 5 时，表明电极离开胃腔进入食管，记录此时导管距离鼻孔的长度即为 LES 位置；最后再往外牵拉 5cm 即为 pH 电极的放置位置。该方法操作便捷，但受到受检者身高、LES 长度的个体差异性，以及服用抑酸剂的影响，因此 pH 梯度法对 LES 定位不够准确，与测压法相比，

误差约为 ±3cm。

（3）X 线透视法：在无造影剂辅助条件下，取 pH 电极金属线与胃底穹窿线交点处为胃食管连接处，该点以上 5cm 处即为 X 线透视法确定的电极放置位置。该方法较少单独使用，多作为食管测压法和 pH 梯度法的辅助手段。

7. 胃食管反流性咳嗽的诊断标准中，“DeMeester 积分”、“酸暴露时间”和“症状相关概率”的定义分别是什么？各有什么意义？

（1）DeMeester 积分：DeMeester 评分是由总酸暴露时间（AET）、立位 AET、卧位 AET、酸反流次数、长酸反流次数、最长反流时间 6 个食管酸暴露参数组成的综合评分。2016 版 ACCP 咳嗽指南推荐 DeMeester 评分≥ 14.7 分提示食管存在病理性酸暴露，而 2015 版咳嗽指南推荐该界值为 12.7 分，在 2021 版咳嗽指南的胃食管反流性咳嗽诊断标准中已被 AET ＞ 6% 替代。

（2）酸暴露时间（acid exposure time, AET）：AET 是指远端食管（食管下括约肌上方 5cm 处）总的酸（pH ＜ 4）暴露时间占总监测时间的百分率。DeMeester 评分和 AET 都对异常酸反流有较好的鉴别价值，作为评估异常反流的重要指标，2021 版咳嗽指南采用 AET ＞ 6% 作为诊断胃食管反流性咳嗽的可靠指标之一。

（3）症状相关概率（symptom association probability, SAP）：SAP 是咳嗽与胃食管反流事件间假设因果关系的可能性并非偶然因素引起的概率，为胃食管反流性咳嗽的主要诊断指标之一。SAP ≥ 95% 表明反流发生后 2 分钟内的咳嗽与反流间的关系不是随机的，提示咳嗽症状与反流相关。与症状指数（symptomatic index，SI）和症状敏感指数（symptom sensitivity index，SSI）相比，SAP 诊断的假阳性率和假阴性率较低，是目前诊断胃食管反流性咳嗽的较好指标。

8. 食管动态反流监测的参数中，症状相关概率和症状相关指数孰优孰劣？

症状相关概率（SAP）和症状指数（SI）均反映咳嗽与胃食管反流事件间假设因果关系的可能性，是胃食管反流性咳嗽的主要诊断指标。其中 SAP 阳性表明反流发生后 2 分钟内的咳嗽与反流间的关系不是随机的，通常采用 SAP ≥ 95% 为阳性判断标准；SI 是指反流事件发生后 2 分钟的咳嗽次数占总咳嗽次数的百分比，目前采用 SI ≥ 45% 为阳性判断标准。SAP 和 SI 均为较重要的指标，对酸反流和非酸反流引起的胃食管反流性咳嗽均有较好的诊断价值，尤其对非酸胃食管反流性咳嗽的诊断极为重要。对于酸胃食管反流性咳嗽，DeMeester 积分和酸暴露时间（AET）可以反映反流的酸暴露情况，有较好的诊断价值，酸 SAP 和酸 SI 可作为补充；而对于非酸胃食管反流性咳嗽，目前非酸 SAP 和非酸 SI 是仅有的诊断参数，2018 年《胃食管反流病里昂共识》中反流次数等其他参数用于酸或非酸胃食管反流性咳嗽的诊断价值有待于进一步研究。但与 SI 相比，SAP 诊断的假阳性率和假阴性率均较低，目前更为常用。

国内一项研究结果提示 SAP 和 SI 对胃食管反流性咳嗽均有一定的诊断价值。但在临床应用过程中，SAP 和 SI 作为胃食管反流性咳嗽诊断指标均具有明显的局限性。两者均需要患者正确记录症状及详细的时间，对患者配合度要求极高，患者常常因为依从性差、文化程度不同、症状频繁或是夜间出现症状不记录等情况导致记录不全，致使假阴性的发生。SAP 是将 24 小时分为 720 个 2 分钟时间窗，通过 Fisher 精确概率法计算反流和咳嗽的因果关系因偶然因素引起的概率，该计算过程中样本量较大，致使 SAP 假阳性率升高。此外 Fisher 检验的假设之一“反流事件彼此独立”在实际情况中并不成立；SI 则因为反流事件频繁发生，致使反流事件的关联不准确，导致计算值偏高。

9. 食管动态反流监测如何判断咳嗽症状与反流事件存在因果关系？如果咳嗽症状多次在反流事件前 1 分钟内出现，有何提示？

对于多通道腔内阻抗 -pH 监测（MII-pH 监测）而言，判断咳嗽症状与反流事件存在因果关系主要通过 3 个指标体现：症状相关概率（SAP）、症状指数（SI）、症状敏感指数（SSI）。SAP 阳性表明反流发生后 2 分钟内的咳嗽与反流间的关系不是随机的，其计算方法是将 24 小时分为 720 个 2 分钟的时间窗，计算反流和咳嗽 Fisher 精确检验的 p 值，该 p 值检验的是“咳嗽和反流相互独立”假说，因此 p 值越大，咳嗽和反流的相关性越强，2021 版咳嗽指南推荐 SAP ≥ 95% 则认为反流和咳嗽相关；SI 是指反流事件发生后 2 分钟的相关咳嗽次数占总咳嗽次数的百分比，计算公式是“反流和咳嗽相关次数 / 总咳嗽次数 ×100%”，目前推荐该界值为≥ 45%；SSI 是指反流事件发生后 2 分钟的相关咳嗽数占反流事件总数的百分比，应用少，计算公式为“反流和咳嗽相关次数 / 总反流次数 ×100%”，若其数值超过 10% 则认为反流和咳嗽相关。

咳嗽时腹腔内压力增加，在停止咳嗽后可能会引起一过性的食管下括约肌松弛，导致反流事件的发生。而一过性的食管下括约肌松弛被认为是引起胃食管反流的主要原因之一。如果咳嗽症状多次在反流事件前 1 分钟内出现，可能提示患者咳嗽较剧烈或可能存在异常的一过性的食管下括约肌松弛。

10. 唾液胃蛋白酶水平在胃食管反流病诊治中的作用是什么?

胃蛋白酶是消化系统的主要蛋白水解酶，是由胃蛋白酶原在胃的酸性环境中转化而来的，胃蛋白酶只在胃中产生，是胃食管反流的特异性生物标志物，尽管胃反流液的成分是可变的，但所有反流液都含有胃蛋白酶。反流液中的胃蛋白酶可作为炎症介质和致癌介质，对食管、下咽、喉部、肺、中耳和鼻部的上皮细胞造成损伤，同时胃蛋白酶促使气道的上皮细胞 - 间质转化，这一过程可致纤维化及癌变。

胃蛋白酶可在唾液、痰液、气管、肺、鼻窦和中耳等分泌物中检出，并且在 pH 高于 7.5 之前不会发生不可逆变性，这使得胃蛋白酶非常适合作为检测临床样本中反流的生物标志物。因此，唾液中胃蛋白酶的检测可作为诊断胃食管反流病（GERD）的一种快速、简便、有效、非侵入性的新手段，可以补充基于问卷和症状的诊断，减少对侵入性和昂贵诊断测试的依赖。此外，胃蛋白酶作为一线诊断生物标志物已被证明可提高反流诊断的准确性。近期有研究探讨了 Peptest™ 试剂对于反流病诊断的价值，发现以 210ng/ml 作为截断（cut-off）值时，唾液中胃蛋白酶对诊断 GERD 具有较高的敏感度（96%）和中度的特异度（44%）。此方法有望成为筛查 GERD 的重要手段，但需进一步研究优化唾液样本采集的时间和方法，产生灵敏度和特异度的最佳平衡。

受体介导的非酸性胃蛋白酶摄取作为非酸食管外反流事件，不会被质子泵抑制剂（PPI）阻断，因为胃蛋白酶在 pH 值较低的细胞内部会被重新激活或

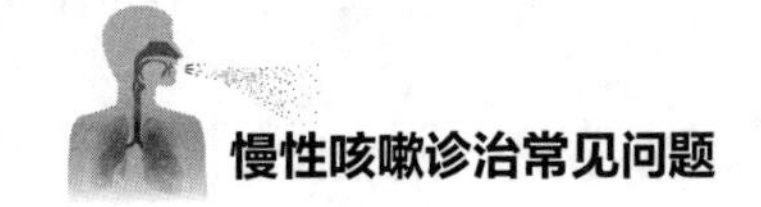

者在细胞表面受体激活后启动细胞信号级联反应。鉴于PPI对气体反流疗效差，胃蛋白酶已被推荐为一种新的治疗靶点，用于控制气体反流的相关受体拮抗剂正在进行临床前评估。

11. 反流的类型有哪些？分别如何判断？

MII-pH监测是2021版咳嗽指南推荐的最灵敏可靠的胃食管反流性咳嗽诊断手段，通过放置在食管内不同位置的多通道阻抗电极，MII-pH可探测不同性质反流物在食管内移动所产生的电阻抗改变，区分液体、气体和混合反流，从最靠近胃的阻抗通道起，逆行至少出现2个相邻近端阻抗电极较基线下降超过50%且持续3秒以上被称为液体反流；至少出现2个相邻近端阻抗电极值快速（> 5 000Ω/s）增加至 > 7 000Ω/s则被称为气体反流；如果液体反流中重叠有气体反流则称为混合反流。

在监测到变化的阻抗同时，结合同步pH监测记录的反流物pH值，可将反流分为酸（pH < 4.0）、弱酸（pH 4.0 ~ 7.0）和弱碱（pH > 7.0）反流，后两种合称为非酸反流。

12. 酸反流与非酸反流在胃食管反流性咳嗽中的作用是什么？

一项荟萃分析表明酸反流可能占未使用质子泵抑制剂（PPI）治疗胃食管反流病患者所有反流事件的63%，患者72%的反流症状与酸反流发作相关。此外，抑酸药物治疗胃食管反流性咳嗽的显著疗效也说明了酸反流在胃食管反流性咳嗽中的重要性。但随着研究的深入，发现非酸反流等在胃食管反流性咳嗽发病中也起到重要作用，既往有研究发现非酸反流分别占使用和停用PPI治疗过程中的胃食管反流性咳嗽患者所有反流事件的80%和37%，在一些胃食管反流性咳嗽患者中，咳嗽可能主要是非酸反流所致。

根据国内研究结果表明，酸胃食管反流性咳嗽和非酸胃食管反流性咳嗽在咳嗽特征、咳嗽症状评分和咳嗽敏感性方面没有显著差异；但与酸胃食管反流性咳嗽相比，非酸胃食管反流性咳嗽的反流、烧心症状较少，GerdQ评分较低。

24小时食管pH监测曾为诊断胃食管反流性咳嗽的标准检查手段，但存在只能识别酸反流，不能识别非酸反流的缺陷。MII-pH 是 2021 版咳嗽指南推荐的胃食管反流性咳嗽诊断手段，该检查能区分酸和非酸反流，监测反流次数，并提供有关咳嗽和反流之间关系的检测指标，在临床中对于酸和非酸胃食管反流性咳嗽的诊断至关重要。对于酸胃食管反流性咳嗽，DeMeester 积分和 AET 可以反映反流的酸暴露情况，有较好的诊断价值，酸 SAP 和酸 SI 可作为补充；而对于非酸胃食管反流性咳嗽，目前非酸 SAP 和非酸 SI 是仅有的诊断参数，诊断相对较困难，2018 年《胃食管反流病里昂共识》中反流次数等其他参数用于酸或非酸胃食管反流性咳嗽的诊断价值有待于进一步研究。

2021 版咳嗽指南和 2019 年《中国胃食管反流病多学科诊疗共识》仍将包括 PPI 在内的制酸疗法作为胃食管反流性咳嗽的标准治疗方法。从国内的研究结果来看，联合 PPI 和促胃肠动力药治疗能缓解约 80% 胃食管反流性咳嗽患者的咳嗽症状。当常规剂量 PPI 治疗无效时，加大 PPI 治疗剂量可能有效，通常用于酸反流程度较重的胃食管反流性咳嗽患者。当高剂量 PPI 仍无效时，则考虑加用 H_2 受体拮抗剂（H_2RA），可能通过作用于胃内壁细胞的多个靶点，进一步加强日间胃酸分泌的抑制。但 PPI 和 H_2RA 不能减少反流频率和时间，不能改变食管下括约肌功能障碍，对非酸反流引起的胃食管反流性咳嗽疗效差。但国外有研究报道，26% 接受 PPI 治疗的患者最终被诊断为非酸胃食管反流性咳嗽，低于未接受 PPI 治疗的患者，结果还表明，在一些接受 PPI 治疗的患者中，非酸反流次数明显减少或消失。国内也有研究表明，在非酸胃食管反流性咳嗽患者中，PPI 联合促胃肠动力药物治疗可以取得一定的效果。对于 PPI 治疗失败后的非酸胃食管反流性咳嗽患者可选择使用巴氯芬治疗，必要时也可选择抗反流手术治疗。非酸胃食管反流性咳嗽治疗方法的正确选择及其疗效还需进一步研究。

综上所述，酸反流与非酸反流均在胃食管反流性咳嗽的发生中起着重要作用，由于非酸胃食管反流性咳嗽的消化道症状往往不明显，诊断相对困难，治疗效果不明显，因此尽早识别非酸胃食管反流性咳嗽会减轻患者痛苦，指导临床工作者尽早调整治疗方案，节约医疗成本。

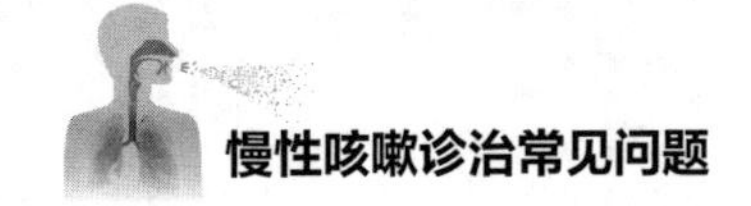

13. 2018 年《胃食管反流病里昂共识》中已经不主张用 DeMeester 积分作为异常酸反流的指标，而用食管酸暴露时间代替，这对胃食管反流性咳嗽的诊断标准有影响吗?

DeMeester 积分（DMS）是通过 MII-pH 或 24 小时食管 pH 监测酸暴露情况包括 AET 在内的 6 项参数并加权后得出的评分，自 20 世纪 70 年代就用于胃食管反流病（GERD）的诊断。DMS 和 AET 都对异常酸暴露有较好的诊断价值，作为评估异常酸反流的重要指标，DMS 被广泛地用于 GERD 的诊断，DMS 也是诊断胃食管反流性咳嗽的重要指标，被列入 2015 版咳嗽指南。但 2018 年《胃食管反流病里昂共识》并未将 DMS 纳入 GERD 的诊断标准，取而代之的是 AET > 6% 作为诊断 GERD 的可靠指标。

目前国内已开展相关研究探讨 AET 对胃食管反流性咳嗽的诊断价值，以及 AET 能否替代 DMS 在胃食管反流性咳嗽中的诊断价值，发现 AET 与 DMS 对胃食管反流性咳嗽及酸胃食管反流性咳嗽的诊断价值均较高，且两者相当，在2018年《胃食管反流病里昂共识》中，AET < 4%被认为是绝对正常，> 6%被认为是绝对异常，4% ~ 6% 则被认为是不确定的，需进一步结合 SAP、SI 和反流次数等其他指标判断。在 2021 年国内发表的一项研究中，当 AET 诊断胃食管反流性咳嗽时截断值为 > 4.8%，当诊断酸胃食管反流性咳嗽时，截断值为 > 6.2%。因此我们认为，无论按照先前的 DMS 还是 2018 年《胃食管反流病里昂共识》中主张的 AET，对胃食管反流性咳嗽的诊断标准并无影响。

（唐玉芳　徐镶怀）

第五节　支气管镜检查

1. 支气管镜检查对慢性咳嗽的病因诊断有什么帮助？

支气管镜检查对于慢性咳嗽非常见病因的排查具有重要意义。赖克方团队回顾分析广州呼吸健康研究院 2008—2018 年 235 例慢性咳嗽少见病因的病例发现，18.7%（44 例）的患者是通过支气管镜检查明确诊断的。主要有复发性多软骨炎、支气管结核、支气管异物、细菌性支气管炎、弥漫性泛细支气管炎、间质性肺疾病等。对于慢性咳嗽的诊断，支气管镜可以直接观察会厌、声门、气管、支气管的解剖结构及有无异常情况。目前最细的支气管镜外径约为 2.8mm，最远可以观察到 8～9 级支气管的分支。有些特殊的病变，支气管镜检查则可以直接确定诊断，如复发性多软骨炎、气管支气管骨化症、气道异物等。对于支气管镜下所见异常情况不能确定诊断的可以通过经支气管镜活检病理检查来明确诊断。对于远端支气管及肺内病变，如间质性肺疾病、泛细支气管炎等需要通过支气管镜进行透壁肺活检来明确诊断。对于病理检查也不能确定的诊断或者没有明确活检部位的慢性咳嗽，可以通过支气管镜留取气道分泌物、经支气管镜肺泡灌洗等获取的标本进行检验，对慢性咳嗽有重要的辅助诊断价值。

2. 慢性咳嗽患者什么情况下需要做支气管镜检查？

支气管镜检查属于有创性操作，操作过程有一定的风险。支气管镜并非慢性咳嗽初诊患者的一线检查。按照慢性咳嗽病因诊断流程，患者完成病史筛查、胸部 X 线、诱导痰细胞学分类、肺通气功能 + 激发试验、呼出气一氧化氮等检查后，结合检查结果进行病因治疗或经验性治疗以排除慢性咳嗽常见病因。经上述常规检查不能明确病因，或者针对常见病因治疗无效者，通常考虑进一步根据病史完善其他检查，如胸部 CT，若胸部 CT 发现有气管支气管、纵隔或肺内病变时如需行支气管镜观察腔内情况或者行病理活检明确诊断时则

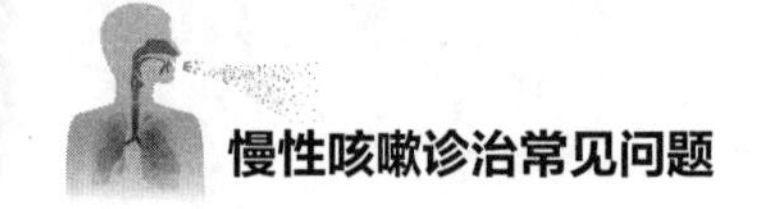

需行支气管镜检查。如胸部CT检查未发现异常或高度怀疑气道病变，如支气管异物、支气管结核等病因时，可直接进行支气管镜检查。

3. 慢性咳嗽患者行支气管镜检查，什么情况下需要做黏膜活检？

慢性咳嗽患者行支气管镜检查时如发现有气管支气管黏膜异常的情况并排除血管源性病变可行活检，如突出管腔的新生物、溃疡、结节、白斑，黏膜表面充血、粗糙等。怀疑支气管肿瘤、支气管结核、气管支气管淀粉样变、复发性多软骨炎等可进行支气管黏膜活检，通过病理情况来明确此类患者的病因。

4. 慢性咳嗽患者支气管镜下共同的表现是什么？

除外气管病变致慢性咳嗽病因，多数慢性咳嗽患者共同的表现常是支气管腔内未见异常，而支气管黏膜呈现不同程度的充血或水肿慢性改变，无其他特异性改变。

5. 气管支气管结核患者支气管镜下表现有何特点？

气管支气管结核是指发生在气管支气管黏膜或黏膜下层的结核病，双肺可无明显病变。由于胸部影像学检查包括CT检查也较难发现，常常被误诊和漏诊。因病变在气管支气管，常以咳嗽、喘息为主要表现，肺功能检查有气道高反应性表现，常常误诊为哮喘。支气管镜检查是诊断气管支气管结核最直接可靠的方法，不但可以直视支气管壁形态变化，而且可以通过灌洗、防污染毛刷涂片抗酸染色及钳取病变组织进行组织病理学的检查以明确诊断。

根据支气管镜下气管支气管结核形态观察，一般将其分为四型：①充血水肿型，此型为气管支气管结核的早期表现，黏膜充血、水肿明显，触之易出血，黏膜表面常覆盖脓性分泌物，支气管镜很难将其吸除，管腔产生不同程度狭窄；②溃疡糜烂型，是黏膜破溃坏死所致，严重时病变累及环状软骨，有时甚至见环状软骨破坏，部分突入管腔；③结节型，是在溃疡糜烂的基础上形成肉芽组织，肉芽组织可呈颗粒状、乳头状或菜花状，活检病理常显示慢性肉芽肿性炎；④瘢痕狭窄型，气管支气管结核的愈合阶段，瘢痕形成，瘢痕收缩过程中导致管腔狭窄甚至闭塞，常因狭窄或闭塞导致肺通气功能障碍而就诊，经支气管镜下治疗是有效的手段。

6. 复发性多软骨炎患者支气管镜下有何表现?

复发性多软骨炎患者最常出现的症状是咳嗽，因为胸部 X 线甚至胸部 CT 检查都未能发现其早期的病变，因此早期诊断比较困难。同时由于气管支气管支撑性软骨支架的破坏，高达 21% ~ 50% 的患者在病程中会出现气管支气管软化、塌陷和狭窄。因此支气管镜检查对诊断的意义较大。支气管镜下可能见到的改变有会厌缩小、黏膜肥厚、声带水肿、声带麻痹、声门下环状软骨塌陷、喉腔狭窄；气管支气管黏膜充血、肿胀、肥厚，软骨环消失，气管塌陷，气管或支气管弥漫或局灶性狭窄。典型病理显示正常软骨组织嗜碱性消失、软骨细胞固缩、软骨周围多种炎症细胞（中性粒细胞、淋巴细胞、浆细胞）浸润，最后软骨组织被肉芽组织替代、纤维化。因在支气管镜下取气管及左右主支气管的软骨行病理检查非常困难，必要时可以考虑取 3 级以下支气管远端的病变黏膜及部分软骨组织，以期排除其他病变，如有部分软骨组织亦可达到病理诊断的目的。

7. 结节病患者支气管镜下有何特征性表现?

结节病患者气管支气管特征性改变与病变累及的部位及分期有关，如病变累及支气管黏膜，支气管镜下可见气管支气管黏膜小结节状突起，多呈卵圆形，黏膜增厚、充血；如病变所致淋巴结肿大通常会见到隆突增宽明显。可弯曲支气管镜使结节病的诊断发生了革命性的变化，从侵袭性很强的操作（如硬质支气管镜、纵隔镜和手术肺活检）转变为侵袭性更小的操作，如经支气管黏膜活检、经支气管肺活检、经支气管淋巴结穿刺及经支气管肺泡灌洗液的检查。支气管镜对于结节病的诊断在于结合影像学及镜下表现，获取病变组织的标本，明确诊断，同时排除引起肉芽肿性改变的其他感染性病变。经支气管黏膜活检对结节病的诊断效率在 20% ~ 61%，如果有黏膜异常，如黏膜见鹅卵石样小结节时活检该部位诊断率可达 54% ~ 91%，即使支气管镜下见黏膜正常的部位活检诊断率也有 20% ~ 40%，因此对于结节病的诊断来说，经支气管黏膜活检是一种操作难度低、并发症小的取材方法。当然根据病变的情况可选择结合经支气管肺活检及超声支气管镜引导下淋巴结穿刺活检等方法能很大程度上提高诊断阳性率。

8. 慢性咳嗽患者做支气管镜检查时需要常规做病原学检查和刷检吗?

慢性咳嗽患者行支气管镜检查时是否需要常规行病原学检查，仅有少数研究做了这方面的统计，一项回顾性研究显示在研究期间，169 例支气管镜检查中 33 例（20%）患者微生物培养呈阳性，主要为金黄色葡萄球菌、肺炎链球菌、铜绿假单胞菌和非结核分枝杆菌。而另外的研究显示慢性咳嗽患者常规行病原学检查是浪费医疗资源的。因此我们推荐对于湿性咳嗽的患者，可以行支气管腔内分泌物、肺泡灌洗液或者刷检物的病原学检查。对于慢性咳嗽，肺泡灌洗液的细胞学分类有辅助诊断的价值，可常规开展。

9. 慢性咳嗽患者做支气管镜检查时能同时评估上气道和声带情况吗?

支气管镜检查时常规经鼻或者经口通过上气道进入声门，支气管镜经过上气道时能像鼻咽喉镜一样清楚地观察到上呼吸道、声带的解剖结构，同时也能很好地观察到声门的开合，因此支气管镜的操作医师只要经过专门的耳鼻咽喉科的鼻咽镜培训，是能够同时评估上气道和声带情况的，但是由于大部分的支气管镜医师对上呼吸道的解剖结构没有耳鼻咽喉科熟悉，发现异常情况需要活检等操作，一旦有出血等并发症出现时处理手段有限，也超出了执业范围，因此仅限于观察是否有异常病变。因支气管镜检查时常规给予镇痛镇静，这样会影响声门开合情况的检查，如果预计可能有声带活动异常的情况，可以先行上气道及声门检查，再行镇痛镇静检查下气道情况。

10. 鼻咽镜检查在慢性咳嗽病因诊断中的价值如何?

鼻咽镜检查并非慢性咳嗽初诊患者的一线检查。按照慢性咳嗽病因诊断流程，患者完成病史筛查、胸部 X 线、诱导痰细胞学分类、肺通气功能 + 激发试验、呼出气一氧化氮等检查后，结合检查结果进行病因治疗或经验性治疗后仍不能明确病因者，或者针对常见病因治疗无效者，且进一步结合病史怀疑上气道病变（如肿瘤）、腺样体肥大、声带矛盾运动者可通过鼻咽镜检查明确病因。

11. 上气道咳嗽综合征患者鼻咽镜下有何表现?

根据基础疾病不同，上气道咳嗽综合征患者鼻咽镜下表现不同。变应性鼻炎患者发作期表现为鼻黏膜苍白或水肿，鼻道及鼻腔底可见清涕或黏涕，也有充血呈暗红色。非变应性鼻炎患者表现为鼻黏膜肥厚或充血样改变，部分患者口咽部黏膜可呈鹅卵石样改变或咽后壁附有黏脓性分泌物。慢性鼻炎 - 鼻窦炎者可见中鼻道脓样分泌物，伴息肉者可见鼻腔内息肉生长。

12. 通过支气管镜可以展开的治疗措施有哪些?

对于慢性咳嗽患者，尚无明确固定的支气管镜下治疗方式。根据已有报道，通过支气管镜可以开展的治疗措施包括经支气管镜下移除异物、冷冻、热成形术、大气道内肿瘤经气管镜行局部注射治疗等。

（唐纯丽　易　芳）

第六节　咳嗽检测及评估

1. 如何开展咳嗽激发试验？注意事项有哪些？

咳嗽激发试验是利用物理或化学刺激作用于气道咳嗽感受器，引起神经冲动，诱发机体产生咳嗽。通过比较刺激因素的强度（浓度、剂量等）或者咳嗽反应情况（次数、出现时间等），评价咳嗽敏感性的高低。常用的激发剂包括辣椒素、柠檬酸、肉桂醛等，以下以辣椒素为例进行说明。

2021 版咳嗽指南推荐咳嗽激发试验方法：通过雾化方式使受试者吸入一定量的辣椒素气雾溶胶颗粒，诱发其产生咳嗽，并以咳嗽次数作为咳嗽敏感性的指标。常用反映咳嗽敏感性的指标有 C2（诱发产生≥ 2 次咳嗽的最低激发浓度）和 C5（诱发产生≥ 5 次咳嗽的最低激发浓度）。由于 C5 重复性更好且受到受试者主观因素影响较小，故推荐选用 C5 来表示咳嗽的敏感性。

（1）试剂配制：将辣椒素溶解于 Tween80 液和 100% 乙醇中，再溶于 8ml 生理盐水中，配成 0.01mol/L 原液。使用前用生理盐水进行倍比稀释，浓度为 1.95、3.9、7.8、15.6、31.2、62.5、125、250、500、1 000μmol/L。

（2）测定仪器：采用吸气触发的定量吸入装置。压缩空气流速为 0.11L/s，总输出量约为 160mg/min（以生理盐水作标准），单次吸入时间为 0.5 秒。嘱受试者由残气位缓慢吸气至肺总量位，在吸气上半段定量吸入辣椒素雾化溶液。

（3）操作方法：①先吸入雾化生理盐水作为基础对照。②随后由最低浓度（1.95μmol/L）起吸入雾化辣椒素溶液，记录 30 秒内咳嗽的次数。若不能达到 C5 标准，再进行下一个浓度的吸入，每次递增浓度 1 倍。③达到 C5 标准时终止试验，该浓度就是其咳嗽的阈值。如果浓度达到 1 000μmol/L，受试者还没出现 C5 时，应终止试验，其阈值浓度记为 > 1 000μmol/L。若患者出现明显不适感时（如剧烈烧心、气促、呼吸困难等），也应立即终止试验。

（4）注意事项：①试验所用的溶液须新鲜配制。②具有以下情况者不宜进行本试验，包括孕妇、哮喘急性发作、气胸、近期咯血及严重心脏疾病等患者。③在整个过程中受试者应处于平静呼吸状态。在吸入刺激物后不要进行说话等有可能会影响咳嗽的行为。

2. 进行咳嗽激发试验时，可以用超声雾化器替代射流雾化器吗？

定量射流雾化器常作为咳嗽激发试验首选的吸入装置。定量射流雾化器按固定雾化时间喷出压缩空气，尽管吸入速度有可能发生改变，但每次气雾的输出量更为准确。多数超声雾化器产生的雾粒直径较小（1μm）、均匀而量大（相同时间内较射流雾化器释雾量大2～4倍），吸入时间过长可致气道湿化过度，对哮喘或严重慢性阻塞性肺疾病患者并不合适。此外，超声作用也可能破坏某些激发物成分，尤其是生物激发物，但利用其释雾量大的特点，可用于高渗盐水、高渗组胺或蒸馏水吸入激发试验。

3. 咳嗽激发试验安全吗？会有什么不良反应发生？

目前广泛应用的辣椒素、柠檬酸、肉桂醛等咳嗽激发剂不良反应少，少数可能引起咳嗽加重、胸闷、憋气、流涕、恶心、声嘶、烧心，其症状在激发后短时间内可消失，安全性较高。由于剧烈的咳嗽本身可偶尔引起咳嗽后晕厥、气胸、心律失常等并发症，因此咳嗽激发试验也应与支气管激发试验一样，应该在备有急救药物和设备的肺功能室严格按照操作步骤进行。气胸、肺大疱、重度哮喘急性发作及严重心脏疾病患者勿行此试验。另外有过敏性休克、近期咯血史及严重的喉头水肿病史等患者也不宜进行本试验。

4. 咳嗽激发试验的类型有哪些？各自的价值如何？

咳嗽激发试验的类型及其各自价值

咳嗽激发试验的类型	各自价值
机械性刺激	
气道振动法	气道振动可以引起上呼吸道感染患者和特发性肺纤维化（IPF）患者咳嗽增加

续表

咳嗽激发试验的类型	各自价值
气管压迫、气管伸张、音叉振动法	气道压迫试验（TCT，用手指头压迫颈部气管若干次）、气管伸张试验（TST，将患者颈部向后仰5秒以伸张气管）及音叉试验（TFT，将振动的音叉置于颈部20秒以振动气管），三种方法的引咳比例分别为27.7%、39.8%、36.9%。这三种方法在日常临床实践中便于实施，是可行的咳嗽激发方法，对评价咳嗽有参考价值，但由于其机械刺激强度、范围等因素不易控制，临床应用受到限制
阿诺德神经耳咳反射	机械刺激骨性外耳道可以引起阿诺德神经（迷走神经的耳支）敏感性高的患者出现咳嗽。该试验操作简单，但其临床意义仍值得进一步研究
化学性刺激	
辣椒素	具有良好的特异性、重复性与安全性，目前已成为临床应用最广泛的非酸性刺激物
酸性刺激物	柠檬酸是最早也是目前应用最广泛的酸性刺激物。酒石酸、乙酸及苯甲酸也较为常用
肉桂醛	肉桂醛具有重复性和特异性良好且不良反应小的特点
其他	雾化蒸馏水、二氧化硫、氨水等也曾用作咳嗽激发物，但由于其特异性和重复性不如辣椒素及柠檬酸，而且存在不同程度的不良反应（比如蒸馏水雾化可以导致明显的支气管痉挛），应用相对局限。此外，芥末油、芥末酱、青 / 黄芥辣叶芥等制品的主要成分异硫氰酸烯丙酯（AITC）作为瞬时受体电位锚蛋白1（TRPA1）激动剂，也可用于咳嗽激发试验

5. 咳嗽激发试验可用于慢性咳嗽的病因诊断吗？

咳嗽敏感性增高是一系列疾病的共有特征，不同病因慢性咳嗽的咳嗽敏感性参数也存在重叠，因此咳嗽激发试验在疾病鉴别诊断上的作用有限。除了日本呼吸学会推荐以咳嗽敏感性增高作为变应性咳嗽与咳嗽变异性哮喘的鉴别诊断指标外，欧洲呼吸学会、美国胸科医师学会及中国咳嗽指南尚未推荐咳嗽激发试验作为慢性咳嗽鉴别诊断的依据。

6. 不同慢性咳嗽病因的患者咳嗽敏感性有何差别？

目前普遍认为，胃食管反流性咳嗽（GERC）、变应性咳嗽（AC）、感染后咳嗽、血管紧张素转换酶抑制剂（ACEI）相关性咳嗽、咳嗽变异性哮喘（CVA）、嗜酸性粒细胞性支气管炎（EB）、上气道咳嗽综合征（UACS）及间质性肺疾病等病因引起的慢性咳嗽，其咳嗽敏感性明显较正常人增高，但以胃食管反流性咳嗽、变应性咳嗽、感染后咳嗽增高更为明显。咳嗽敏感性影响因素较多，其一般不作为慢性咳嗽病因判断的鉴别指标。

7. 临床咳嗽症状评估方法有哪些？

咳嗽症状评估可以通过病史询问粗略获悉患者咳嗽症状的评价（包括程度、频次等），但在临床研究中，往往需要相对量化、客观的评价体系，包括咳嗽症状积分表、视觉模拟评分（visual analogue scale, VAS）、咳嗽日记等方法。另外咳嗽监测、声学分析、咳嗽激发试验等都是临床上评价咳嗽的有力工具。

8. 咳嗽频率监测在咳嗽评估中的作用如何？

咳嗽频率监测可以客观记录与分析患者一定时间内发生的咳嗽频次、强度及其特征，为咳嗽严重程度及疗效观察提供客观的评估数据。临床需注意，有时咳嗽频率不一定与患者自我感知的咳嗽严重程度成正比。

理想的咳嗽监测仪是方便携带的，能够进行长时、动态的记录，对咳嗽识别具有良好的特异性与敏感性，可记录、分析咳嗽的其他生理参数（如强度、效能等），并具有良好的重复性与稳定性。国内尚无此类仪器，临床应用受限。

9. 目前用于咳嗽症状评估的问卷有哪些？各有何特点？

咳嗽症状评估的问卷及其特点

咳嗽问卷类型	特点
咳嗽症状积分表(2009版咳嗽指南)	分为日间积分和夜间积分两部分,各自按照不同轻重程度划分为0 ~ 3分四个等级。该表涵盖咳嗽频率与强度、生活质量受影响的程度。但由于咳嗽症状积分本质属于主观的评价指标,部分相邻级别的界限难以严格定义与区分,而且有研究表明夜间症状积分与客观的咳嗽监测指标的相关性欠佳

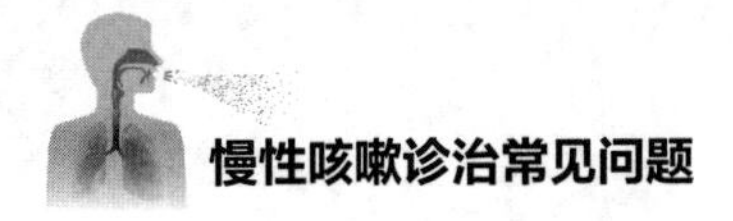

续表

咳嗽问卷类型	特点
改良咳嗽程度评分表	该表共五个条目，各条目根据发生频率按 1 ~ 5 分进行评估，该评价体系借鉴了生活质量评估的内容，较咳嗽症状积分和视觉模拟评分更为客观全面
视觉模拟评分（VAS）	是由患者自己对咳嗽程度进行评分，采用线性计分法，即作一自 0、1、2 ~ 10 为标记的刻度直线，0 刻度表示无症状，10 刻度表示症状最重，由患者根据自己的感受在直线上划记相应刻度以表示咳嗽的程度（也有报道采用从 0 到 100mm 标记）。与症状等级评分相比，VAS 更适合用于治疗前后的纵向比较。但在患者横向比较时，由于受到患者的主观感觉和耐受能力等因素影响，可能产生偏倚

（谢佳星）

第七章

治疗药物及方法

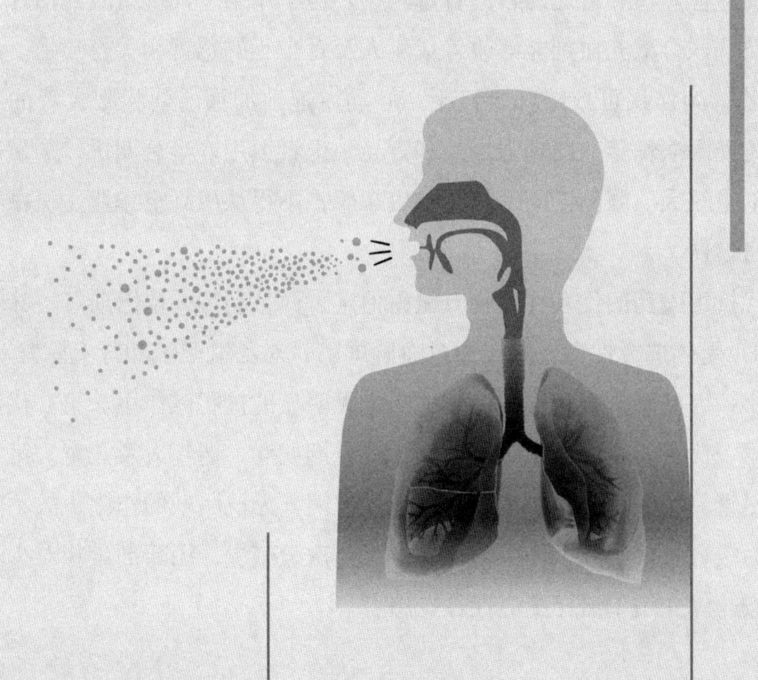

第一节　现代医药

1. 第一代与第二代抗组胺药的区别有哪些？不同咳嗽病因患者如何选择合适的抗组胺药？

第一代抗组胺药的代表性药物有苯海拉明、氯苯那敏、赛庚啶、异丙嗪等；能阻断组胺与靶细胞上的 H_1 受体结合，但与组胺 H_1 受体结合缺乏选择性，部分品种有较弱的抗胆碱和 α 受体作用，易通过血脑屏障，产生中枢抑制作用。氯苯那敏可消除或减轻因感冒引起的流泪、流涕、喷嚏等过敏症状，苯海拉明还可直接作用于延髓的咳嗽中枢，抑制咳嗽反射，因此第一代抗组胺药推荐为非变应性鼻炎和普通感冒的首选药物。但单用第一代抗组胺药治疗无明显临床获益，联合减充血剂能够改善成年人及青少年的感冒相关打喷嚏、鼻塞等多种症状。副作用可致嗜睡、口干、心动过速、加重前列腺肥大者的尿潴留、加重青光眼病情等，前列腺增生和青光眼患者慎用。半衰期短，须多次给药，用药剂量较大。服药期间不得驾驶机车船，不得从事高空作业、机械作业及操作精密仪器。

第二代抗组胺药的代表性药物有氯雷他定、西替利嗪、依巴斯汀、咪唑斯汀等；对 H_1 受体选择性高，难以通过血脑屏障，对乙酰胆碱和肾上腺素 α_1 受体作用极小，因此不具有中枢镇静作用，也无明显的抗胆碱作用。第二代抗组胺药相比第一代更安全，适用于妊娠期及哺乳期妇女、老年人及儿童。第二代抗组胺药尽管具有非嗜睡、非镇静的优点，但因其无抗胆碱的作用，故不能镇咳。多数为缓释长效制剂，作用时间长，服药次数减少，用药剂量相对少。第二代抗组胺药优先用于治疗变应性鼻炎患者。

2. 部分慢性咳嗽患者使用干粉剂或气雾剂治疗时会引起咽喉刺激而加重咳嗽，如何处理？

部分慢性咳嗽患者吸入干粉或气雾剂会引起咽喉刺激，反而加重咳嗽。原因可能与吸入的药物微粒刺激咽喉部黏膜有关，是吸入糖皮质激素引起的主要局部不良反应。

吸入用药后立即用清水漱口不但可减轻或避免局部不良反应，而且还可减少由于药物从口咽部吸收而引起的全身不良反应，所以常规建议吸药后清洗口腔、漱口和洗脸。某些局部不良反应与装置有关，可考虑更换吸入装置类型，加用储雾罐可减轻症状。某些局部不良反应呈剂量依赖性，因此最好使用吸入皮质激素的最低有效剂量，如患者仍不能耐受，停止吸入糖皮质激素即可减轻症状或逆转。

吸入药物咳嗽剧烈时，可以考虑先口服药物，待咳嗽缓解或者咳嗽敏感性降低后再改为吸入，以避免上述现象对治疗的影响。

3. 咳嗽患儿常采用雾化吸入治疗，成人咳嗽患者可以广泛应用雾化吸入治疗吗？如何选用？

雾化吸入是将药物或水经吸入装置分散成悬浮于气体中的雾粒或微粒，通过吸入的方式沉积于呼吸道和 / 或肺部，从而达到呼吸道局部治疗的作用。通过雾化吸入给药，可以达到缓解支气管痉挛、稀化痰液、防治呼吸道感染的作用。在许多呼吸系统疾病（如哮喘、急性喉炎、毛细支气管炎等）中，均可以使用雾化吸入治疗。由于雾化吸入具有药物起效快、用药量少、局部药物浓度高而全身不良反应少等优点，在呼吸系统疾病治疗中，雾化吸入已成为重要的辅助治疗措施。

成人慢性咳嗽需长期维持治疗时，首先推荐定量吸入器或干粉吸入器治疗，但部分病情较重、需要较大剂量药物治疗的患者及不能正确使用吸入装置的患者，可考虑通过雾化吸入给药。雾化吸入给药对于一部分年老体弱、吸气流速较低、疾病程度较重、使用干粉吸入器存在困难的患者可能是更佳选择。

4. 抗菌药物在慢性咳嗽中的应用如何？

咳嗽伴咳脓痰或流脓鼻涕的慢性咳嗽患者，建议使用抗菌药物治疗。多数慢性咳嗽与感染无关，因此应避免滥用抗菌药物治疗。上气道咳嗽综合征中的细菌性鼻窦炎多为混合感染，抗感染是重要治疗措施。抗菌谱应覆盖革兰氏阳性菌、阴性菌及厌氧菌，急性发作者应用不少于2周，慢性者建议酌情延长使用时间。常用药物为阿莫西林联合克拉维酸、头孢类或喹诺酮类。长期低剂量大环内酯类抗生素对慢性鼻窦炎的治疗作用证据有限，不建议作为常规治疗。

5. 祛痰药物的分类及适应证是什么？

咳痰是呼吸系统疾病的常见临床症状，痰液的过度分泌可以加重感染，还会使气道阻塞加重，引起喘憋、呼吸困难，严重时可导致患者窒息，因此使用祛痰药物促进痰液的尽快排出也就成为一个非常重要的治疗手段。祛痰药物适用于慢性支气管炎、慢性阻塞性肺疾病及哮喘等呼吸道疾病引起的痰液黏稠、咳出困难和气管阻塞等，以及防治手术后咳痰困难和肺炎并发症。

祛痰治疗可提高咳嗽对气道分泌物的清除效率。祛痰药物的作用机制包括：①改善痰液的理化特性，降低痰液黏滞度；②恢复气道上皮黏液层的正常结构，促进纤毛清除功能；③抑制黏蛋白的产生和分泌，破坏痰液中的黏性结构，降低痰液黏滞度；④抗炎性损伤或加强抗菌效果。许多祛痰药物都是通过上述一种或多种途径综合作用促进黏液清除。根据以上作用机制，祛痰药物的分类如下：

（1）恶心性及刺激性祛痰剂：口服后能刺激胃黏膜迷走神经传入纤维，引起轻度恶心，反射性兴奋支配气管、支气管黏膜腺体的迷走神经传出支，促进腺体分泌，使痰液稀释，改善黏液清除功能。腺体分泌的黏液也可覆盖于气道黏膜表面，使黏膜下咳嗽感受器及神经末梢所受刺激减少，缓解咳嗽。这类药物主要包括愈创木酚醚、氯化铵、碘化钾等。

（2）黏液溶解剂：①酸性蛋白裂解剂，代表性药物有氨溴索和溴己新，氨溴索是溴己新在体内的代谢产物，其作用较溴己新更强，可破坏类黏蛋白的酸性黏多糖结构，使分泌物黏滞度下降，还可促进纤毛运动和增强抗生素在呼吸道的浓度。②二硫键裂解剂，此类药物结构中具有含巯基的氨基酸，通过巯基与黏蛋白的二硫键互换作用使黏蛋白分子裂解，同时对脱氧核糖核酸纤维有一定裂解作用，从而降低痰液的黏稠度。代表性药物有乙酰半胱氨酸、羧甲司坦、厄多司坦、福多司坦等。

（3）其他祛痰药物：挥发性植物油也是祛痰药物的一类，常用药物为桉柠蒎和标准桃金娘油，桃金娘油系桃金娘科树叶的标准提取物，主要成分包括桉油精、柠檬烯及 α- 蒎烯。其可通过多种机制促进排痰：①调节气道分泌，增加浆液比例，改善黏液清除功能；②调整黏液 pH 值，降低黏稠度；③促进纤毛运动，加快黏液运送；④具有一定抗炎和杀菌作用。

祛痰药物要根据患者的具体病情来选用。在呼吸道炎症的初期多选用恶心性祛痰药或含有该类祛痰药的复方制剂。对于慢性阻塞性肺疾病患者，应优先考虑选用黏液溶解性祛痰药，如氨溴索、乙酰半胱氨酸。合并细菌感染时，脓痰中成分多为脱氧核糖核酸，宜用乙酰半胱氨酸。手术后咳痰困难和气管切开后黏痰不易吸出者，可选用乙酰半胱氨酸等黏液溶解性祛痰药作为应急给药。

在选用各类药物时还要注意其不良反应和禁忌人群。氨溴索对妊娠初始 3 个月的妇女禁用，胃溃疡患者慎用，溴己新对胃溃疡患者慎用，羧甲司坦对有出血倾向的消化道溃疡患者及孕妇禁用；乙酰半胱氨酸水溶液有刺激性气味，部分患者可能有呛咳、支气管痉挛，故哮喘患者慎用。

祛痰药仅为对症治疗，应注意病因治疗。祛痰药物应用时，有时可产生大量痰液，可能造成患者窒息，应注意痰的排出，特别是老年呼吸道阻塞患者，可采用包括湿化气道、体位引流，必要时使用吸引器或气管镜协助吸痰。大量咳痰时，不宜应用镇咳药物。应用复合制剂时，应了解其成分，注意某些成分的禁忌证。

6. 如何看待 2022 版全球哮喘管理和预防策略（GINA 2022）中提到的关于服用孟鲁司特的不良反应?

孟鲁司特属于白三烯受体拮抗剂（leukotriene receptor antagonist, LTRA），是治疗哮喘、变应性鼻炎的常用药物。GINA 2022 主要推荐用于 2 ~ 4 级哮喘患者的“其他可选控制治疗”，哮喘的控制药物主要还是吸入性糖皮质激素联合长效 β_2 受体激动剂。孟鲁司特的疗效弱于吸入性激素，可用于某些不能或不愿意使用吸入性激素的患者和无法耐受吸入性激素副作用的患者，或伴有变应性鼻炎的患者。

2020 年 3 月 4 日，FDA 发布黑框警告：孟鲁司特可诱发严重神经精神不良事件，建议限制其用于变应性鼻炎的治疗。黑框警告不是禁用，是要求更加

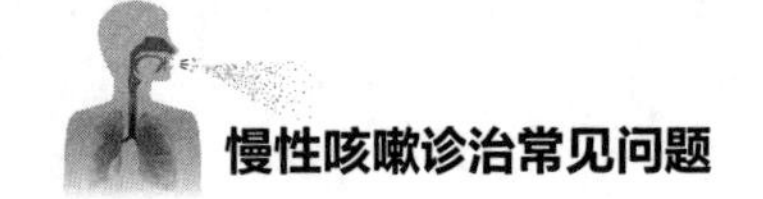

严格的适应证，适当限制其使用，权衡利弊，尽可能选用其他代替药物，以最大程度减少其严重的药物不良风险。经规范化管理，高剂量吸入性糖皮质激素仍然控制不佳的哮喘，可考虑选用白三烯受体拮抗剂孟鲁司特。患者应知情同意，用药期间应密切观察；对原有神经精神疾病者应避免使用为佳。一旦发现用药期间出现如下症状应停药观察：烦躁（包括攻击性行为或敌意）、注意力问题、噩梦、抑郁、迷失方向或混乱、感到焦虑、幻觉、易怒、记忆力问题、强迫症、不安、梦游、口吃、自杀的想法和行为、震颤、睡眠障碍、不受控制的肌肉运动、原来已经存在的神经精神症状加重等。大多数不良反应在停药后会消失。

7. 2021 版咳嗽指南推荐普通感冒及非变应性鼻炎患者使用第一代抗组胺药，但第一代抗组胺药的副作用较多，是否可以用第二、三代药物替代？

普通感冒及非变应性鼻炎，推荐首选口服第一代抗组胺药联合减充血剂治疗，能明显缓解咳嗽，改善打喷嚏、鼻塞等症状，但副作用较多，需要密切注意不良反应，儿童用药更需谨慎。

第一代抗组胺药，如氯苯那敏和苯海拉明等，具有穿过血脑屏障、渗透中枢神经细胞与组胺受体结合的能力，因其具有一定程度的抗胆碱作用，有助于减少分泌物、减轻咳嗽症状，因此推荐其为普通感冒的首选药物。对于普通感冒所致的咳嗽患者，第一代抗组胺药缓解咳嗽的效果有限，不推荐常规单独使用，推荐由第一代抗组胺药、减充血剂联合镇咳药物的复方制剂治疗伴有咳嗽的普通感冒。

第二代抗组胺药主要有氯雷他定、西替利嗪等，第三代抗组胺药的代表药为地氯雷他定。第二代和第三代抗组胺药尽管具有非嗜睡、非镇静的优点，但因其无抗胆碱的作用，故不能镇咳，不能替代第一代抗组胺药治疗咳嗽。

8. 白三烯受体拮抗剂可以连续服用多长时间？长期服用会不会产生耐药或者疗效降低？

白三烯受体拮抗剂（LTRA）是一类非激素类抗炎药，主要通过竞争性结合半胱氨酰白三烯（Cys-LTs）受体、阻断 Cys-LTs 的活性而发挥作用，大量临床试验表明，LTRA 针对哮喘等呼吸道炎症性疾病疗效良好，且具有很好的安全性和依从性。2021 版咳嗽指南关于 LTRA 治疗咳嗽变异性哮喘的疗程仍不明确，今后 LTRA 的临床研究，需要增加客观的长期疗效、安全性和耐药性相关数据。

9. 常见的止咳药物有哪些?

一般根据其药理作用机制将镇咳药分为中枢性和外周性两大类。中枢性镇咳药是指作用于延髓咳嗽中枢的一个或多个位点而起到镇咳效果的药物；外周性镇咳药指与咳嗽反射弧上的咳嗽感受器、传入神经、传出神经及效应器部位受体结合产生镇咳效果的药物。

（1）中枢性镇咳药：该类药物对延髓中枢具有抑制作用，根据其是否具有成瘾性和麻醉作用又可分为依赖性和非依赖性镇咳药。前者为吗啡类生物碱及其衍生物，具有十分明显的镇咳作用，由于具有成瘾性，仅在其他治疗无效时短暂使用。后者多为人工合成的镇咳药，如右美沙芬和喷托维林等，临床应用十分广泛。

依赖性镇咳药：①可待因，直接抑制延髓中枢，止咳作用强而迅速，同时亦具有镇痛和镇静作用，可用于病因不明、治疗效果不佳且剧烈干咳和刺激性咳嗽，尤其是伴有胸痛的干咳；②福尔可定，作用与可待因相似，但成瘾性较之为弱。

非依赖性镇咳药：①右美沙芬，是目前临床上应用最广的镇咳药，作用与可待因相似，但无镇痛和催眠作用，治疗剂量对呼吸中枢无抑制作用，亦无成瘾性；②喷托维林，作用强度为可待因的 1/3，同时具有抗惊厥和解痉作用，青光眼及心功能不全者应慎用；③右啡烷，为右美沙芬的代谢产物，患者的耐受性更好，今后可能取代右美沙芬而用于临床治疗。

（2）外周性镇咳药：也称为末梢镇咳药，通过抑制咳嗽反射弧中的某一环节而起到镇咳作用。这类药物包括局部麻醉药和黏膜防护剂。①那可丁：为阿片所含的异喹啉类生物碱，作用与可待因相当，无依赖性，对呼吸中枢无抑制作用，适用于不同原因引起的咳嗽；②苯丙哌林，为非麻醉性镇咳药，作用为可待因的 2 ~ 4 倍，可抑制外周传入神经，亦可抑制咳嗽中枢；③莫吉司坦，为外周性非麻醉性镇咳药，作用较强。

10. 心房颤动的咳嗽患者能用复方甲氧那明胶囊吗？止咳药物存在哪些配伍禁忌？

复方甲氧那明胶囊为复方制剂，其组分为（每粒胶囊中含）：盐酸甲氧那明 12.5mg，那可丁 7mg，氨茶碱 25mg，马来酸氯苯那敏 2mg。

那可丁为外周性镇咳药，马来酸氯苯那敏为第一代抗组胺药，通过中枢镇咳。氨茶碱可抑制支气管痉挛，抑制支气管黏膜肿胀，缓解哮喘发作时的咳嗽，使痰易咳出，但有兴奋中枢和心血管的作用。甲氧那明为β肾上腺素受体激动药，具有松弛支气管平滑肌、解除支气管痉挛的作用，平喘止咳作用强于麻黄碱，中枢兴奋及心血管方面的作用则较弱。心房颤动患者应用含有氨茶碱和甲氧那明的复方甲氧那明胶囊可能导致心脏不良事件，因此有心脏疾病（包括心房颤动）、高血压或高龄者，青光眼、甲亢、排尿困难者及正在接受治疗者需慎用。

由于复方甲氧那明胶囊有 4 种成分，因此不要与含有这 4 种成分或者类似成分的其他镇咳药、抗感冒药、抗组胺药、镇静药联合使用。

11. 复方甲氧那明胶囊能够和复方甘草片合用吗？

复方甘草片为复方制剂，其组分为每片含甘草浸膏粉 112.5mg、阿片粉 4mg、樟脑 2mg、八角茴香油 2mg、苯甲酸钠 2mg。甘草浸膏粉为保护性镇咳祛痰剂；阿片粉有较强镇咳作用；樟脑及八角茴香油能刺激支气管黏膜，反射性地增加腺体分泌，稀释痰液，使痰易于咳出；苯甲酸钠为防腐剂。上述成分组成复方制剂，有镇咳祛痰的协同作用。复方甘草片含有的阿片为强力镇咳药，应避免再与其他强力镇咳药（复方甲氧那明胶囊、复方桔梗片、可愈糖浆、复方磷酸可待因等）同用，以免同类药叠加引起毒性反应。复方甲氧那明胶囊中含有镇静止咳成分，不适合与复方甘草片同时使用。

12. 咳嗽患者长期伴咳痰，可以选用什么祛痰药？

咳嗽是机体的一种自我保护性动作，呼吸道的分泌物及从外界进入呼吸道的异物，可借咳嗽排出体外。咳嗽可由多种原因所致，治疗的关键在于病因治疗，镇咳药物只能起到短暂缓解症状的作用。

滥用止咳药，可使痰液阻塞在呼吸道内，痰内大量的病原体得以繁殖，致使感染不能得到控制。轻度咳嗽不需要进行镇咳治疗，但严重的咳嗽，特别是激烈无痰的咳嗽可影响休息与睡眠，甚至使病情加重或引起其他并发症，对治疗不利。此时需在针对病因治疗的同时，加用镇咳药。痰多患者宜用祛痰药（具体见本节问题 5）。

若咳嗽和咳痰（甚至气喘）同时存在，为了取得协同疗效，常将几种对症治疗药物配伍使用，方便治疗并提高咳嗽、咳痰的治疗效果。如兼有止咳祛痰功效的复方制剂，如复方磷酸可待因、复方甘草合剂（棕色合剂）、复方甘草片（棕色剂片）、复方甲氧那明胶囊、急支糖浆等受到青睐。需要注意的是，有些祛痰止咳药复方制剂的药物名称不同，却可能含有相同或相似药理作用的成分，因此，应用祛痰止咳药复方制剂时一定要了解药物的组成、使用范围与禁忌证。若无把握，应向药师询问或直接到医院就诊。

13. 美敏伪麻溶液和复方甲氧那明胶囊的成分部分相同，其疗效和适应证有何差别？

美敏伪麻溶液和复方甲氧那明胶囊中相同成分是马来酸氯苯那敏，因其为抗组胺药，因此可缓解流泪、打喷嚏和流涕的作用，所以两者皆可用于因过敏引起的咳嗽、打喷嚏和流鼻涕等情况，目前 2021 版咳嗽指南中有推荐将美敏伪麻溶液和复方甲氧那明胶囊用于上气道咳嗽综合征、变应性咳嗽和感染后咳嗽等经验性治疗。但美敏伪麻溶液除了马来酸氯苯那敏外，还有氢溴酸右美沙芬和盐酸伪麻黄碱的成分，能直接作用于延髓咳嗽中枢抑制咳嗽反射，且能消除鼻咽部黏膜充血、减轻鼻塞症状，在治疗鼻塞、流鼻涕和咽痛方面作用强，因此临床上更多用于缓解普通感冒和流感所引起的症状；而复方甲氧那明胶囊除了马来酸氯苯那敏外，还含有盐酸甲氧那明、那可丁和氨茶碱的成分，可抑制支气管痉挛和支气管黏膜肿胀，可减轻支气管炎症等引起的咳嗽，并可缓解哮喘发作时的咳嗽，利于排痰，因此在临床上则更多用于哮喘和喘息性支气管炎，以及普通感染所引起的咳嗽、咳痰、喘息等症状。

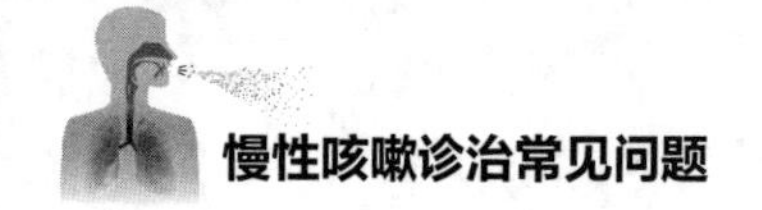

14. 复方甲氧那明胶囊治疗咳嗽的效果不错，但部分患者服用后会出现头晕、乏力，应如何处理？

复方甲氧那明胶囊为复合药物，具有马来酸氯苯那敏的成分，因马来酸氯苯那敏属于第一代抗组胺药，因此容易抑制中枢神经系统，从而导致部分患者使用后出现头晕、乏力等副作用，因此在使用前需要反复交代患者应避免驾驶机动车或者从事高空机械工作，同时避免饮酒等，从而避免意外情况的发生。若在服用期间出现头晕、乏力等情况，建议患者多喝水，并卧床休息，若症状仍不能缓解，建议暂停用药，一般 1 ~ 2 天症状会逐渐缓解。

15. 白三烯受体拮抗剂镇咳的机制是什么？

咳嗽的机制包括外周机制和中枢机制。外周机制中，外界刺激物一方面可以直接作用于气道感觉神经末梢离子通道，诱发咳嗽；另一方面，其诱发的气道炎症伴随炎症介质的增多，可作用于气道感觉神经末梢相应受体，引起兴奋，释放的神经肽如 P 物质可以进一步促进气道炎症细胞的浸润、活化，从而形成持续气道感觉迷走神经高敏的正向循环，因此气道炎症是发生咳嗽的重要前提条件之一。

白三烯（LT）是花生四烯酸经 5- 脂氧合酶（5-LOX）途径代谢的产物，可分为两组：一组是二羟酸类，如 LTB_4 是中性粒细胞的趋化因子；另一组是半胱氨酰白三烯（Cys-LTs），包括 LTC_4、LTD_4 和 LTE_4，是强烈的平滑肌收缩剂和嗜酸性粒细胞的趋化因子。其中 Cys-LTs 可以激活气道平滑肌细胞的 1 型半胱氨酰白三烯（Cys-LT1）受体，可诱发支气管收缩，且对离体人支气管的收缩作用较组胺强而持久，一方面使气道反应性增高、阻力增加，影响呼吸功能；另一方面诱导嗜酸性粒细胞、巨噬细胞及淋巴细胞等炎症细胞在气道组织中的浸润，进一步导致血管通透性改变，加重支气管水肿。目前使用的白三烯受体拮抗剂主要为 Cys-LT1 受体拮抗剂（如扎鲁司特）及高选择性 LTD_4 受体拮抗剂（如孟鲁司特），可以对抗 LTs 的支气管痉挛和炎症，因此对气道炎症性疾病诱发的咳嗽，尤其是过敏因素参与的咳嗽具有一定的镇咳作用。

16. 哪些慢性咳嗽患者可以考虑采用白三烯受体拮抗剂作为初始治疗？是否有指标，如呼出气一氧化氮、外周血嗜酸性粒细胞可供识别此类患者？

国内外研究结果显示，慢性咳嗽的常见病因为咳嗽变异性哮喘（CVA）、上气道咳嗽综合征（UACS）、嗜酸性粒细胞性支气管炎（EB）、变应性咳嗽（AC）及胃食管反流性咳嗽（GERC）。慢性咳嗽治疗的关键在于病因治疗，其中激素敏感性咳嗽（主要包括 CVA、EB 及 AC），白三烯受体拮抗剂可以作为病因治疗的一部分。当客观条件有限时，可以采取经验性诊治。2020 版 ERS 咳嗽指南中明确提到可予以成年慢性咳嗽患者短期（2～4 周）应用抗白三烯治疗，尤其是哮喘性咳嗽患者（有条件推荐，证据质量低）。2021 版咳嗽指南提到，白三烯受体拮抗剂治疗变应性鼻炎有效；治疗咳嗽变异性哮喘有效，能够减轻咳嗽变异性哮喘患者咳嗽症状、改善生活质量并减缓气道炎症。

呼出气一氧化氮检测是目前临床上广泛应用的一项无创气道炎症检测技术，可以作为气道炎症检测的初筛手段。呼出气一氧化氮水平增高提示嗜酸性粒细胞性气道炎症，可用于预测慢性咳嗽患者对激素治疗的反应。外周血嗜酸性粒细胞增高提示变应性疾病，也有助于判断是否存在嗜酸性粒细胞气道炎症。但目前没有高质量的证据提示呼出气一氧化氮或外周血嗜酸性粒细胞可识别白三烯受体拮抗剂作为初始治疗的人群。一项随机研究结果显示呼出气一氧化氮未能预测抗白三烯治疗对咳嗽治疗的效果：基线呼出气一氧化氮高值组（≥ 30ppb）和低值组（≤ 20ppb）经过 2 周治疗后，两组患者的 24 小时咳嗽计数均明显减少，但两组间没有显著性差异。不过，在 2021 版咳嗽指南中的成人咳嗽诊治流程，对于呼出气一氧化氮 / 血嗜酸性粒细胞明显增高的患者，初始治疗还是推荐激素或抗白三烯治疗。

17. 经验性使用白三烯受体拮抗剂是否可以用于慢性咳嗽病因的筛查？

慢性咳嗽是咳嗽诊治中的难点，总的来说，慢性咳嗽的病因诊断应结合病史、体格检查和相应检查，循着科学的思路明确诊断。即进行详细的病史询问和体格检查后，排除使用血管紧张素转换酶抑制剂、感染等常见致咳原因后，根据肺功能通气 + 激发试验、诱导痰细胞分类检查、呼出气一氧化氮检测等筛查咳嗽变异性哮喘或嗜酸性粒细胞性支气管炎等常见慢性咳嗽原因，此外还

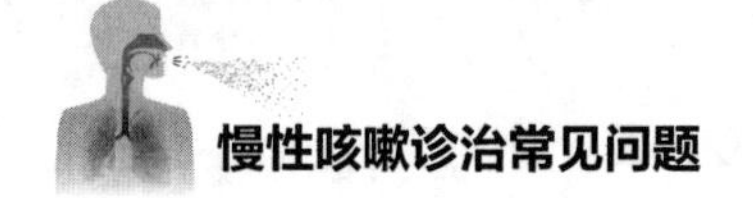

可对上气道咳嗽综合征及胃食管反流性咳嗽等常见慢性咳嗽病因行鼻窦部CT、食管反流监测等针对性检查。对于经济条件受限或普通基层医院的患者，可根据病史和咳嗽相关症状，进行经验性治疗。白三烯受体拮抗剂作为慢性咳嗽的治疗用药之一，尤其对咳嗽变异性哮喘等具有一定效果，因此白三烯受体拮抗剂有效的慢性咳嗽理论上可以排除胃食管反流性咳嗽，但是并无相应临床研究及指南或专家共识推荐。因此慢性咳嗽病因筛查建议按照慢性咳嗽病因诊断流程进行，不推荐以经验性使用白三烯受体拮抗剂是否有效进行筛查。

18. 咳嗽的非药物治疗方法有哪些？

根据已有报道，目前对于难治性慢性咳嗽患者进行的非药物治疗包括“催眠疗法”或“暗示疗法”，或上述治疗结合“安慰疏导”“咨询”，以及“语言病理治疗”“咳嗽抑制性生理治疗”，或上述治疗结合“呼吸训练”“心理治疗”，或转诊心理科、精神科进行相应治疗。2020 版 ERS 咳嗽指南建议对成人慢性咳嗽患者进行非药物控制疗法（咳嗽控制疗法）的试验性治疗（选择性推荐，证据质量中等）。

19. 语言病理治疗的定义及适应证是什么？

语言病理治疗（speech pathology treatment），又称声音治疗技术（voice therapy techniques）、躯体 / 言语和语言治疗（physiotherapy/speech and language therapy intervention）；包括患者教育、咳嗽抑制性训练、减少咽喉刺激及心理辅导 4 个部分。适应证：慢性咳嗽，主要适用于药物治疗效果不明显的特殊类型的慢性咳嗽，如特发性咳嗽、难治性慢性咳嗽、咳嗽高敏综合征等。特发性咳嗽又称为不明原因的慢性咳嗽，是指经过临床系统诊断后未发现潜在病因的慢性咳嗽。病因、触发因素已知，避免触发因素并给予针对性治疗后仍不能逆转的慢性咳嗽是顽固性慢性咳嗽，又称难治性慢性咳嗽。此外，近年来又引入咳嗽高敏综合征用以概括患者咳嗽的高敏感性，此类患者通常以咳嗽为主要症状，且咳嗽独立于其他病因以外，患者常表现为神经高敏感性，即使是日常生活中常见的无害刺激也会诱发咳嗽。

2016 版 ACCP 咳嗽指南建议对于不明原因慢性咳嗽患者可开展语言病理

治疗试验。综合已有报道，语言病理治疗成功的患者通常具有以下特征：①干咳；②喉部感觉异常，如咽干、咽痒、咽喉不适；③非致咳性刺激易诱发咳嗽，如冷空气、香水、讲话、大笑、劳累；④低浓度致咳性刺激即可诱发咳嗽，如低浓度的化学 / 香烟烟雾易诱发咳嗽；⑤伴有焦虑、压力大等状态。因此，不明原因慢性咳嗽患者，尤其具备上述特征者可进行语言病理治疗。

20. 如何进行语言病理治疗？

语言病理治疗包括 4 个部分：患者教育、咳嗽抑制性训练、减少咽喉刺激和心理辅导。各部分的主旨及目的如下。

（1）患者教育：旨在帮助患者理解语言病理治疗的目的和原理。主要内容包括向患者解释咳嗽的发生机制及喉部运动异常。其中重要的一点是告知患者咳嗽高敏的概念。咳嗽是一种保护性反射，但咳嗽高敏的患者容易因非致咳性刺激或低水平的致咳性刺激诱发咳嗽，而持续的非生理性咳嗽将给患者带来一系列的不良反应，给生活造成影响。但即便是非生理性的咳嗽，也是可以自主控制的。研究显示，经过语言病理治疗后慢性咳嗽患者的咳嗽敏感性和咳嗽冲动均减少。应让患者了解该治疗方法的科学性，从而提高患者接受治疗的积极性。

（2）咳嗽抑制性训练：旨在预防或中断咳嗽。教导患者识别可诱发咳嗽的感觉 / 因素，教患者在发觉 / 感觉有咳嗽冲动的第一时间主动地去抑制咳嗽或分散注意力、采取行为改变（采取一些对喉部刺激损伤更小一点的替代行为，包括清喉、屏住呼吸、吞咽）。抑制咳嗽和分散注意力的方法还包括强迫吞咽、抿水及吮吸糖果。呼吸训练包括放松喉部呼吸，减少喉部痉挛，缩唇呼吸，训练呼吸模式，采用腹式呼吸。

（3）减少咽喉刺激：旨在减少咽喉刺激 / 刺激物暴露（如摄入酒精 / 咖啡、反流或张口呼吸、暴露于烟雾环境），过多的刺激物暴露、喉部脱水，甚至频繁的咳嗽均可能造成喉部的慢性损伤，引起喉部高敏感而易诱发咳嗽。多饮水，加强经鼻呼吸，可改善水合作用，减少咽喉部的干燥。

（4）心理辅导：设定切合实际的时间表和目标。激励患者坚持治疗，重申治疗方法及目的；行为改变，包括尝试减少对咳嗽需求的过度关注，让患者

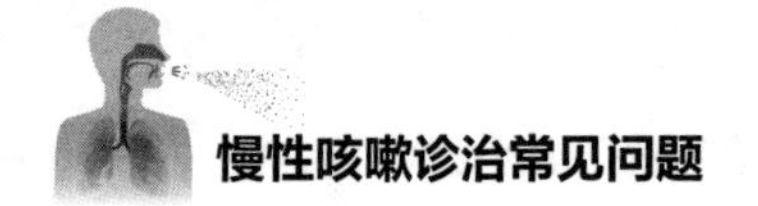

了解自主控制咳嗽需要一定的信念；调节压力和焦虑；改善尿失禁等不良的伴随症状。让患者接受情绪问题亦是咳嗽的触发因素，控制情绪对于控制咳嗽亦有帮助。

21. 语言病理治疗的疗效如何？

已有研究显示，语言病理治疗能够改善难治性慢性咳嗽患者的生活质量、减少咳嗽冲动及咳嗽频率，且未发现不良反应，但其疗效的持续性需进一步的大样本及长期的随访研究证实。2020 版 ERS 咳嗽指南中关于咳嗽控制治疗 / 语言病理治疗是有条件推荐（建议）的，证据质量中等。2020 版 ERS 咳嗽指南认为物理疗法 / 语言言语治疗对于难治性慢性咳嗽患者的咳嗽生活质量及咳嗽频率有暂时性 / 短期的改善作用。但仍需更多进一步的研究来证实。另外，目前缺乏具有以咳嗽抑制为导向的物理疗法 / 语言言语治疗技术资质的人员，能够开展此项治疗技术的地区鲜有。

难治性慢性咳嗽患者语言病理治疗的疗效总结

文献	研究对象	研究方法	研究结果
Vertigan AE, et al. Thorax, 2006.	难治性慢性咳嗽（n=87，治疗组 43 例）	研究设计：单盲、随机、对照研究 治疗方法：语言病理治疗	治疗组患者咳嗽症状主观评分（自我报告评分量表，2 ~ 10 分）显著改善，且改善程度显著高于安慰剂对照组
Chamberlain Mitchell SA, et al. Thorax, 2017	难治性慢性咳嗽（n=75，治疗组 34 例）	研究设计：多中心、随机、对照研究 治疗方法：躯体、言语和语言联合治疗	①治疗组莱切斯特咳嗽问卷（LCQ）评分及 24 小时咳嗽频率改善程度均显著优于对照组；② LCQ 评分改善可持续 3 个月（但失访率高）
Patel Amit S, et al. Chron Respir Dis, 2011.	难治性慢性咳嗽（n=23）	研究设计：前瞻性观察性研究 治疗方法：咳嗽抑制物理疗法	① LCQ 评分显著改善；②主观咳嗽频率评分显著减少；③咳嗽相关的睡眠障碍主观评分显著减少
Nicole M Ryan, et al. Cough, 2010.	难治性慢性咳嗽（n=17）	研究设计：前瞻性观察性研究 治疗方法：语言病理治疗	① LCQ 评分显著改善；②咳嗽频率显著减少；③咳嗽敏感性显著改善

续表

文献	研究对象	研究方法	研究结果
Patel A S, et al. Chron Respir Dis, 2011.	难治性慢性咳嗽（*n*=23）	研究设计：前瞻性观察性研究 治疗方法：咳嗽抑制物理疗法	① LCQ 评分显著改善；②咳嗽频率评分显著降低

22. 催眠治疗咳嗽患者的适应证及疗效如何？

2021 版咳嗽指南推荐的催眠疗法主要用于心理性咳嗽患者。目前主要对心理性咳嗽（又称为习惯性咳嗽、躯体性咳嗽综合征）患儿，建议使用催眠疗法。可能因为样本量有限，目前只能证明存在一定的有效性。

“用自我催眠治疗儿童习惯性咳嗽”的一项研究，对 56 名有习惯性咳嗽的儿童和青少年进行了回顾性分析，以了解与习惯性咳嗽的发生和持续存在相关的因素，以及催眠治疗的效果。结果显示，患者的平均年龄为 10.7 岁。咳嗽触发的因素中上呼吸道感染占 59%，哮喘占 13%，运动占 5%，饮食占 4%。咳嗽最早发生于 2 岁，平均持续时间为 13 个月（2 ~ 7 年）。在因咳嗽缺课超过 1 周的患者中，有 50% 的患者出现腹痛和肠易激综合征。在使用催眠的 51 例患者中，78% 的患者在初次催眠指导期间或之后立即缓解，12% 的患者在 1 个月内缓解。研究结论提示自我催眠为习惯性咳嗽提供了一种安全有效的治疗方法。

另外一项探索催眠疗法治疗习惯性咳嗽儿童的研究发现，习惯性咳嗽是一种慢性持续性干咳，仅在儿童清醒时发生。它被认为是功能性的，可以对儿童及其家庭的生活质量产生重大影响。习惯性咳嗽的一种可能的治疗选择是催眠疗法。该研究中心为 9 例诊断为习惯性咳嗽的患者提供催眠治疗，结果显示经催眠治疗后，其中 6 例患者咳嗽减少或停止。

（时国朝　李　雯　易　芳）

第二节　传统医药

1. 中医对咳嗽的证候分类及主要辨证要点是什么?

外感、内伤是中医对咳嗽经典的分类法，咳嗽首辨外感、内伤。外感咳嗽，多为新病，起病急，病程短，常伴肺卫表证。内伤咳嗽多为久病，常反复发作，病程长，可伴他脏兼证。外感咳嗽以风寒、风热、风燥为主，均属实，而内伤咳嗽中的痰湿、痰热、胃气上逆、肝火犯肺多以邪实为主，兼有虚象，阴津亏耗则属虚，而其他风盛挛急、邪热结咽之咳嗽，以呛咳阵作、喉痒或胸闷为主，不伴肺卫表证，亦无明显脏腑虚实表现。具体证型及辨证要点如下：

（1）肺阴亏虚证：干咳，痰少黏白，或声音逐渐嘶哑，口干咽燥，起病缓慢。

（2）肺肾阳虚证：咳嗽声怯，遇寒易发或加重，或伴短气息促，腰酸腿软。

（3）胃气上逆证：阵发性呛咳，咳甚时呕吐酸苦水，平卧或饱食后症状加重，可伴嗳腐吞酸、嘈杂或灼痛。此证类同胃食管反流性咳嗽。

（4）肝火犯肺证：咳逆阵作，咳时面红目赤，咳引胸痛，随情绪波动增减，常感痰滞咽喉，咳之难出，量少质黏，口干口苦。

（5）风邪伏肺证：咳嗽阵作，咳伴咽痒，干咳或少痰，咳痰不畅，常因冷热空气、异味、说笑诱发，无明显寒热。外感常诱发咳嗽加重或复发。

（6）风寒袭肺证：症见咳嗽声重，气急咽痒，咳痰稀薄色白，鼻塞，流清涕，头痛。

（7）风热犯肺证：症见咳嗽频剧，喉燥咽痛，咳痰不爽，痰黏或稠黄，鼻流黄涕，口渴，头痛。

2. 感染后咳嗽的常见中医证候类型有哪些?

感染后咳嗽从发病及症状特点等分析来看，其与外感咳嗽及内伤咳嗽均有所不同。该病虽因外感引起，但不伴鼻塞、流清涕、头痛、肢体酸楚、恶寒发热、无汗等表证；虽可有肺脾亏虚、湿热、痰湿表现，但常因风冷异味等外邪引动而复发加重。故感染后咳嗽应归于中医“风咳”之中，其基本病机为风邪伏肺，肺失宣降。在疾病过程中阳虚、湿热、痰湿、阴伤等病理因素常相兼致病。因此，该病以风邪犯肺为其基本证候表现，常可兼见肺脾阳虚、湿热内阻、痰湿阻肺、肺热阴伤等证。治疗当以疏风宣肺为主，在此基础上随证加减。

另有对临床感染后咳嗽患者进行证候分析，发现风寒束肺证、风热犯肺证、风邪犯肺证及风燥伤肺证为感染后咳嗽的 4 种主要中医证型。对既往中医或中西医治疗感染后咳嗽的文献进行归纳分析，感染后咳嗽的主要证候以风寒袭肺证最多，其次为风邪犯肺证，发展至后期则肺气渐虚，出现痰、湿、瘀等病理因素，以致虚实夹杂，出现复合证型。

3. 亚急性咳嗽的中医证候类型有哪些?

亚急性咳嗽的中医证候类型文献数量很少，多认为亚急性咳嗽中以感染后咳嗽为主，可参考感染后咳嗽的中医证候类型。

4. 咳嗽变异性哮喘的常见中医证候类型有哪些?

咳嗽变异性哮喘以长期慢性咳嗽阵作，咽痒则咳，时发时止，剧则气促，无痰或痰少难咳，苔白，脉浮为特征性表现，符合风证“善行而数变”“风为百病之长”“风为六淫之首”“痒则为风”“风盛则挛急”的特性。中医认为咳嗽变异性哮喘属于“风咳”的范畴，其核心证型为风邪犯肺证。通过对文献的统计分析和临床咳嗽变异性哮喘患者的横断面研究，寒邪侵肺证、热邪蕴肺证、肝火犯肺证、肺阴亏耗证、肺气亏虚证和痰湿蕴肺证为咳嗽变异性哮喘常见的兼夹证。

5. 在临床中常遇到风热感冒、风寒感冒的患者，中医对于咳嗽的诊断是否也分风热咳嗽和风寒咳嗽？中医将咳嗽分为哪几类，应如何区别与治疗?

见本节问题 1 回答。

6. 一名40岁妇女感冒后咳嗽，用抗组胺药、止咳药、平喘药效果不理想，但通过中医理疗、针灸之后症状得到缓解，中医理疗、针灸在咳嗽治疗方面的应用如何？

中医针灸和其他理疗方法在咳嗽的治疗中有悠久的历史，《黄帝内经》中描述了针灸通过针刺调节经气从而促使肺气运行恢复正常的治疗方式。中医针灸及埋线、刮痧等理疗方法也应用到咳嗽的治疗当中，临床随机对照试验证实针刺可缓解胃食管反流性咳嗽，埋线对变应性咳嗽有治疗效果，刮痧联合中药可改善感染后咳嗽的症状，对临床随机对照试验的荟萃分析显示针灸对减轻咳嗽变异性哮喘的症状和减少咳嗽频率方面有确切的优势。临床上可根据咳嗽中医证候辨证选穴，辨证进行针刺、艾灸、推拿等中医传统疗法。

7. 中医治疗慢性咳嗽的特色优势是什么？

中医对咳嗽的认识历史悠久，数千年来积累了丰富的临床经验。近年来，有关慢性咳嗽治疗的中医临床与基础研究取得了新的进展，其中医临床疗效有了更多的循证依据。中医治疗慢性咳嗽的优势总结来看有以下三点：

（1）辨证治疗：慢性咳嗽病因繁多，病理机制复杂多变，病因不明者难以针对病因治疗，因此患者往往需要反复、多次检查，同时也给临床医师的诊断带来困难，进而影响患者的临床受益。中医治疗慢性咳嗽时以临床表现入手，即可处方用药。慢性咳嗽因病因不同可诊断为不同类型的咳嗽，但不同类型的咳嗽，可能表现为中医学的同一个证候，临床以证候为依据，既可异病同治，也可同病异治，因此可以在慢性咳嗽不同病因情况下，辨证治疗，取得疗效。

（2）整体调治：中医治疗慢性咳嗽的过程中，不仅治疗与咳嗽密切相关的肺脏本身，而且还认识到咳嗽与多脏腑密切相关，例如肺与胃、肺与肾等均关系密切，尤其老年患者，基础疾病众多，其慢性咳嗽表现与多脏腑相关者更为典型；而临床实践中也发现胃食管反流性咳嗽的发病多与肺胃相关，上气道咳嗽综合征多与肺鼻相关；因而在辨识主要证候、复合证候及寒热虚实过程中，多脏腑兼顾，从而起到整体调治的作用。

（3）临床有效：通过辨证论治，整体调理，对于慢性咳嗽起到了一定疗效，解决了部分慢性咳嗽尤其是其中不能明确病因治疗的问题，中西医结合增加了临床疗效。

8. 不同病因的慢性咳嗽，中医辨证论治是否相同？

慢性咳嗽病因复杂，针对不同病因的慢性咳嗽，中医辨证论治存在差异，同时具有一定共性。慢性咳嗽属中医“久咳”范畴，具有咳嗽敏感性增高的共性表现，符合中医所述风邪的致病特点，因此均以祛风宣肺止咳为共同的治疗总原则。

同时，不同病因又会使患者出现不同的特异性表现。中医强调个体化治疗，根据患者不同的病因、临床表现等综合分析，辨证论治。对于痰量较多的咳嗽，辨证属痰浊阻肺证，治疗上兼以燥湿化痰；对于干咳少痰、口干、舌红少苔的咳嗽，辨证属肺阴亏虚，治疗上兼以滋阴润肺；对于咳嗽气短、怕冷、后背凉的患者，辨证属肺阳亏虚，治疗上兼以温阳健脾。

9. 风咳指的是哪一类咳嗽？应该如何用药？

风咳是指感受风邪所导致的以咳嗽突发突止、咽痒则咳，呈阵发性、刺激性，遇冷风、异味、油烟诱发或加重、反复发作为特点的咳嗽类型。体现了风邪“风性主动”“风者，善行而数变”“无风不作痒”“风盛则挛急”的致病特征。

风咳见于各类病因所致的慢性咳嗽，风邪伏肺证是各类慢性咳嗽的主要证型。治法方面，谨守风咳的病机特点，从风邪论治，采用祛风宣肺法治疗，目前止嗽散、苏黄止咳胶囊为治疗风咳的代表中成药。

10. 什么样的咳嗽属于寒咳？应该如何用药？

“寒咳”是慢性咳嗽常见类型之一，多由于外感或内伤导致肺脾阳虚，寒饮内伏，又因形寒饮冷，内外合邪，肺失宣降、肺气上逆而咳嗽。“寒咳”病位在肺，与脾胃密切相关，病机以肺脾阳虚为本，寒饮内伏为标，多兼夹风邪，故病性虚实夹杂为主，病程往往迁延难愈。“寒咳”的咳嗽特点以遇冷易咳、得温则缓为主，伴咳清稀泡沫痰、形寒背冷、舌淡胖苔白滑、脉沉紧或弦滑等症状。

在治疗方面，以“疏风宣肺、温阳化饮”为法，可选用小青龙汤加减，该方具有外散表寒、内化寒饮以止咳平喘的功效，常用药物有炙麻黄、桂枝、干姜、细辛、清半夏等。中成药可使用小青龙胶囊、小青龙合剂、小青龙颗粒、寒喘丸。

11. 针对慢性咳嗽，中成药如何合理使用？

慢性咳嗽者多属于中医内伤咳嗽范畴，临床选用中成药应以辨证论治思想为指导。根据中医传统理论、临证经验、证候学研究等，常见证型有风邪犯肺证、痰浊蕴肺证、肺阴亏虚证、肺阳亏虚证，应辨证后选择对应的中成药治疗。

（1）风邪犯肺证

临床特点：阵发性咳嗽或呛咳，咽痒，遇外界寒热变化、冷风、油烟、异味等因素刺激可诱使咳嗽突发或加重，舌淡红苔薄白，脉弦。

推荐选药：苏黄止咳胶囊、宣肺止嗽合剂等。

（2）痰浊蕴肺证

临床特点：咳声重浊，因痰而咳，痰多色白，舌苔白腻，脉滑。

推荐选药：二陈丸、苏子降气丸等。

（3）肺阴亏虚证

临床特点：此类患者多形体瘦削，可见干咳少痰，舌红少苔。

推荐选药：养阴清肺丸（膏、颗粒）、百合固金丸（颗粒、片）等。

（4）肺阳亏虚证

临床特点：咳嗽，气短，背寒冷，或见脘腹胀满，喜温喜按。

推荐选药：苓桂咳喘宁胶囊、桂龙咳喘宁胶囊（片、颗粒）等。

12. 苏黄止咳胶囊适用于什么类型的咳嗽？使用上有哪些注意事项或禁忌证？

苏黄止咳胶囊以麻黄、紫苏叶、地龙、蜜枇杷叶、炒紫苏子、蝉蜕、前胡、炒牛蒡子、五味子为主要成分，具有疏风宣肺、止咳利咽的功效。适用于风邪犯肺、肺气失宣所致的咳嗽。表现为咳嗽，咽痒，痒时咳嗽，或呛咳阵作气急，遇冷空气、异味等因素突发或加重，或夜卧晨起咳剧，多呈反复性发作，干咳无痰或少痰，舌苔薄白等；感染后咳嗽及咳嗽变异性哮喘见上述证候者。

注意事项：①运动员慎用；②尚无研究数据表明本品对外感发热、咽炎、慢性阻塞性肺疾病、肺癌、肺结核等有效；③尚无研究数据支持本品可用于65岁以上和18岁以下患者，以及妊娠期或哺乳期妇女；④尚无研究数据支持本品可用于儿童咳嗽变异性哮喘；⑤高血压、心脏病患者慎服。

禁忌证：①服药期间忌食辛辣等刺激性食物；②孕妇忌用。

13. 中医的三伏穴位贴敷对治疗慢性咳嗽有效果吗？适用于哪些人群？

三伏贴是指在三伏天时对人体某些穴位进行药物贴敷的中医外治法，依据“春夏养阳，秋冬养阴”的养生理念，又被称为“冬病夏治穴位贴敷”。敷贴药物多选择白芥子、细辛、延胡索、甘遂、川乌、肉桂等，可共同起到温阳散寒、疏通经络、调理气血的作用，在选穴时选择天突穴、肺俞穴、定喘穴、膻中穴等则起到温阳止咳、化痰平喘的效果。应用三伏贴的呼吸系统疾病中以慢性咳嗽、慢性支气管炎、哮喘为主。三伏贴适用于肺脾阳虚、寒饮伏肺的慢性咳嗽患者；此类患者会表现出咳嗽反复发作，在天气转冷或冬天时咳嗽加重，咳痰清稀量多，平素畏寒怕冷、手足不温，胃脘凉不喜冷饮，易感冒等。三伏贴同时配合内服可获得更好的效果。

14. 强力枇杷露适用于什么类型的咳嗽？

强力枇杷露具有止咳祛痰、养阴敛肺的功效，适用于干咳少痰者。本品功效倾向镇咳止咳，因此，外感初起咳嗽、痰多咳嗽并不合适。按照说明书，儿童、孕妇、哺乳期妇女、糖尿病患者禁用。

15. 慢性咳嗽常用的中成药有哪些？

治疗慢性咳嗽的中成药品种繁多，以下仅以常见证候分类举例列出，以供参考。

慢性咳嗽的特点及代表性中成药

证候名称	证候特点	舌脉特点	主要治法	代表性中成药
痰热咳嗽	身热烦渴,汗出,咳嗽气粗,或痰黄带血,胸闷胸痛,口渴	舌红苔黄,脉洪数或滑数	清热化痰	止咳枇杷露,清气化痰丸,蛇胆川贝散/液,竹沥膏等
痰湿咳嗽	咳声重浊,痰多,黏腻,呈白色或灰白色,痰出咳止,伴有胸脘胀闷,身重困倦,饮食减少,恶心呕吐,大便时溏	舌苔白腻,脉濡滑	化痰止咳,健脾理气和中	橘红痰咳液,杏苏二陈丸,半夏露,祛痰止咳颗粒,二陈丸等
肝火犯肺	咳逆阵作,常感痰滞喉咽,咳之难出,痰量少质黏,胸肋胀痛,咳时引痛,口干苦,症状可随情绪波动增减	舌苔薄黄少津,脉弦数	清肝利肺,降逆除烦	黛蛤散,泻白丸,加味逍遥丸等
阴虚肺燥	久咳不止,干咳少痰,伴有形体消瘦,口燥咽干,声音嘶哑,潮热盗汗,胸部隐痛	舌质红少苔,脉细数	养阴润肺,化痰止咳	蛇胆川贝枇杷膏,雪梨膏,二母宁嗽丸,百合固金丸,秋梨润肺膏等
肺气亏虚	咳嗽日久不愈,痰少色白清稀,伴有气喘,声低无力,疲倦畏风,自汗心悸,面色苍白,手足欠温,易患感冒	舌淡苔薄白,脉细弱无力	补益肺气,或佐以健脾、温肾	人参固本丸,固本咳喘片,百令胶囊,玉屏风颗粒等

16. 有哪些中医传统疗法适用于治疗慢性咳嗽（如针灸、理疗等）？应该如何选用？

（1）针灸+中频电针：根据病情可选择大椎、肺俞、定喘、风门、天突、合谷、尺泽、足三里等穴。

（2）药物贴敷：根据病情可辨证选择药物贴敷治疗，选择天突、肺俞、定喘、丰隆等穴贴敷。天灸疗法：利用全年中阳气最盛的三伏天，选取延胡索、白芥子等辛温逐痰、走窜通经的中药按比例研末，敷贴天突、肺俞、定喘、足三里等穴位，使局部皮肤灼热和红润，甚至有轻微水疱，以预防和减少病症发作。适用于过敏性咳嗽、咳嗽变异性哮喘、胃食管反流性咳嗽、咳嗽高敏综合征等多种慢性咳嗽证或反复感冒咳嗽迁延不愈、证候属于虚寒的患者。

（3）砭术、刮痧、拔罐疗法：万花油或甘油涂搽后背暴露部位，用砭石反复刮、擦背部膀胱经、督脉，以微现红瘀为度，可配合风门、大椎、肺俞等穴闪罐，达到疏通经络、驱散风邪的作用。

17. 慢性咳嗽常用的经典方剂和中药有哪些?

慢性咳嗽辨证分型较多，依据寒热虚实随证治之，依据常见证候类型列举方剂如下，仅供参考。

（1）止嗽散（《医学心悟》）：紫菀、百部、荆芥、陈皮等组成，止咳化痰、宣肺疏风。适用于咳而咽痒、咳痰不爽为特征的风痰未清、肺气失宣之证，可用于感染后咳嗽、咳嗽高敏综合征、上气道咳嗽综合征等。

（2）射干麻黄汤（《金匮要略》）：由射干、麻黄、细辛、五味子、款冬花、紫菀等组成，温肺化饮、下气祛痰。适用于咳嗽气喘、喉间痰鸣或胸膈满闷，或痰涎清稀量多的寒痰郁肺之证，可用于咳嗽变异性哮喘、嗜酸性粒细胞性支气管炎、咳嗽高敏综合征等。

（3）沙参麦冬汤（《温病条辨》）：由沙参、麦冬、玉竹、天花粉、桑叶等组成，养阴清热、润肺止咳。适用于各种慢性咳嗽辨证属肺阴虚者，症见干咳无痰、口干、舌红苔少。

（4）旋覆代赭汤（《伤寒论》）：由旋覆花、代赭石、人参、半夏等组成，降浊化痰、益气和胃。适用于咳嗽伴有胃脘痞闷或胀满、嗳气、呃逆，苔白腻的胃虚痰阻之证，可用于胃食管反流性咳嗽、慢性咳嗽伴有慢性胃病或功能性消化不良的患者。

（5）参苓白术散（《太平惠民和剂局方》）：由人参、白术、茯苓、白扁豆、桔梗等组成，健脾渗湿、益气养肺。适用于慢性咳嗽辨证属肺脾气虚、痰湿内阻，症见咳嗽痰多、色白不稠、食少便溏、气短等。

（6）桑白皮汤（《景岳全书》）：由桑白皮、半夏、苏子、苦杏仁、川贝母、栀子、黄芩、黄连等组成，清化痰热、降气止咳。适用于慢性咳嗽辨证属痰火内盛者，症见咳嗽气涌、胸部胀痛、痰质稠，兼有口干、大便秘结。

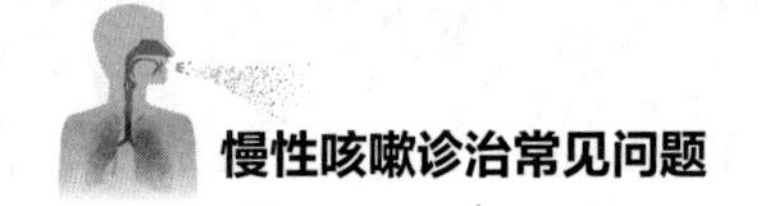

18. 从中医的角度，慢性咳嗽患者在饮食方面是否需要忌口？

慢性咳嗽患者的调养，须谨遵饮食禁忌。所谓“药食同源”，即食物本身的性味亦具备着防治疾病的功效；食物四气五味的特性称为“食性”，慢性咳嗽患者若不懂“食性”，则会加重疾病或者削弱正服用药物的药力。中医讲究辨证论治，同是慢性咳嗽的患者其证候与自身体质亦不全然对等，而对应的忌口食物也会不尽相同。对于一些干咳、痰少黏白、口干舌燥等肺热证候的患者，或痰黄黏、大便黏滞、苔腻等湿热证候的患者则应少食葱、姜、蒜、韭菜、辣椒、羊肉等辛味食物；咳嗽声怯，遇寒亦发或加重，或伴短气息促、腰酸腿软为症状的患者则不宜食西瓜、梨等性凉生冷之物；对于阵发性呛咳、咳甚呕吐酸苦水、平卧或饱食后加重的患者，则不宜食酸味较重、黑豆、红薯、芋头、芡实等不易消化或刺激胃酸分泌的食物；过敏体质患者则不宜食海鲜等易致敏的食物，建议结合变应原筛查，避免因饮食引起过敏。

19. 哪些中医食疗、药膳适用于慢性咳嗽？应该如何选用？

“食能排邪而安脏腑，悦神爽志以资气血，若能用食平疴，释情遣疾者，可谓良工”（《备急千金要方》）。慢性咳嗽以肺为本脏，与肝、脾、肾相关；临床上慢性咳嗽患者多为本虚标实，而治疗本虚多以补脾肾为主，治疗标实以祛痰为要，佐以祛风、散寒、理气等。可以依据慢性咳嗽常见证候及体质特点（肺阴亏虚、肺肾阳虚、胃气上逆、肝火犯肺等）进行食疗，建议在医师指导下选择药膳食疗，必要时遵医嘱调整。

（1）肺阴亏虚：症见干咳、痰少黏白、口干舌燥、声音嘶哑为主，可用银耳、百合、北沙参、冰糖适量清炖或煮水，稍温饮服；平素可用麦冬、百合、沙参、女贞子、山茱萸、熟地黄等作为药膳。

（2）肺肾阳虚：症见咳嗽声怯，遇寒易发或加重，或伴短气息促、腰腿酸软，可用党参、山药、核桃仁、生姜煮粥食用；平素可用核桃仁、菟丝子、杜仲、巴戟天等作为药膳。

（3）胃气上逆：症见咳甚呕吐酸苦水、平卧或饱食后加重，可伴嗳腐吞酸，可用陈皮、砂仁、山药、莲子等加瘦肉煮汤或作菜肴用，脾胃气虚者可用太子参、黄芪、白术、茯苓等；脾胃虚寒者可用胡椒、砂仁等作为药膳。

（4）肝火犯肺：症见咳引胸痛，随情绪波动增减，口干口苦等，可用麦冬、陈皮、冰糖煮水；平素可服玫瑰花、菊花、夏枯草等泡茶。

20. 慢性咳嗽患者在生活上有哪些特别需要注意的问题？

注意气候变化，做好防寒保暖，防雾霾，避免受凉。

不宜食辛辣香燥之品及饮酒，以免伤阴化燥助热。戒烟酒等不良习惯。

咳嗽痰多者忌饮食油腻、肥甘厚味，以免蕴湿生痰。

长期卧床或痰多难咳患者应定期护理，翻身拍背、时常活动，助痰排出。必要时吸痰，但操作时要避免刺激或损伤咽部。

适当参加体育锻炼，以增强体质，提高抗病能力。如慢跑、打拳、做操、踢毽子等，可舒展筋骨、畅通气血。

对于胃食管反流性咳嗽患者可以调整生活方式，如减肥，少食多餐，避免过饱和睡前进食，避免进食酸性、油腻食物及饮料，高枕卧位及升高床头等措施亦有助于本病的康复。

对于变应性咳嗽患者，在日常生活中应避免接触变应原，保证患者衣物以棉质为主；尽量多休息，减少户外运动；保证室内空气新鲜，控制湿度及温度；注意饮食调护，合理控制饮食，避免摄入辛辣刺激食物及寒凉食物。

（张纾难　史利卿　黄婉怡）